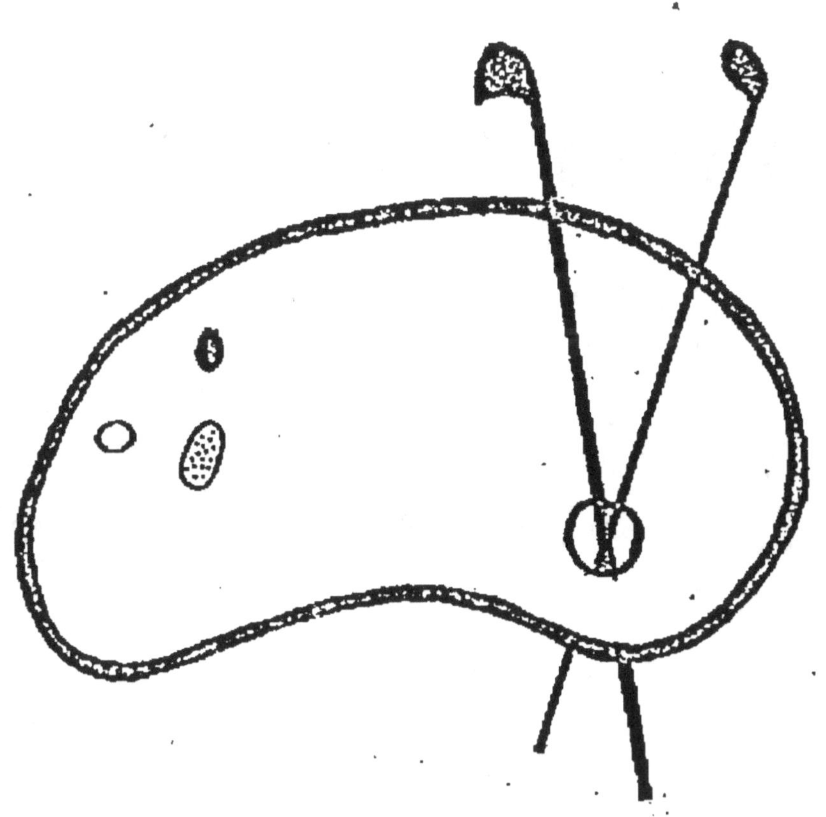

DEBUT D'UNE SERIE DE DOCUMENTS
EN COULEUR

L'AME

ET LE

SYSTÈME NERVEUX

HYGIÈNE ET PATHOLOGIE

PAR

Auguste FOREL

ANCIEN PROFESSEUR DE PSYCHIATRIE A L'UNIVERSITÉ DE ZURICH

PARIS

G. STEINHEIL, ÉDITEUR

2, RUE CASIMIR-DELAVIGNE, 2

1906

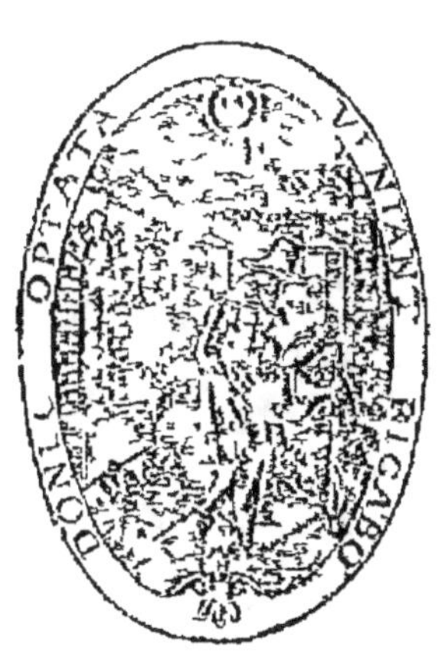

Tours, imp. E. Arrault et Cie

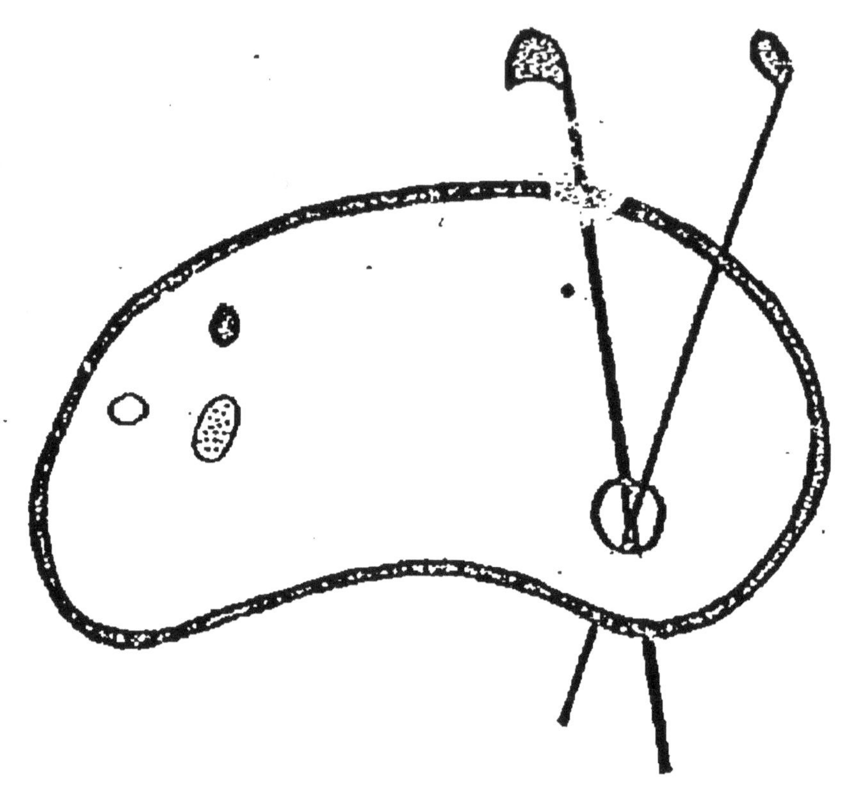

FIN D'UNE SERIE DE DOCUMENTS
EN COULEUR

L'AME

ET LE

SYSTÈME NERVEUX

OUVRAGES DU PROFESSEUR FOREL
(De Chigny, près Morges, Suisse).

La boisson dans nos mœurs. — Dépôt central de la Ligue antialcoolique, case postale 4108. Bâle. Prix .. .. o fr. 20

Le rôle social de l'alcool. — Même éditeur. Prix..... .. o fr. 10

L'Ordre des Bons Templiers, un réformateur social. — Secrétariat de l'I.-O.-G.-T. Lehrer Zehnder, Birmenstorf, Argovie, Suisse. Prix.... .... o fr. 20

Crime et anomalies mentales constitutionnelles. — La plaie sociale des déséquilibrés à responsabilité diminuée (en collaboration avec le professeur A. Mahaim). Genève. 1902. H. Kündig, éditeur, Corraterie, 11. Prix... .... 5 fr.

Traduction française de B. Gudden. **Recherches expérimentales sur la croissance du crâne** (avec 11 planches en phototypie). Paris, Adrien Delahaye, 1876.

Les fourmis de la Suisse. — Ouvrage couronné par l'Académie des Sciences (Prix Thore et par la Société suisse des sciences naturelles (Prix Schlaefli). Genève, chez H. Georg, 1874. Prix 20 fr. (*épuisé*).

Morale hypothétique et morale humaine (Conférence). Lausanne. F. Payot et Cie, 1903. Prix .... o fr. 40

Die psychischen Fæhigkeiten der Ameisen und einiger anderer Insekten. — Mit einem Anhang : *Ueber die Eigentümlichkeiten der Geruchsinnes bei jenen Tieren.* Vorträge, gehalten den 13. August 1901. am V. intern. Zoolologen-Kongress zu Berlin. Mit 1 Tafel, 58 Seiten, gr. 8°. Munich. E. Reinhardt, Preis.......... .... 1 50 Mk.

Ueber die Zurechnungsfæhigkeit des normalen Menschen. — Ein Vortrag gehalten in der schweizerischen Gesellschaft für ethische Kultur in Zürich, 3. u. 4. Aufl. 1901, 25 S., gr. 8°. Munich, E. Reinhardt, Preis .... 80 Pfg.

Der Hypnotismus und die suggestive Psychotherapie. — Stuttgart, Verlag von Ferdinand Enke. 1902, 4. Aufl. Preis .... 5 Mk.

Gehirn und Seele. — (Vortrag), 7. und 8. Aufl. Bonn, Verlag von Emil Strauss, 1902. Preis. .... 1 Mk.

Hygiene der Nerven und des Geistes im gesunden und kranken Zustande. Stuttgart, Verlag von Ernst Heinrich Moritz, 1905, 2. Aufl. Preis broschiert.... .. .. 2.50 Mk.; Geb. 3 Mk.

LA
QUESTION SEXUELLE

EXPOSÉE AUX ADULTES CULTIVÉS

DEUXIÈME ÉDITION

Un vol. in-8 raisin de VIII-604 pages avec figures dans le texte et 2 planches en couleurs

Prix.. **10 francs.**

(**G. STEINHEIL, Éditeur.**)

L'AME

ET LE

SYSTÈME NERVEUX

HYGIÈNE ET PATHOLOGIE

PAR

Auguste FOREL

ANCIEN PROFESSEUR DE PSYCHIATRIE A L'UNIVERSITÉ DE ZURICH

PARIS
G. STEINHEIL, ÉDITEUR
2, RUE CASIMIR-DELAVIGNE, 2

1906

PRÉFACE

L'âme et l'activité du cerveau vivant sont une seule et même chose. Sans doute, on ne peut le prouver par des syllogismes, et les gens qui n'osent regarder les faits en face, de même que ceux qui jurent sur l'autorité, en profitent pour prétendre qu'il s'agit là d'une question métaphysique insoluble, et pour se mettre à cheval sur une équivoque appelée parallélisme psycho-physiologique. Or il ne s'agit pas de métaphysique, puisque le globe terrestre fourmille de cerveaux-âmes, tous à la portée de notre observation. Chacun ne peut observer, il est vrai, sa propre introspection, sa propre psychologie, sa propre âme, sa propre conscience, son propre subjectivisme (tous ces termes signifient à peu près la même chose) que sur lui-même. Mais, grâce au langage, la « monnaie » de la pensée, et aux observations biologiques des actes des autres, on arrive par analogie à se rendre plus ou moins exactement compte de l'état d'âme de ses semblables et même de celui des animaux supérieurs. Or la méthode d'induction ou de raisonnement par analogie est précisément la méthode scientifique.

Nous avons le droit d'affirmer aujourd'hui avec Copernic que la terre et les planètes tournent autour du soleil, et que ce ne sont pas les planètes, le soleil et les étoiles qui tournent autour de la terre. Cependant la chose n'est pas prouvée avec l'absolutisme du syllogisme mathématique. On peut encore, avec Ptolémée, dire le contraire. Seulement les faits observés concordent avec la théorie de Copernic, tandis qu'il faut inventer les échafaudages de mouvements les plus invraisemblables des astres, en particulier des planètes, pour maintenir la théorie de Ptolémée. Avec celle de Copernic, on peut, en outre, prédire à coup sûr les événements astronomiques et même découvrir de nouveaux satellites avant de les avoir vus, en observant les aberrations les plus infimes dans les mouvements des astres.

Eh bien ! il en est de même en ce qui concerne l'hypothèse du dualisme qui considère l'âme et l'activité cérébrale comme deux choses, et celle du monisme scientifique ou hypothèse de l'identité, qui les considère comme une seule et même chose. Le dualisme, c'est la théorie de Ptolémée qui conduit à d'absurdes contradictions et exige des croyances mystiques sans aucun fondement scientifique, dès qu'on veut vérifier les faits à son aide. A l'aide du monisme, au contraire, tout s'explique clairement et sans contradictions, comme le mouvement des astres avec la théorie de Copernic. On peut même souvent calculer et prédire les réactions psychologiques. Voilà pourquoi nous sommes en droit d'admettre le monisme comme démontré, jusqu'à preuve du contraire, c'est-à-dire jusqu'à ce qu'on ait prouvé qu'il existe des âmes sans cerveau et des cerveaux vivants sans âme.

Donc notre psychologie, et par conséquent aussi nos sentiments moraux et notre volonté, sont l'expression ou le reflet interne de la vie de notre cerveau. Pour ces raisons si simples, que le mysticisme religieux s'est efforcé de compliquer à plaisir, nous sommes obligés de considérer tous les phénomènes de la psychologie humaine comme du domaine de l'hygiène du système nerveux, c'est-à-dire du cerveau qui en est le grand centre. En particulier les questions d'hygiène sociale ou d'hygiène de la race sont en même temps des questions de morale.

L'hygiène populaire doit mettre toute personne douée d'une certaine dose d'éducation et de bon sens en état d'éviter autant que possible les maladies et les anomalies, tant pour elle même que pour sa famille et ses descendants, et de développer à tous égards sa force et sa santé, de même que les leurs.

L'hygiène ne remplace nullement le médecin ; mais elle doit amener à ce qu'on ait le plus rarement possible besoin de ses secours.

Les règles d'hygiène dont on ne comprend pas la raison d'être risquent de nuire plus qu'elles ne sont utiles. C'est là tout spécialement le cas pour le système nerveux et ses fonctions, auxquels le public comprend en général fort peu de chose. En effet, il s'agit ici d'un organe dont les fonctions sont très complexes en elles-mêmes. Elles le sont cependant moins qu'on ne le croirait ; c'est surtout le mysticisme dualiste dont nous venons de parler qui a brouillé les cartes et inutilement compliqué la question.

Voilà pourquoi j'ai écrit le petit livre qui va suivre.

Aug. Forel
(*de Chigny, près Morges, Suisse*).

INTRODUCTION

L'ignorance du cerveau, de ses fonctions et de sa psychologie rend l'homme incapable de juger avec justesse de la vie individuelle et sociale du système nerveux et de l'âme. Les malentendus sur les phénomènes psychiques normaux et maladifs contribuent énormément à troubler l'harmonie des hommes, tant dans le cercle étroit de leur famille que dans leurs rapports sociaux en général. On commet les erreurs les plus grossières dans la taxation de la valeur intellectuelle et morale d'un homme. De pareilles erreurs lèsent aussi bien l'individu que la société entière. Un juge sans compréhension psychologique est, par exemple, incapable de juger équitablement, parce qu'il ne peut taxer l'accusé avec exactitude. Un médecin qui n'a pas compris le cerveau et la psychologie dans leurs rapports avec la vie du reste du corps humain est comme un ouvrier qui raccommode les fils d'une installation électrique sans connaître la construction ni la fonction de l'accumulateur central. Le maître d'école, l'administrateur, etc., devraient pour la même raison connaître la psychologie.

Voilà pourquoi l'hygiène sociale du système nerveux se trouve en connexion intime avec tous les rouages de notre vie sociale humaine. Sans une hygiène sociale rationnelle du système nerveux, il ne peut y avoir de développement social sain de l'humanité. C'est du moins le cas maintenant, c'est-à-dire depuis que les progrès de la civilisation et de la science ont de plus en plus empêché le combat pour l'existence de régler automatiquement et aveuglément le développement des espèces animales et de l'homme par l'élimination brutale de tous les faibles et de tous les incapables.

On comprendra donc que nous sommes obligés d'étendre fort loin notre sujet pour le rendre compréhensible. Il est presque téméraire d'oser traiter, sous forme populaire, une matière aussi immense dans un si petit livre. Si je m'y hasarde, malgré cela, c'est parce que je suis profondément convaincu qu'il s'agit là d'un véritable besoin. Mes lecteurs verront, je l'espère, que ce n'est pas là une simple phrase ; mais je les prie d'avoir beaucoup d'indulgence et de patience, et de lire ce livre avec grande attention, en tenant compte de la difficulté considérable de ma tâche.

Je diviserai mon livre en trois parties. La première traitera du cerveau, de l'âme et des nerfs à leur état normal, la seconde de leurs états pathologiques, et la troisième de leur hygiène. A ceux qui trouveront que la troisième partie est trop courte relativement aux deux premières, je répondrai par ce que j'ai dit dans la préface : il faut avoir compris la raison d'être de l'hygiène pour être à même de l'appliquer avec justesse.

PREMIÈRE PARTIE

AME, CERVEAU ET NERFS A L'ÉTAT NORMAL

CHAPITRE PREMIER

PSYCHOLOGIE (SCIENCE DE L'AME). QU'EST-CE QUE L'ESPRIT ET L'AME ?

Cerveau, nerfs, esprit et âme sont des mots qu'on lance aujourd'hui de droite et de gauche sans le plus souvent être au clair sur leur véritable sens. Sans doute, l'explication des notions d'esprit et d'âme dans leurs rapports avec le cerveau, constitue l'un des problèmes les plus difficiles et les plus discutés, sinon les plus discutables, de la philosophie. Et pourtant il est impossible de comprendre notre sujet sans comprendre à peu près ce que c'est que la psychologie et ce que sont le cerveau et les nerfs. Sans cela on ne fait que jouer sur les mots et s'imaginer comprendre des choses dont on n'a pas saisi les notions fondamentales. Je prie donc mes lecteurs de s'attaquer courageusement à l'esquisse qui va suivre sur la vie de l'âme et du système nerveux, ainsi que sur la structure normale de ce dernier.

Quel est l'objet de la psychologie qui constitue le domaine de ce que nous appelons notre âme ou la conscience de notre moi?

Vous êtes étendu sur le gazon, près de votre maison, et vous regardez un oiseau qui vole sur le ciel bleu. A cet instant, il ne paraît exister pour vous que deux choses : d'un côté le ciel et l'oiseau, et de l'autre votre moi qui les regarde (1). Dans votre esprit vous placez le ciel et l'oiseau à distance, loin de vous, et votre moi en vous.

L'instant d'après, vous sentez une irritation dans le nez et pensez subitement à votre chambre à coucher où vous avez oublié votre mouchoir de poche, dont vous sentez le besoin. L'image de votre chambre à coucher et du mouchoir de poche apparaît clairement à vos yeux comme « souvenir ». Vous sentez intérieurement la représentation de la chambre à coucher aussi bien que, dans le nez, la sensation d'irritation comme état de votre moi. Mais vous combinez avec elle toute une série d'autres états d'âme : d'abord, le *sentiment* de déplaisir de ce que votre repos a été troublé; secondement, un *besoin* progressif qui vous conduit à une *résolution*, celle d'aller à votre chambre chercher votre mouchoir de poche; en troisième lieu, la représentation des mouvements à effectuer pour l'action d'aller à votre chambre.

Dans le court événement que nous venons d'indiquer, nous voyons déjà intimement *associés*, comme on dit en psychologie, des phénomènes se rapportant aux trois grands domaines de la vie de l'âme, c'est-à-dire à la connaissance, aux sentiments et à la volonté. Nous allons les analyser.

(1) En réalité il existe pour vous beaucoup plus, par exemple : les sensations de pression de votre toucher (de la peau de votre dos), des sensations intestinales, la connaissance obscure de l'endroit où vous êtes et de la raison pour laquelle vous êtes couché sur l'herbe, etc. Mais tout cela est subconscient, et nous ne voulons pas trop compliquer le problème dès l'abord, quoique tout cela appartienne en réalité au moi.

1. **Domaine de la connaissance.** — La sensation de bleu (le ciel) et celle d'irritation dans le nez sont chacune ce qu'on appelle une « simple » *sensation*, l'une de vue, l'autre de tact. Nous verrons que ces sensations, simples au point de vue psychologique, correspondent à une complexité physiologique. L'image de l'oiseau qui vole est, par contre, déjà une *complexion* de diverses sensations de forme, de couleur et de mouvement. Cette image éveille en vous ce qu'on appelle une notion, ou mieux encore une *représentation générale*, celle d' « oiseau ». Dans le cours de votre vie, vous avez acquis la notion ou représentation générale d'oiseau, parce que vous avez vu beaucoup d'oiseaux. L'apparition de l'oiseau devant vos yeux est ce qu'on appelle en psychologie une *perception*. La perception n'est donc pas seulement une complexion harmonique de diverses sensations ; elle contient en outre le souvenir subconscient, la complexion d'engrammes (voir plus bas) de beaucoup d'autres perceptions antérieures analogues, c'est-à-dire ce qu'on appelle une représentation générale. La perception contient donc déjà en elle-même des conclusions logiques, car quand je dis : « Je vois un oiseau », cela veut dire : « L'image qui vole devant mes yeux ressemble à beaucoup d'autres images antécédentes que je lui assimile et que je suis habitué à désigner du terme d'oiseau. » La perception en question est en outre celle d'un oiseau spécial que je distingue des autres oiseaux.

Mais qu'est-ce alors que l'image de votre chambre à coucher et de votre mouchoir ? D'une part, elle ressemble à celle de l'oiseau et du ciel ; vous savez néanmoins qu'elle est en vous et non hors de vous. Pareille image est ce qu'on appelle en psychologie *représentation* interne, et il s'agit ici de ce qu'on entend par représentation concrète ou représentation d'objets : Vous ne pourriez avoir cette représentation si vous n'aviez pas vu précédemment votre chambre à coucher et votre mouchoir. Vous les voyez tous deux « *en esprit* », donc leur représentation correspond au souvenir ou aux engrammes (voir plus bas) d'anciennes perceptions des dits objets. Il ne s'agit donc là que d'une sorte de reproduction intérieure d'anciennes perceptions à l'aide de la faculté qu'on appelle la *mémoire* ; on peut aussi appeler les représentations latentes ou engrammes « images mémoriales ». Existe-t-il une différence fondamentale entre les perceptions et les représentations internes ? Vous me répondrez : « Sûrement; c'est tout autre chose si je vois quelque chose en réalité ou si je m'en souviens seulement. » Et le public de déclarer immédiatement : « Si je vois quelque chose de réel, cela vient de ce que les rayons lumineux de cet objet ont atteint mes yeux en ce moment, ce qui n'est pas le cas dans le souvenir. Donc, la représentation interne et la perception sont deux choses fondamentalement différentes. »

Si claire que paraisse cette opinion, elle n'en est pas moins fausse. D'ordinaire, nos perceptions sont dues, il est vrai, à l'action d'objets extérieurs sur nos sens. Quand nous voyons un oiseau, entendons de la musique, sentons un caillou, percevons l'odeur d'une violette, ou savourons du sucre, l'oiseau, le caillou, la violette et le sucre existent en réalité dans le monde extérieur. Mais il n'en est pas *toujours* ainsi. En rêve, nous voyons, sentons, entendons, etc., toute sorte de choses qui, en réalité, n'existent pas hors de nous et ne font que nous illusionner sur la réalité. Les *hallucinations* ou perceptions illusoires, dans lesquelles nous percevons tout éveillés une foule de choses qui n'existent pas ou existent d'une tout autre façon que nous les percevons, sont la preuve la plus claire de ce que nous affirmons. Je prie mes lecteurs de s'adresser à un homme auquel on vient d'amputer un bras ou une jambe. L'amputé perçoit tous les détails de son membre coupé ; il en sent les doigts, et dans ceux-ci des douleurs correspondantes, etc., lors même que le membre en question est déjà enterré et pourri.

Une étude attentive des faits prouve que le phénomène de la perception, de même que celui de la représentation, se produit uniquement en nous, et que ces deux phénomènes sont bien plus proches parents qu'on n'est tenté de l'admettre au premier abord. Sans doute la perception ne serait pas possible si ses éléments n'avaient été transportés précédemment une fois par nos sens dans notre cerveau. Mais il en est de même de la représentation interne. Nous y reviendrons.

Pendant que vous associez les sensations, perceptions et représentations dont nous venons de parler, une pensée survient : en un instant (disons en une minute) vous pouvez atteindre votre chambre à coucher, éloignée d'à peine cinquante mètres, et aller y chercher le mouchoir désiré. Qu'est-ce que ces pensées, une minute, cinquante mètres de distance ? Cinquante mètres et une minute ne sont pas des objets, ni des représentations d'objets, mais des notions abstraites de temps et d'espace. Tandis que nous nous représentons distinctement dans l'espace l'image de notre chambre, quoique ce ne soit qu'en esprit, nous ne pouvons nous représenter directement l'image d'une minute ni celle de cinquante mètres. Nous ne pouvons nous les représenter qu'indirectement, en y associant la représentation d'un objet tel qu'une montre, un espace connu de nous et mesurant environ cinquante mètres, etc. On a cru autrefois pouvoir déduire des idées abstraites l'existence d'une essence purement spirituelle. C'était une erreur. Elles se forment dans le cours de la vie humaine, à l'aide des représentations concrètes des objets. La notion de cinquante mètres vient de ce que, pendant notre vie, nous avons fait d'innombrables promenades dans l'espace, et que nous avons appris par là à estimer les distances de cent façons différentes. On a fini par construire des étalons fixes et conventionnels, tels que le mètre, pour mesurer commodément et exactement l'espace. Nous nous sommes habitués petit à petit à cette convention, après nous l'être assimilée au début sous une forme concrète, tel qu'un mètre en bois ou en cordon. Il en est exactement de même du temps. La notion de temps n'est que l'abstraction des innombrables séquences de nos représentations, et la minute n'est qu'une mesure conventionnelle de temps, mesure facile à fixer à l'aide d'une montre. Je ne puis m'appesantir ici sur cette question. Contentons-nous de retenir que toutes les notions abstraites, à commencer par les mathématiques entières, se sont formées pas à pas dans notre cerveau par la comparaison des perceptions d'objets concrets et de leurs représentations. Il est cependant nécessaire de nous mettre au clair sur les trois grands groupes d'abstractions dans le cadre desquels se rangent les rapports des phénomènes du monde extérieur tels qu'ils nous apparaissent :

a) La différence qualitative. — Nous distinguons le rouge du bleu, les sensations de vue des tons, les tons des sensations de dureté ou de chaleur, ces dernières de l'odeur de violette, l'odeur de violette, du goût sucré, etc. Tout le monde extérieur nous apparaît sous forme de différences qualitatives. Directement, c'est-à-dire dans notre conscience (notre psychologie), nous ne pouvons ramener une qualité à l'autre, même là où nous pouvons le faire très exactement par voie indirecte, c'est-à-dire à l'aide de la science. C'est ainsi que psychologiquement nous ne pouvons jamais transformer de la chaleur en force ou en mouvement, tandis que la physique nous prouve que ce qui nous fait l'effet de chaleur et de force ou de mouvement, et même de lumière ou d'électricité, peut être ramené à une seule et même « énergie ». Il nous est de même impossible psychologiquement de décomposer la sensation du blanc en ses éléments colorés, tandis que rien n'est plus simple que de le faire en physique, à l'aide du prisme, etc..

b) Le temps, ou le rapport de séquence entre les phénomènes de qualité différente.

c) L'espace, ou le rapport de coexistence entre divers phénomènes de qualité différente.

Tout ce que nous pouvons connaître en nous et hors de nous nous apparaît toujours en rapport de différence qualitative et de temps ou d'espace.

2. **Domaine du sentiment.** — Au moment où vous ressentîtes une irritation du nez et devîntes conscient de la nécessité de vous lever, vous eûtes du déplaisir. C'est là ce qu'on nomme un sentiment. Il est beaucoup plus difficile en psychologie d'analyser les sentiments que les sensations et les perceptions. Ils n'apparaissent pas en rapport d'espace et remplissent notre moi d'une façon toute générale, se suivant d'une façon lente et indéfinie, ne trahissant que peu de différences qualitatives propres, surtout celles de plaisir et de déplaisir.

Le sentiment de plaisir s'associe à un allégement général et à une expansion du moi, celui de déplaisir ou de peine à une inhibition ou empêchement général de la personnalité, qui en est déprimée. Les sentiments ne dérivent pas directement de perceptions d'objets, ni de représentations en général. Le psychologiste et philosophe Wundt a montré qu'il n'existe pas seulement en nous le contraste des sentiments de plaisir et de peine, mais encore celui des sentiments d'excitation et d'arrêt et celui des sentiments de tension et de détente. Oscar Vogt a confirmé la chose par de belles expériences sur des personnes hypnotisées.

D'une façon générale, on peut dire que les sentiments apparaissent indépendamment des perceptions et des représentations; néanmoins ils sont constamment associés dans notre âme à ces dernières. Un souvenir, la lecture du texte d'un télégramme, peuvent, selon leur contenu, évoquer le plaisir ou la tristesse, l'excitation ou l'inhibition, la tension ou la détente. Mais en sens inverse, un sentiment de tristesse évoque des idées tristes, et ainsi de suite. Donc les sentiments et les éléments de la connaissance agissent et réagissent *réciproquement* les uns sur les autres. En outre, les sentiments dépendent fortement de l'état général du corps, c'est-à-dire de la santé, de la maladie, de la fatigue, etc.

Les sentiments ne peuvent s'élever et s'affiner dans leur qua-

lité que par leur association avec des représentations fines et compliquées. C'est ce que nous pouvons observer à un haut degré dans l'éthique ou morale et dans l'esthétique. Les sentiments qui semblent offrir une qualité spéciale, comme la jalousie, la honte, l'indignation, l'admiration, le désir, la pitié, le sentiment du devoir, etc., sont indirectement dérivés des sentiments primitifs par leur association compliquée, quoique souvent instinctive, avec les éléments de la connaissance, sur la base de dispositions héréditaires (voir celles-ci). Ils présentent souvent un mélange ou plutôt des combinaisons de plaisir et de tristesse ou déplaisir. Selon les peuples, l'hérédité, les mœurs et l'éducation, ils s'associent avec des objets différents et plus ou moins précis (éléments de la connaissance). C'est ainsi que l'Européenne a honte de montrer ses jambes nues, tandis que l'Orientale a honte de montrer son visage; que telle plaisanterie grivoise fera rire la Française et rougir l'Anglaise d'indignation; que d'aucuns aiment les orages, tandis que d'autres en sont terrifiés, etc.

Il existe tout un domaine de sensations vagues et mal localisées des organes internes, telles que les sensations sexuelles, celles d'angoisse, de faim, de soif, etc., qui correspondent à certaines régions mal définies de notre corps. Elles ne répondent à aucun organe des sens spécialisé, mais elles ne sont néanmoins pas aussi généralisées que le plaisir et le déplaisir, et constituent une transition entre le domaine sensoriel défini qui forme la base de la connaissance, et le domaine du sentiment. Ces sensations dites viscérales sont intimement liées aux instincts et aux passions. De leur côté, nos différents sens nous fournissent des impressions plus ou moins bien localisées. Celles de l'ouïe et de la vue le sont bien mieux que celles du goût et de certaines formes du tact. Les sensations d'équilibre, de plénitude corporelle, etc., le sont au contraire très mal et font transition aux sensations viscérales généralisées.

3. **Domaine de la volonté.** — Dès que l'irritation du nez vous a causé un sentiment de déplaisir et a appelé ainsi l'image de votre chambre à coucher et de votre mouchoir à l'aide d'associations dans le temps et dans l'espace, il se produit en vous la représentation des mouvements associés correspondant à l'action libératrice du déplaisir et la *résolution* d'accomplir cette action. De pareilles résolutions sont ce qu'on appelle la volonté. Elles sont toujours associées à la représentation d'une action future. Leur accomplissement metnotre corps en mouvement à l'aide des muscles.

Mais dès que votre corps est mis en mouvement par les muscles, la situation de tous vos organes sensoriels, et par conséquent celle des irritations qui leur parviennent, se trouve changée. Vous vous êtes donc levé pour accomplir votre résolution. L'oiseau avait déjà précédemment abandonné votre champ visuel. Vous tournez maintenant le dos au ciel bleu, et pendant que vous allez à votre chambre, les images du gazon vert, des arbres, de la maison, de la porte, de l'escalier, etc., se succèdent. Vous entendez aboyer le chien, vous percevez le bruit de vos pas. Sous vos pieds vous sentez le gazon, le gravier, les marches d'escalier, tandis que l'air apporte diverses odeurs à votre nez. Vous sentez vos mouvements, leur rapidité et leur direction, ainsi que tout changement dans l'équilibre de votre corps. Bref, le nombre de vos sensations successives, des images de l'espace qui se suivent, les divers rapports de qualité qui s'imposent à votre perception sont centuplés par le fait de votre déplacement comparé au repos contemplatif qui l'a précédé.

Cette courte observation vous montre dans quelle énorme proportion le mouvement de votre corps active et enrichit la vie de votre âme. Mais le contenu de votre conscience n'en est pas seulement augmenté. Le changement rapide des rapports dans les phénomènes de coexistence (espace) et de séquence (temps) permet à votre cerveau de faire une foule de comparaisons entre les résultats de vos différentes perceptions. Lorsque vous voyez quelque chose, vous pouvez étendre la main et vous assurer de la consistance de l'objet. Lorsque vous entendez un son, vous pouvez marcher dans sa direction et découvrir sa source, à l'aide de votre vue ou de votre toucher, etc.

Le mouvement vous permet donc de vérifier les données d'une qualité sensorielle à l'aide des autres sens et de corriger ainsi vos erreurs. Si vous avez été, par exemple, halluciné d'un sens, ou tout au moins si vous avez insuffisamment perçu, vous pourrez corriger l'erreur à l'aide d'un autre sens.

En outre, les mouvements évoquent de nouvelles sensations, de nouveaux sentiments et de nouvelles résolutions ou *volitions*. En examinant les choses de plus près, nous comprenons bientôt que même sans déplacer notre corps en entier, nous provoquons presque toutes, sinon toutes nos sensations et une grande partie de notre activité mentale en mouvant certains membres. Et lorsque nous ne bougeons pas, ce sont les mouvements des objets extérieurs (ainsi le vol de l'oiseau dont nous parlions) qui déterminent les impressions de nos sens à l'aide de leurs changements. Assis, nous mouvons nos yeux, nos paupières, notre langue, nos mains, etc. Une immobilité absolue de notre corps est à peine possible, et l'on sait que son repos relatif tend déjà à provoquer le sommeil. Mais plus ! Toute sensation qui se continue un peu longtemps dans l'immobilité, sans que sa source change au moins d'intensité, cesse peu à peu entièrement par diminution progressive. C'est là une loi générale. Sans changement, pas de sensation.

Nous voyons donc d'un côté que nos résolutions, et, à leur aide, nos mouvements et nos actes, sont déterminés par des sensations, des représentations et des sentiments, mais de l'autre que nos représentations et nos sentiments sont si puissamment activés par les mouvements, que leur jeu semble à peine imaginable sans mouvement ou changement. En effet, quand bien même nous pouvons penser activement en reposant au fond de notre lit, nous ne devons pas oublier que le contenu de nos pensées est en rapport constant avec des mouvements antécédents et n'aurait pu parvenir sans eux à notre cerveau. On ne peut se représenter la vie mentale d'un homme qui aurait été planté dès sa naissance, immobile comme un arbre. En outre, quand nous pensons, nous avons le sentiment d'un mouvement intérieur. Nos pensées marchent pour ainsi dire d'un point à l'autre de notre cerveau, c'est-à-dire qu'en réalité le centre d'activité de la concentration attentionnelle s'y déplace.

La force de la volonté peut être prise dans plusieurs sens. On peut y comprendre la faculté de former de solides résolutions à l'aide de pensées et de sentiments, puis celle de transformer rapidement et sûrement les résolutions en actions, mais avant tout le don de poursuivre avec une persévérance inébranlable tout but qu'on s'est une fois proposé. La défectuosité de l'une ou de l'autre de ces facultés suffit souvent pour paralyser la volonté. L'impulsivité et l'entêtement sont encore loin de constituer la force de la volonté. L'indécision paralyse la persévérance, et la lâcheté, l'accomplissement de bien des résolutions, etc.

A l'aide d'un exemple pris dans la vie de tous les jours, nous nous sommes enfoncés au centre de la psychologie, et nous avons appris à connaître en quelques traits ses trois grands domaines :

1° Le domaine de la connaissance qui se constitue par la combinaison et l'adaptation réciproque des impressions de nos sens (engrammes);

2° Le domaine du sentiment, c'est-à-dire de l'impression émotive générale et centrale, non localisée, de notre cerveau-âme ;

3° Le domaine de la volonté et du mouvement, dont l'énergie projette les impressions et les états du cerveau-âme à l'extérieur sous forme d'actions. Nous reconnaissons aussitôt que le premier domaine contient des éléments centripètes, c'est-à-dire conduisant au centre de l'âme, tandis que le second domaine paraît être à peu près purement central, et que le troisième développe des activités centrifuges, c'est-à-dire conduisant du centre de l'âme au monde extérieur à l'aide des muscles.

Passons maintenant à la courte définition de quelques autres notions psychologiques.

4. **Logique et loi de causalité.** — Lorsque, partant d'états actuels ou antécédents de mon âme, je conclus à l'existence ou aux rapports de phénomènes actuels, passés ou futurs, je porte ce qu'on appelle un jugement ou je tire une conclusion. Un jugement peut être juste, faux, ou partiellement exact. On m'accordera qu'il est éminemment important pour l'homme de juger avec exactitude du présent et de l'avenir, même d'une bonne partie du passé. Le jugement est en rapport intime dans la loi de causalité qui nous dit : « Aucun effet n'existe sans cause antécédente. » Mais, au fond, la loi de causalité en revient elle-même à celle de la conservation de l'énergie qui nous dit : « Dans le monde des phénomènes, que seuls nous connaissons, rien ne sort de rien; pas un atome, pas une étincelle d'énergie ne se perd. » Donc, lorsque quelque chose semble disparaître ou apparaître, il ne s'agit que d'un changement de place (mouvement) ou d'une transmutation de qualité. Toute forme de l'énergie universelle provient d'une autre forme par action et réaction. On nomme la première *cause* et la seconde *effet*; on pourrait tout aussi bien dire *action* et *réaction* au lieu de cause et effet. Apparemment nous jugeons de deux façons : par induction et par déduction.

Dans le *jugement par induction ou par analogie*, nous concluons à la connexité intime de certains phénomènes et à leur rapport de cause à effet, par l'observation de leur fréquente simultanéité ou de la façon particulière dont ils s'appellent l'un l'autre ou se rattachent l'un à l'autre. Exemples : nous avons vu nombre de fois le pommier fleurir au printemps et de ses fleurs se développer de petites pommes qui mûrissent en automne, tandis que nous avons vu le sapin fleurir et fructifier de tout autre façon. Nous en concluons que la pomme provient du pommier et non du sapin, quand même nous la vîmes souvent suspendue à l'arbre de Noël, et nous savons que si nous plantons un pommier, il nous donnera plus tard des pommes. Quand un homme nous a menti tous les jours pendant quelques années, nous en concluons qu'il mentira à l'avenir et nous ne nous fions plus à lui, et ainsi de suite. Hâtons-nous d'observer que le raisonnement par analogie est de valeur extrêmement inégale et ne nous conduit à une probabilité voisine de la certitude qu'à l'aide d'une exactitude et d'une prudence considérables. Aussi la science a-t-elle recours aux instruments les plus précis et à l'expérimentation toujours répétée, pour éviter les innombrables causes d'erreur inhérentes à tout raisonnement par analogie, dès qu'il s'agit de choses compliquées. Le raisonnement inductif se fait en grande partie dans notre cerveau d'une façon subconsciente (voir au chapitre III l'explication du terme *subconscient* en lieu et place de celui d'*inconscient*). Nous enregistrons dans notre âme (dans notre cerveau) une foule d'expériences de nos sens que nous nous imaginons oublier, mais qui en réalité y demeurent sous forme d'engrammes (images mémoriales) subconscients, et qui sont utilisés instinctivement dans les conclusions par analogie ou inductions de notre vie ultérieure. C'est ainsi que, plongés dans nos pensées, nous nous promenons à travers les bois, la broussaille, les montagnes, les vallées et au bord des rivières, sans tomber, sans nous cogner et sans nous noyer. Subconsciemment, basés sur les conclusions que nous tirons constamment de nos anciennes expériences, nous marchons en avant en évitant, sans paraître y faire attention, tous les objets et tous les mouvements dangereux pour nous, et en exécutant, au contraire, tous les actes coordonnés nécessaires pour garder le bon chemin, ne pas trébucher, etc. Grâce à l'exercice (habitude), nous jugeons machinalement, automatiquement, d'une façon subconsciente, de tout ce qui doit être fait et évité, tout en pensant à autre chose.

Le *jugement par déduction* est, au contraire, la conclusion absolument nécessaire de deux ou plusieurs prémisses, c'est-à-dire d'axiomes considérés comme absolument vrais. Il est contenu dans les prémisses et se tient ou tombe avec elles. Si je dis : 1° Tous les hommes ont un estomac ; 2° Vous êtes un homme ; 3° Donc vous devez avoir un estomac (donc vous avez un estomac), je fais ce qu'on appelle un syllogisme ou raisonnement par déduction, selon la vieille scolastique. Heureusement que dans les temps modernes on a appris à guérir les malades de squirrhes en leur enlevant l'estomac. Donc le syllogisme ci-dessus n'est plus vrai, car il existe des hommes sans estomac. Une des prémisses, la première, est donc devenue fausse.

Mais même en dehors de cela on peut dire que le raisonnement par déduction ne possède en réalité presque aucune valeur réelle en dehors des mathématiques pures, par la simple raison que dans ces dernières seules on peut opérer avec des prémisses absolument exactes. Dans l'exemple que nous venons de donner, la déduction n'est qu'apparente, car les deux prémisses elles-mêmes ne reposent que sur des conclusions obtenues par induction. C'est parce que dans toutes les autopsies d'hommes je trouve un estomac, que j'en conclus que tous les hommes ont un estomac. C'est parce que vous avez toutes les particularités de ce que j'entends par un homme, que j'en induis que vous êtes un homme. La conclusion en découle de soi, puisque l'estomac est une des particularités de l'homme, lors même que je ne vois pas directement le vôtre. Et pourtant, toute la déduction peut être fausse, comme nous venons de le voir. Sans doute, nous ne pouvons pas nous passer absolument de déduction. Mais, là où le prémisses sont presque absolument certaines, les conclusions déductives sont, en général, si évidentes qu'elles ne constituent au fond qu'un jeu de mots. Là au contraire où les prémisses sont si peu que ce soit douteuses, elles conduisent nécessairement à l'erreur sous forme de sophismes, si l'induction ne vient pas les confirmer. Il résulte de tout ceci que les constructions compliquées, basées sur le raisonnement déductif, n'ont en général aucune valeur, en dehors des mathématiques, parce qu'une seule erreur de prémisses suffit pour faire tomber tout le château de cartes. Par contre, l'habitude de raisonner de cette façon pousse l'esprit humain au sophisme, c'est-à-dire à l'art de couvrir des conclusions erronées en leur donnant l'apparence d'une grande exactitude, à l'aide d'échafaudages de mots. Mais dans les mathématiques, où les équations, les mesures et les poids possèdent une vérité absolue, la déduction devient le fil conducteur de toute la science. Quand je dis : « 1° La somme des angles de tout quadrilatère est égale à quatre angles droits ; 2° Le trapèze est un quadrilatère ; 3° Donc la somme des angles d'un trapèze est égale à quatre angles droits », je fais un raisonnement déductif irréfutable et absolument juste. Il en est de même de toutes les conclusions mathématiques compliquées ; elles sont toutes entièrement contenues dans leurs prémisses absolument justes. En somme, la déduction mathématique n'est qu'une autre façon synthétique d'exprimer les prémisses. La déduction est donc la logique de l'abstraction pure, c'est-à-dire des mathématiques pures, l'induction par contre est celle de toutes les sciences concrètes. Elles se complètent l'une l'autre et s'entr'aident dans beaucoup de branches scientifiques, comme la physique, la chimie, etc. (mathématiques appliquées).

Malheureusement, les convictions des hommes dépendent en réalité bien moins des conclusions logiques que de toute sorte d'autres choses, avant tout des sentiments de sympathie et d'antipathie, de l'humeur, de la foi aveugle dans les autorités, de l'imitation, de l'habitude, etc.

5. **La mémoire** est une notion psychologique importante. Dans le champ de notre introspection consciente, c'est-à-dire de notre âme, elle se réduit à trois phénomènes :

a) Une sensation, une perception, une conclusion abstraite, un sentiment, une volition ou même l'impulsion, qui provoque un mouvement, se conserve comme trace ou *engramme* (*image mémoriale*) dans notre âme, c'est-à-dire dans notre cerveau. De quelle façon ? Qu'est-ce qu'un engramme (R. Semon) ? C'est encore là une énigme. Une sorte de photographie ne pourrait se conserver fixe dans le protoplasma vivant des éléments cérébraux. N'est-ce pas plutôt un complexus affaibli d'oscillations moléculaires ou de légères modifications dans le groupement des molécules ? Nous ne le savons pas. Cette question sort, du reste, du domaine de la psychologie pure. Mais il est de fait que tout complexus d'activité, nerveuse, mentale, ou autre, se conserve plus ou moins distinctement comme engramme (Semon) dans le cerveau.

b) La *revivification* ou *ecphorie* (Semon) de l'engramme. Ce phénomène se produit au moyen de l'association des idées, des perceptions, des sentiments, des volitions, etc. L'association des idées correspond à une communauté d'activité qui relie l'un à l'autre deux ou plusieurs états d'âme (états de conscience). Lorsque je vois subitement une personne connue, je me rappelle son nom par ecphorie d'association. Or, le nom (disons Louis Durand) est avant tout une combinaison de sons, c'est-à-dire un engramme acoustique. Donc, la vue de mon ami Louis Durand appelle par ecphorie à mon attention l'engramme acoustique de son nom : « Louis Durand », engramme qui dormait subconsciemment dans mon cerveau ; je l'appelle et je le salue en le nommant. On peut dire que les engrammes qui sommeillent en nous sont subitement revivifiés par le phénomène de l'ecphorie, et réapparaissent ainsi à notre conscience supérieure, où ils sont introspectés à nouveau. Il va sans dire que toute ecphorie correspond à une irritation ou décharge physiologique cérébrale (voir chapitre IV).

c) La *reconnaissance* ou identification (homophonie de Semon), c'est-à-dire le fait d'avoir conscience que l'engramme revivifié est le même que l'engramme primitif. Dans l'exemple donné, je *reconnais* Louis Durand comme mon ami précédemment connu. Les phénomènes de mémoire peuvent avoir lieu sans la reconnaissance. Un souvenir peut éclore sans qu'on sache d'où il vient et sans qu'on ait conscience de son identité avec l'engramme primitif correspondant. Alors la psychologie pure ne peut parler de souvenir, le sujet ne le reconnaissant pas comme tel. On peut néanmoins démontrer indirectement qu'il s'agit d'un phénomène de mémoire. C'est ainsi que certains auteurs écrivent des phrases ou des mélodies qu'ils tiennent pour leur propriété intellectuelle, tandis qu'en réalité ils les ont empruntées à des ouvrages d'autres personnes, lus ou entendus. Ils ne les reconnaissent plus (plagiat inconscient).

Les éléments *a* et *b* sont donc indispensables à la mémoire, tandis que *c* peut faire défaut. Il nous faut encore tenir compte des lois ou faits suivants de la mémoire :

Jamais la mémoire ne répète d'une façon absolument exacte les anciens engrammes. Elle les modifie ou les fausse toujours, ne fût-ce que d'une façon minime. Certains éléments se perdent, et de nouveaux s'ajoutent. Ces modifications sont dues en grande partie au fait que les engrammes sont revivifiés dans des associations fort diverses et que chaque nouvelle association y ajoute quelque chose, tout en en démolissant quelque autre. Ces erreurs du souvenir peuvent souvent devenir si grandes, surtout chez certaines personnes, qu'elles transforment les engrammes de la mémoire au point de les rendre méconnaissables. Elles peuvent même faire apparaître dans la conscience comme souvenirs des choses qui n'ont jamais été perçues. On nomme ce phénomène *illusion du souvenir*. C'est une falsification inconsciente des engrammes. Tout le monde en est plus ou moins victime sous forme d'exagénération, de mauvaise reproduction, etc. On a accordé trop peu d'attention à ce phénomène. La fidélité de la mémoire varie énormément suivant les individus. Nous avons appelé *association* l'union dynamique de plusieurs sensations, représentations, sentiments, etc., les uns avec les autres. Nous nommerons *dissociation* la désagrégation de complexions qui étaient associées. Plus les engrammes sont souvent ecphorés ensemble, plus leur association devient solide. Ils finissent par se consolider en agrégats qui deviennent par synthèse des unités secondaires. Une ancienne multiplicité devient ainsi plus tard une unité psychologique et peut acquérir une qualité particulière, telle la perception d'un mot pendant une lecture rapide. Les combinaisons de sensations, tel le son combiné d'un accord, peuvent ainsi se fondre en une seule sensation. On peut appeler avec Wundt *assimilation* ce phénomène de consolidation ou de fusion psychologique de plusieurs éléments associés en une unité secondaire. Le même auteur nomme *complication* l'association intime, en général subconsciente, d'éléments psychologiques hétérogènes, par exemple la notion de chien avec celle de l'engramme visuel d'un chien, de l'aboiement et du mot « chien » écrit ou parlé, etc.

Un engramme se fixe d'autant mieux que l'activité psychique qui le produit est plus puissante ou plus souvent répétée. Une répétition fréquente de la même activité psychique finit par faciliter tellement son évocation par ecphorie que son intensité diminue d'autant et finit par devenir si faible et en même temps si mécanique (habituelle ou automatique), qu'on n'y fait plus attention et qu'elle disparaît du domaine de la conscience à l'état de veille, c'est-à-dire de la chaîne de nos états de conscience habituels pendant le jour. Elle devient subconsciente (apparemment inconsciente). Je n'ai pas besoin d'ajouter que toutes les volitions (résolutions § 3), les impulsions à tout mouvement, se conservent aussi comme engrammes. Mais les images mémoriales des impulsions volontaires demeurent presque toujours subconscientes.

Elles forment néanmoins par l'exercice des agrégats très complexes qui sont à la base de toutes les habiletés techniques.

Nous voyons donc par les phénomènes de mémoire, plus distinctement peut-être que par tout autre phénomène psychique, que ce qui nous apparaît introspectivement comme état d'âme ou de conscience, n'est que le reflet interne d'énergies et d'activités de notre cerveau, activités qui nous demeurent en grande partie voilées en dessous du seuil de notre conscience la plus claire.

Une bonne mémoire conserve nettement et fidèlement beaucoup d'engrammes, les évoque (ecphore) facilement par association et les reconnaît aussi sans difficulté.

6. **Attention.** — Quand nous pensons, il ne nous est guère possible d'avoir conscience en même temps de choses bien diverses. Je ne puis pas en même temps lire avec attention et écouter une conversation. Je ne puis pas non plus me représenter tout le contenu du livre que je lis en même temps. Le champ de mon activité consciente est donc à chaque instant rétréci, tant dans l'espace que dans le temps, et concentré sur quelque pensée spéciale. Plus ma pensée se concentre avec intensité sur quelque chose, plus étroit est le champ de ma conscience. On appelle *attention* ou *aperception* cet état fortement concentré, et en même temps rétréci, de l'activité psychique. Lorsque l'attention est puissante, elle s'associe à un sentiment de tension ou à une sensation d'effort intérieur. Si je laisse, par contre, agir une série d'impressions sur mes sens sans me concentrer sur l'une d'elles et sans y associer de réflexions serrées, je puis avoir conscience simultanément de plusieurs impressions. Leur nombre est néanmoins limité. Dans ce cas, l'attention est plus faible et son champ plus large. Pareil état s'appelle *distraction.* Le langage populaire désigne à tort du terme de distraction l'inattention portée aux choses accessoires, lorsque l'attention est puissamment

concentrée sur un objet. Nous pouvons admettre, la chose n'est pas douteuse, que les différentes impressions de nos sens et les impulsions aux mouvements de nos divers muscles, ont lieu dans des portions différentes du cerveau, c'est-à-dire dans des neurones différents. Il s'ensuit que nous devons considérer l'attention comme un maximum à la fois mobile et concentré de l'activité cérébrale, maximum qui se trouve perpétuellement dévié ou transporté d'un point du cerveau à l'autre par l'intensité variable des activités associantes ou dissociantes. C'est donc l'attention qui évoque ou ecphore surtout les engrammes, en les revivifiant par son activité concentrée.

Nous voyons donc que le jeu de la pensée, des sentiments et des volitions dans notre vie psychique, se règle principalement par l'association des engrammes au moyen de l'attention, qui travaille perpétuellement à trier le faux du vrai à l'aide de conclusions ou jugements conscients ou subconscients, raisonnés ou instinctifs. Il faut dire ici que notre psychologie introspective, c'est-à-dire l'observation subjective intérieure de notre activité psychique, ne nous laisse reconnaître directement qu'une petite partie des associations qui se passent en réalité dans notre cerveau. La plus grande partie du travail cérébral qui associe et dissocie nos engrammes, a lieu dans la profonde obscurité de notre activité subconsciente, qui nous paraît inconsciente (voir plus bas). Lorsque, parvenu au sommet d'une montagne, je n'ai momentanément conscience que du magnifique panorama qui se déploie autour de moi, mon cerveau-âme sait subconsciemment que mon corps se trouve perché à côté d'un précipice à pic et qu'il ne doit pas perdre son équilibre, que je n'ai à ma disposition qu'un temps très court pour rentrer chez moi, que j'ai faim et soif, qu'à la maison ma femme, mes enfants et de nombreuses affaires m'attendent. Tous ces engrammes, subconsciemment associés dans mon cerveau à la vue du panorama, m'empêchent par exemple de faire un saut dans l'air (dans le précipice), pour me rapprocher de la belle vue. Si, par contre, en sommeillant dans mon lit, la nuit, je rêve de la même situation, il m'arrivera de faire le dit saut dans l'espace et même d'y rester suspendu, parce que mes associations subconscientes reposent dans l'inaction, c'est-à-dire qu'elles sont dissociées (voir plus bas).

7. **Intelligence.** — On appelle intelligence la faculté de nous assimiler clairement, facilement et en bon ordre les impressions du monde extérieur et les représentations ou les notions que d'autres personnes nous font connaître, à l'aide du langage parlé ou écrit. Un homme intelligent comprend facilement sans malentendus. Il s'assimile facilement et avec précision les choses de l'esprit. Il n'est donc pas seulement capable d'apprendre et de répéter beaucoup de choses par cœur, ce que peut faire même un idiot doué d'une forte mémoire, mais en outre de comprendre et d'appliquer avec justesse ce qu'il a appris, c'est-à-dire de le combiner à de nouvelles circonstances en le leur adaptant. L'intelligence peut avoir diverses modalités ou aptitudes. L'un comprend facilement les déductions abstraites et a, par conséquent, une bonne intelligence mathématique. Un autre observe bien, conserve et associe surtout facilement les impressions de ses sens ; le raisonnement inductif se forme et se fixe facilement chez lui ; il a l'intelligence des sciences naturelles. Un troisième a le sens de la forme dans le langage ou celui des événements historiques, etc. A l'intelligence correspond ce qu'on appelle le talent, qui peut, on le sait, être très exclusif. On peut être intelligent dans un domaine et obtus ou borné dans l'autre. Même dans le domaine de l'art, c'est-à-dire des fines nuances du sentiment, il existe un talent purement reproductif. Il en est de même dans la technique des mouvements (habileté technique). On peut, en outre, avoir de la compréhension pour la musique, la peinture, la gymnastique, tout en étant incapable dans le domaine du savoir, et inversement.

8. **L'imagination** est quelque chose de fort différent. La mémoire et l'intelligence répètent les impressions, se les assimilent, trient l'important de l'accessoire, le vrai du faux. Mais elles se meuvent toujours dans les ornières qui leur sont directement tracées, soit par la nature ambiante, soit par d'autres hommes. Elles reproduisent, mais ne produisent guère. Les hommes de talent savent s'approprier les idées nouvelles, les découvertes et les créations des hommes de génie, les développer, les appliquer et les reproduire clairement. On entend au contraire par imagination la faculté, très souvent associée, du reste, à l'intelligence et au talent, de combiner indépendamment et à nouveau les impressions que reçoit le cerveau-âme, de frayer de nouvelles voies dans tous les domaines, sans s'inquiéter de la routine, des mœurs et des coutumes, souvent même de se mettre en opposition avec ce que l'on a appris à l'école, avec les opinions reçues, etc. On l'appelle imagination plastique, parce qu'au lieu de répéter machinalement ce qu'elle reçoit, elle s'adapte comme de la pâte aux nouvelles circonstances et combine elle-même tout à nouveau. Qu'elle exécute les bonds les plus fous, comme par exemple dans le rêve, ou qu'au contraire, à l'aide de ses combinaisons, elle découvre des vérités nouvelles jusque-là cachées ou inconnues, elle demeure et demeurera toujours la fée dansante qui crée le génie, la mère féconde et même prodigue de l'esprit. Dans son besoin de création, dans l'entrain présomptueux de ses luttes avec les harmonies du nouveau et de l'inconnu, elle sème souvent légèrement de la fort mauvaise graine à côté des plus beaux et des meilleurs fruits, ce qui donne à certains pédants de l'intelligence reproductrice l'occasion toujours renouvelée de motiver la haine instinctive qu'ils lui vouent si souvent. C'est là une infâme ingratitude, car l'imagination est le sein qui les allaite et qu'ils n'ont pas le droit de bafouer. Pour une imagination créatrice, on trouve facilement cent talents correcteurs, tous prêts à arracher la

mauvaise herbe, souvent même la bonne, de sorte que le champ est nettoyé longtemps avant qu'on vienne y semer de nouveaux produits. Il va sans dire que je ne parle ici que des produits vivants et actuels ou méconnus de l'imagination, et non pas des dogmes cristallisés et momifiés qui sont le résidu fossile des produits de l'imagination de certains de nos ancêtres (orthodoxies dans tous les domaines). Ajoutons du reste qu'il est absolument nécessaire de faire la revision et la correction des produits de l'imagination, à l'aide d'une critique intelligente.

L'imagination se meut dans deux directions principales :

1° Dans le domaine de la connaissance, où elle cherche, sonde, découvre, combine et étend dans tous les sens le domaine du savoir ;

2° Dans le domaine des sentiments et des émotions, qu'elle affine et harmonise en les associant à nos sensations et à nos représentations, c'est-à-dire dans le domaine de l'art.

L'érudit de l'intelligence sait beaucoup de choses que d'autres avant lui ont découvertes ; il les juge exactement et trie le faux du vrai, mais il est incapable de sortir quelque chose de neuf de sa propre tête. Le naturaliste et le génie créateur ont besoin d'imagination. Mais si, privés de jugement, ils laissent la folle du logis faire des bonds analogues à ceux du rêve, ils créent surtout des châteaux en Espagne dont rien ne demeure. Si ces mêmes personnes sont, au contraire, douées d'intelligence et d'esprit critique, elles trieront elles-mêmes parmi les produits de leur imagination et offriront aux hommes, leurs frères, une riche moisson de fruits utiles ! Il en est de même de l'imagination dans le domaine des sentiments, c'est-à-dire de l'imagination artistique. On voit beaucoup d'artistes reproductifs, de bons copistes de l'art des autres. Mais il existe aussi des génies de l'art, génies dont les créations sont nouvelles. Si celles-ci sont mal assorties, leur art n'est pas beau.

9. **Raison.** — Par raison on entend la faculté de bien associer les notions et de les utiliser logiquement. La raison suppose un équilibre harmonique de la pensée, mais elle comprend une nuance de plus que ce qu'on appelle le simple bon sens. La notion d'homme raisonnable exige certainement une petite dose de saine imagination plastique, tout au moins dans le domaine de la connaissance. Le critère principal de la raison est la connaissance de soi-même, c'est-à-dire la faculté de taxer ses propres facultés à un juste étalon, ni trop haut ni trop bas. A cette faculté s'ajoute celle de la connaissance intuitive et réfléchie des autres hommes, c'est-à-dire celle d'observer, de juger et de calculer avec une exactitude relative la mentalité des autres. L'homme raisonnable est celui qui est le plus capable de s'adapter à toutes les circonstances de l'existence, de se tirer d'affaire partout, de distinguer rapidement et sûrement le vrai du faux, partout où ses données le lui permettent, de calculer justement l'avenir, de ne pas exiger trop de la vie, de réfréner ses appétits et ses passions aussi longtemps et aussi fortement qu'elles sont nuisibles ou dangereuses pour lui ou pour les autres. En un mot, c'est l'homme qui sait être modéré dans toutes les bonnes choses, qui sait s'abstenir des choses mauvaises, nuisibles ou dangereuses, qui ne se laisse exciter et fâcher par rien et qui réussit partout, en prenant les autres hommes et les objets naturels comme ils sont, en évitant leurs mauvais côtés et leurs dangers, et en utilisant leurs avantages à son profit. Un développement bien équilibré et bien adapté de la volonté et du sentiment fait aussi partie de la notion de raison. La raison est donc plastique, c'est-à-dire adaptable et capable d'être modelée comme l'imagination. Mais son adaptabilité est beaucoup plus passive. Rien ne la pousse avec violence à créer de nouveaux modèles; elle se contente modestement de s'adapter avec sagesse, habileté et douceur aux choses et aux événements qu'elle rencontre dans le courant de la vie. Dans le langage ordi-

naire, on emploie souvent à tort les termes de raison et d'intelligence l'un pour l'autre.

10. **Éthique.** — Par éthique ou morale on ne devrait pas entendre certains enseignements dogmatiques historiques ou religieux comme les dix commandements de Moïse. L'éthique appartient au domaine du sentiment et se développe sur la base de sentiments instinctifs ou d'émotions de sympathie et de commisération. Ce sont bien, au contraire, les règles de l'éthique vraie qui sont dérivées des sentiments altruistes naturels de l'homme. Par sa nature, l'homme est, en partie du moins, un être social qui ressent de la sympathie pour ses proches, la femme pour son mari et ses enfants, l'homme pour sa femme et ses enfants, les enfants pour leurs parents et leurs frères et sœurs. Ce qui fait plaisir à l'un réjouit les autres, et ce qui lui fait mal leur fait de la peine. De là résulte le sentiment mixte du devoir ou conscience morale qui constitue la lutte entre la sympathie et tous ses dérivés d'une part, et les sentiments égoïstes de la conservation du moi de l'autre. Le triomphe de l'altruisme, c'est-à-dire l'abnégation, le sacrifice du moi aux objets de la sympathie (directe ou dérivée), procure la satisfaction du devoir accompli. Les sentiments de sympathie s'étendent des proches aux amis, des amis au lieu natal, du lieu natal à la patrie, de la patrie à l'humanité, souvent même aux animaux, aux plantes et aux objets auxquels on s'attache.

On peut ressentir le sentiment de devoir envers des êtres qui vous sont antipathiques. En effet, en étendant les sentiments de sympathie des proches à la patrie et à l'humanité, on les généralise. Et en subordonnant les sympathies individuelles à la sympathie générale pour la patrie, la science, l'humanité, on en arrive nécessairement à surmonter de ce chef les antipathies et les sympathies individuelles dans l'intérêt général ou dans celui d'un principe ressenti comme moral (idée religieuse, solidarité sociale, etc.). Ces sentiments altruistes de devoir sont innés et instinctifs chez l'homme normal. Celui qui n'en possède pas trace est un monstre, un idiot moral, un criminel-né. Certains théoriciens ont voulu bâtir l'éthique sur les intérêts de l'égoïsme pur. C'est là une grave erreur. Jamais une raison pure, dénuée de tout sentiment, ne pourra conduire à une morale sociale juste. Mais il est tout aussi faux, quoique fort usuel, de prétendre que l'égoïsme, c'est-à-dire la somme des sentiments qui se rapportent au moi, constitue une antinomie de l'altruisme, c'est-à-dire des sentiments éthiques ou de sympathie. Un être social idéal devrait au contraire présenter l'harmonie la plus complète entre l'égoïsme et les sentiments de sympathie, c'est-à-dire que chez lui tout membre de la communauté devrait éprouver la plus haute jouissance, en satisfaisant celle des autres et de toute la société. C'est ce que nous observons dans les communautés des fourmis et des abeilles. Si une jouissance sociale aussi complète et bien adaptée existait chez l'homme, il y a longtemps que nous aurions le paradis sur la terre. Nous n'aurions besoin ni de lois, ni de gouvernements, ni de châtiments. Malheureusement, les sentiments moraux des hommes sont très incomplets. La bête féroce ancestrale qui jouit de la douleur des autres, ou qui tout au moins satisfait son égoïsme aux dépens de ces derniers, est encore bien trop vivante en nous. Le seul commandement moral d'une humanité sociale et idéale serait : « Aime ton prochain comme toi-même et l'humanité, surtout nos descendants, plus que toi-même ou que tout autre individu. » Mais si l'on y ajoute : « Aime tes ennemis et bénis ceux qui te persécutent », nous sommes obligés de répondre : « Tant qu'il y aura des ennemis parmi les hommes, une éthique pure et spontanée sera impossible et l'on sera obligé d'user d'expédients artificiels. » Il y a donc deux sentiments combinés dans les sentiments éthiques : l'amour ou sympathie, qui est un pur sentiment de plaisir, et la conscience morale. La conscience morale consiste en une série de sentiments pénibles (sentiments de déplaisir), qui prennent naissance lorsque nous faisons du tort à d'autres, lorsque nous désirons ou faisons quelque chose de mauvais ou d'antisocial, et qui nous poussent à éviter d'accomplir de mauvaises actions et au contraire à en exécuter de bonnes, c'est-à-dire de sociales ou altruistes. La conscience s'éveille aussi lorsque nous n'accomplissons pas une action bonne et sociale que nous pourrions et devrions faire, parce qu'en la négligeant le mal se produit. La conscience morale exige de nous qu'au mépris des appétits égoïstes qui nous poussent à jouir, nous fassions ce que nous appelons notre devoir, c'est-à-dire ce que nous croyons devoir faire pour le bien des autres et de la société, et que nous nous abstenions de faire ce qui léserait notre devoir. On voit donc que si nous voulons faire notre devoir selon notre conscience, nous avons à accomplir des combinaisons de représentations, de sentiments finement nuancés et de volitions. Or, tandis que le sentiment du devoir lui-même est en majeure partie héréditaire et inné, ses objets sont à un haut degré appris et sont déterminés en grande partie par les mœurs, la convention et l'habitude. Mais il existe des hommes qui dans leur caractère héréditaire n'ont que très peu ou pas de conscience, c'est-à-dire qu'ils n'éprouvent pas de sympathie ni de sentiment du devoir envers les autres, ni envers la société. Chez ces individus, dits amoraux, l'accomplissement du devoir ne peut être que plus ou moins appris par l'habitude, et il ne se fixe jamais solidement chez eux. Chez beaucoup d'autres, la sympathie et le sentiment du devoir existent, mais sont exclusifs, bornés à certains individus auxquels tout est sacrifié : le moi comme le reste des hommes. C'est là ce qu'on a appelé l'égoïsme à deux ou à quelques-uns (altruisme de mauvaises familles ou de clique).

11. **Esthétique.** — Le sentiment esthétique est le sentiment du beau. L'art se base sur l'imagination esthétique. Nous n'avons pas à nous en occuper ici. Remarquons néanmoins qu'à son origine l'art s'est surtout développé à l'aide de l'es-

prit d'imitation, de l'envie de se représenter soi-même, de la joie qu'on éprouve à se mouvoir et à percevoir ainsi son propre moi, par exemple, en s'entendant chanter, parler, en voyant son image dans un étang, etc. (Groos). On observe déjà de pareilles ébauches de l'art chez certains animaux, ainsi chez les oiseaux. L'art s'affine par le besoin d'harmonie et de changement réunis, ainsi que par celui d'émotions de plus en plus élevées. L'action de l'art consiste à éveiller puissamment les sentiments émotifs de l'âme.

12. **Appétits et passions.** — On entend par *appétits* des instincts ataviques hérités de nos ancêtres animaux, instincts qui sont en connexion intime avec la conservation de la vie de l'individu et de l'espèce, et qu'on ressent intérieurement d'une façon obscure sous la forme de sensations viscérales imprécises, en même temps que sous celle d'un besoin correspondant d'agir pour y répondre. La sensation qui provoque l'appétit n'est pas toujours pénible en elle-même, mais elle pousse toujours à un désir dont la satisfaction est agréable. Dans l'appétit, la sensation et l'impulsion à l'action ne forment presque qu'une seule et même chose. Les termes d'appétit et d'instinct sont presque synonymes, et dans leur domaine le sentiment et la volonté se fondent presque. Les appétits naturels les plus typiques sont la faim, la soif (de l'eau, pas de l'alcool !) et l'appétit sexuel. Ajoutons-y l'angoisse combinée au saisissement ou au désir de fuir, la colère combinée au désir de vengeance, l'amour combiné au désir de sacrifice (instinct du devoir), etc. Il existe des appétits mixtes, comme celui de l'indignation à l'aspect d'une mauvaise action commise par un autre. L'indignation repose sur un mélange d'amour et de colère basé sur la conscience morale. Lorsqu'un appétit dépasse la satisfaction de besoins naturels utiles à l'existence, et qu'on le cultive comme moyen de jouissance pour son propre compte, avec les sensations correspondantes, il devient passion. Il existe chez l'homme une foule de pas-

sions artificielles, cultivées par l'exemple et l'habitude, et qui n'ont même plus rien de commun avec les appétits naturels. Telles sont les passions du jeu, des sports, etc. J'ai à peine besoin de nommer la gourmandise, la culture artificielle de la soif et de l'appétit sexuel, etc. Mais il existe en outre des passions spontanées, héréditaires, qui reposent sur une hypertrophie plus ou moins pathologique des appétits. Elles se combinent, du reste, à l'infini avec celles dont nous parlions d'abord, par l'intermédiaire de ce qu'on appelle les prédispositions héréditaires plus ou moins prononcées.

13. **Suggestion.** — Par *suggestion* on entend une forme particulière de réaction psychique, ou pour mieux dire psychophysiologique, dans laquelle une représentation ou idée, associée en général à une perception ou à un sentiment, agit d'une façon à la fois si intense et si concentrée (monoidéiste), qu'elle en perd ses associations ordinaires avec les représentations de contraste qui la corrigent, surmonte ou brise violemment les inhibitions qui la restreignaient d'habitude, et déclanche des activités cérébrales qui dans la vie de tous les jours sont indépendantes d'elle et ont lieu plus ou moins constamment d'une façon subconsciente. La suggestion dissocie ce qui d'ordinaire est associé, et associe, par contre, souvent ce qui ne l'était pas. Donc les cerveaux facilement dissociables sont en même temps les cerveaux suggestibles.

La suggestion déclanche les activités qui sont symbolisées par son contenu. Elle le fait de telle façon que la personne à laquelle on la donne n'a aucune conscience du mécanisme de l'action qui déclanche la perception, de sorte qu'elle s'en étonne. Parfois au contraire une idée déclanche le contraire de ce qui est suggéré ou autre chose (autosuggestion). Je dis à un homme : « Vous avez sommeil, vous bâillez. » Il bâille involontairement ; la suggestion a réussi et il est déjà hypnotisé. Je place alors son bras sur sa tête et je lui dis : « Votre bras est raide, vous ne pouvez l'abaisser. »

Il ne peut le faire. J'ajoute : « Vous voyez devant vous un oiseau bleu qui vole. » Il le voit (l'hallucine). Puis : « Vous êtes aveugle, vous ne voyez plus rien. » Il ne voit plus rien, quoique ouvrant les yeux. Tout cela sont des suggestions sensibles ou motrices, positives ou négatives.

Les suggestions négatives éteignent et inhibent (celle de la cécité, par exemple). Mais si je dis à quelqu'un : « Votre tête devient fraîche, vos pieds sont chauds », et si au contraire il prend mal à la tête et froid aux pieds, on parle d'auto suggestion contradictoire.

La notion de suggestion est identique à celle d'hypnotisme, c'est-à-dire que l'hypnose n'est qu'un sommeil gradué et suggéré. En somme, le sommeil augmente la suggestibilité, parce qu'il dissocie l'activité cérébrale. Néanmoins, les résultats et le mécanisme d'une suggestion à l'état de veille sont absolument identiques à ceux d'une suggestion à l'état de sommeil. La seule différence est qu'à l'état de sommeil la dissociation cérébrale est plus générale, tandis qu'à l'état de veille, elle est plus ou moins partielle et circonscrite. La foi, l'instinct d'imitation et tout ce qui entraîne l'activité cérébrale de l'homme et la pousse à l'obéissance aveugle, se combinent plus ou moins à des effets de suggestion. On peut être suggestionné en première ligne par d'autres hommes, mais aussi par des livres, des objets, des émotions, etc. Je ne puis m'étendre ici plus au long sur cette intéressante question, et je renvoie à mon livre allemand sur l'Hypnotisme (1) ou à celui de Bernheim sur la Suggestion (2).

Disons encore que Charcot s'est complètement trompé en prétendant que l'hypnotisme était de l'hystérie. Ce qui est exact, c'est que l'hystérie, qui est un état maladif, repose sur une tendance pathologique à la dissociation. On peut dire que l'hystérie repose sur une suggestibilité et surtout une autosuggestibilité pathologiquement dévoyée, comme toutes les

(1) FOREL, *der Hypnotismus*, 4e édition, Stuttgart, chez F. Enke.
(2) BERNHEIM, *La Suggestion*, Paris, O. Doin.

névroses et psychoses sont des aberrations pathologiques d'états physiologiques ou psychologiques normaux. La suggestibilité en elle-même est, par contre, une particularité plus ou moins développée de tout cerveau normal.

14. **Langage**. — Avant d'abandonner la psychologie, il nous faut encore examiner ce que c'est que le *langage*, par lequel l'homme se distingue si spécialement des autres êtres vivants. Le langage est la monnaie de la pensée. Il existe un langage mimé (langage des signes), un langage oral et un langage écrit. De même que la monnaie sous toutes ses formes symbolise une valeur matérielle, de même les mots et les autres formes du langage symbolisent les idées, c'est-à-dire les notions abstraites, les perceptions, les représentations générales, les sentiments, etc., en un mot, tant les états de conscience pris isolément que les synthèses de leurs groupements. Le mot « avec » symbolise la liaison de deux ou plusieurs objets, le mot « bleu » est la monnaie d'une sensation de couleur, le mot « oiseau » celle de toute une classe d'animaux, le mot « courir » la monnaie de tout un groupement de mouvements, le mot « amour » celle de toute une catégorie de sentiments, etc. Le même mot, par exemple « amour », peut être désigné par un symbole vocal, par différents signes écrits ou par une pantomime, tout comme la valeur de vingt francs peut être représentée par un billet de banque, par une pièce d'or ou par de la monnaie d'argent ou de cuivre. Le langage est donc un symbolisme, et son étude est celle des symboles de la pensée. Comme le perroquet, dans son « langage », ne symbolise aucune pensée, son pseudo-langage n'est pas un langage. Malheureusement, l'homme abuse beaucoup de son langage, à la façon du perroquet, en ce sens, que, dans le cerveau de ceux qui parlent, il n'existe souvent pas de pensée correspondant au mot employé. Et ce n'est pas sans raison que Gœthe, dans *Faust*, fait dire par Méphistophélès à l'étudiant, à propos de la théologie :

« Là où les notions font défaut, un mot arrive à temps pour les remplacer, etc. »

De même que la pensée est coordonnée dans ses associations, de même le langage doit pouvoir associer ses mots de façon à pouvoir coordonner leur sens. Il s'ensuit que toute linguistique comprend trois parties : la grammaire ou flexion des mots, la syntaxe ou leur combinaison en phrases, et le style ou l expression logique et formelle en même temps de la pensée en général par la tournure et la combinaison des phrases.

Tout cela exige un travail psychique (cérébral) très compliqué et voué uniquement au symbolisme où à la forme du langage. Mais c'est ce travail compliqué seul qui rend possible la complication encore bien plus grande d'une pensée supérieure harmonique et des sentiments et volitions correspondants. Les hiéroglyphes des anciens, les monuments, les signes commémoratifs, tous les signes arithmétiques, mathématiques, algébriques, chimiques et autres de la science, signes qui symbolisent conventionnellement certaines synthèses et abstractions de la pensée, font tous partie du langage. Le langage est donc presque en entier un produit artificiel et conventionnel. Mais ce produit s'est formé sous l'empire du besoin des hommes de s'entendre et de se faire comprendre mutuellement. Psychologiquement, le langage est si intimement associé aux contenus de nos états de conscience, que nous ne pouvons plus penser sans lui. Nous parlons, écoutons, lisons ou écrivons en esprit, quand nous pensons. La notion abstraite « quatre », est par exemple liée au mot « quatre » parlé, écrit, entendu ou lu, au signe arithmétique « 4. » ou encore à quatre points représentés dans l'espace ou à quatre objets quelconques.

Donc tout langage oral, écrit ou mimé, quelle que soit son espèce, a deux côtés : l'expression et la compréhension. L'expression du langage se produit en trois phases ou périodes psychologiques subséquentes : 1° la préparation ; 2° la diction ; 3° l'articulation.

a) L'expression :

La *préparation du langage* n'est en réalité que l'association des idées psychofuges, c'est-à-dire de celles qu'on veut exprimer. C'est la volition dans le domaine de l'expression par le langage. Elle constitue la conception de ce qui s'exprime par le style. Nous n'avons pas à y revenir et nous rappelons seulement le vers de Boileau :

> Ce que l'on conçoit bien s'énonce clairement
> Et les mots pour le dire arrivent aisément.

quoique ce vers ne soit pas toujours vrai.

La diction. — Par diction, on entend le symbolisme proprement dit du langage dans notre âme, c'est-à-dire le choix de la monnaie de la pensée. Avant de nous exprimer oralement ou d'écrire, il nous faut choisir dans notre cerveau les expressions coordonnées de ce que nous voulons dire, et nous cherchons ces expressions dans la provision de mots et de phrases toutes faites que nous possédons déjà sous forme d'engrammes cérébraux acoustiques ou optiques des sons ou des lettres qui composent les mots. On comprend qu'il est plus facile de dire ou d'écrire les cinq lettres qui composent le mot « chien » que de représenter tels quels tous les chiens qu'on a vus ou entendus dans sa vie, et l'on voit par là à quel point la diction (le langage) simplifie la pensée. La diction consiste dans l'éveil de la représentation motrice nécessaire au déclanchement du mot parlé ou écrit qui doit être articulé. Le matériel de la diction est donc formé par les engrammes subconscients d'impulsions motrices de mots (volitions de termes) coordonnées dans le cerveau. Nous allons voir que c'est là un fait strictement prouvé.

L'expression une fois choisie, l'âme (le cerveau) n'a plus qu'à donner l'ordre moteur aux mouvements coordonnés de ce qu'on appelle son *articulation*. *L'articulation du langage* se passe d'une façon absolument subconsciente (inconsciente à notre conscience supérieure à l'état de veille) dans les centres nerveux inférieurs, à l'aide des muscles et d'autres appareils périphériques du corps (langue, larynx, mains, etc.) mis en mouvement par le canal des nerfs moteurs. Certaines lésions des centres nerveux inférieurs dits de l'articulation du langage peuvent déranger cette articulation, et, aussi bien que les paralysies musculaires, la défectuosité du voile du palais, etc., produire le bredouillement, le balbutiement, le nasillement ou l'écriture tremblante. L'importance minime de l'agencement des muscles eux-mêmes dans le langage se démontre entre autres par le fait suivant : j'ai vu un cul-de-jatte écrire d'une belle écriture moulée et rapide avec le moignon de son épaule, seul reste de son bras, appliqué contre sa joue, et maintenant ainsi sa plume.

b) La compréhension :

Pour comprendre la langue de quelqu'un, il faut que les symboles vocaux, écrits ou mimés qu'il articule, puissent : 1° impressionner les sens correspondants de celui qui doit comprendre ; 2° éveiller par association dans son cerveau des engrammes qui correspondent à la pensée de celui qui parle. Cela suppose que dans le cerveau-âme des deux individus les mêmes symboles (mots, phrases, etc., sous forme parlée, écrite ou mimée) appellent les mêmes idées. Quoique au fond fort téméraire, la supposition qu'on se comprend mutuellement par le langage est admise généralement à la légère et sans autre. En réalité, elle ne se réalise que fort imparfaitement et partiellement. Le langage provoque parfois entre les hommes plus de malentendus que de vraie compréhension mutuelle, même lorsqu'ils parlent la même langue, voire le même dialecte.

L'identité du cerveau et de l'âme, dont nous parlerons plus tard, ne se montre nulle part d'une façon plus évidente que dans le langage. La diction exige pour chacune de ses formes, écrite, orale ou mimée, une province localisée du cerveau comme lieu de choix des impulsions motrices. En outre, ces centres de diction, dits centres du langage, sont situés dans une autre partie de l'écorce cérébrale que ceux où a lieu la compréhension du langage. Sans être sourd, un homme peut parler distinctement et avec compréhension de ce qu'il dit lui-même, et ne pas comprendre ce que d'autres lui disent, tandis qu'un autre individu pourra fort bien comprendre le langage des autres, mais être incapable lui-même d'exprimer ce qu'il pense (disant, par exemple, un mot pour un autre). Il s'en aperçoit alors en entendant sa propre voix et s'impatiente, mais il est incapable de se corriger. A ces deux états maladifs correspondent des lésions de deux portions différentes du cerveau, du centre de la diction et de celui de la compréhension acoustique (voir planche I, fig. 9, P. et A.). Le premier transmet les impulsions coordonnées pour l'articulation vocale des mots parlés, le second reçoit et conserve les complexions d'engrammes des mots entendus. Les deux individus en question peuvent souvent à côté de cela lire, écrire et comprendre les choses écrites sans la moindre difficulté.

Il va sans dire que le souvenir, ou engramme d'un mot *entendu*, n'est pas le même que celui de la *compréhension* de phrases ou de discours entiers. Il y a donc dans la compréhension du langage des degrés centripètes comme il y a des degrés centrifuges dans son expression : les mots entendus s'associent et il faut encore que ces associations soient comprises. La compréhension du langage vient de son côté se rencontrer dans la pensée avec la préparation des réponses.

Grâce au symbolisme de la pensée par le langage, nous observons donc l'action et la réaction de deux cerveaux-âmes l'un sur l'autre, avec tout le mécanisme de leurs organes des sens, de leurs perceptions, de leurs pensées, de leurs volitions et de leurs mouvements, le tout au travers d'une activité psychophysiologique extraordinairement complexe. Que, sans faire de sophismes, on cherche à s'expliquer la chose dans l'hypothèse dualiste qui fait deux choses de l'âme et du cerveau !

Nous avons parlé plus haut du peu de fidélité de notre mémoire naturelle, et des falsifications de nos souvenirs auxquelles elle nous expose à tout moment. Le langage, tout spécialement le langage écrit, nous fournit le moyen suprême de parer aux infidélités de la mémoire. Les symboles vocaux ou mots nous aident déjà à fixer les idées ou représentations. Mais lorsque la fixation se fait par écrit ou au moyen de l'impression, elle demeure gravée sur papier, empêchant par là d'emblée toute falsification future, à moins qu'une forme douteuse ou obscure de l'expression ne permette plusieurs interprétations, surtout à l'aide d'une exégèse sophiste. *Verba volant, scripta manent* (les mots s'envolent, les écrits demeurent).

Dans la courte esquisse qui précède, il ne nous a pas été possible d'entamer les questions psychologiques difficiles en les approfondissant. Je prie donc tout lecteur qui veut en savoir davantage, d'étudier les ouvrages spéciaux de psychologie et de psychophysiologie, parmi lesquels je recommande la *Psychologie* de Höffding, l'analyse des sensations de E. Mach, les travaux de Kussmaul, Ribot, Janet, Wundt, Dejerine, etc.

CHAPITRE II

ANATOMIE DU SYSTÈME NERVEUX

C'est encore avec une installation électrique, grandiose dans sa petitesse, qu'on peut le mieux comparer le système nerveux. Comme accumulateur de force, avec tous les appareils accessoires, fonctionnent la substance grise et ses cellules ganglionnaires ou nerveuses dans le cerveau, la moelle épinière et les petits ganglions nerveux disséminés dans le corps. Comme fil conducteur, tant à l'intérieur des centres (entre leurs différentes portions) qu'entre eux et toutes les parties du corps, fonctionnent les fibres nerveuses, qui sont constituées elles-mêmes par des faisceaux de fibrilles microscopiques d'une finesse extrême. En tant que réunies en cordons ramifiés dans ce qu'on appelle les nerfs périphériques du corps, les fibres nerveuses ne méritent pas d'être considérées comme une division spéciale du système nerveux. Elles ne sont que la continuation directe de faisceaux centraux du cerveau, de la moelle épinière et des ganglions, et servent à mettre ces organes en rapport, d'un côté avec les organes des sens qui reçoivent les impressions du dehors, et de l'autre avec les humbles ouvriers manœuvres et absolument subordonnés du mouvement, c'est-à-dire avec les muscles, dont la masse est extrêmement élastique. Pour donner une idée de la finesse de l'appareil nerveux, disons que les fibrilles nerveuses les plus fines ont à peine un deux-millième (1/2000) de millimètre de diamètre, tandis que les plus grosses cellules ganglionnaires sont à peine visibles à l'œil nu comme un point. Un nerf périphérique qui traverse le corps consiste en un faisceau de fibres nerveuses entourées chacune d'une gaine de myéline. Il part du cerveau, de la moelle épinière ou d'un ganglion et se ramifie de plus en plus jusqu'aux muscles ou aux organes sensoriaux. Les nerfs les plus épais sont plus gros qu'un manche de plume, tandis que leurs ramifications les plus fines sont les fibrilles dont nous venons de parler. Chez l'homme adulte, le cerveau pèse d'un kilogramme et quart à un kilogramme et demi, tandis que la moelle épinière et les ganglions ne constituent guère que des appendices subordonnés qui s'y rattachent. Chez les vertébrés les plus inférieurs, par contre, le cerveau ne dépasse que peu les autres centres nerveux, et son importance relative diminue d'autant. Chez l'homme, il est l'organe de l'âme, et c'est avec bien plus de droit qu'on peut dire aujourd'hui : « Le cerveau c'est l'homme », que Buffon n'a dit dans le temps : « Le style c'est l'homme ».

Pour abréger, nous renvoyons aux figures et à leurs explications. Étudions d'abord les éléments dits histologiques les plus fins du système ou tissu nerveux, les cellules, les fibres, et les neurofibrilles. Ces éléments sont partout à peu près les mêmes, et ils constituent le véritable tissu nerveux. Leurs interstices sont remplis de vaisseaux sanguins très petits qui servent à les nourrir, et le tout est enserré dans un réseau très fin de tissu interstitiel de soutien qu'on appelle la *névroglie*, tissu qui n'appartient pas à la substance nerveuse, ni à ses fonctions.

Comme tous les tissus du corps, le tissu nerveux se compose de cellules, qui s'appellent chez lui *cellules ganglionnaires ou nerveuses*. Mais ces cellules se ramifient en arborescences si considérables et possèdent des prolongements fibreux d'une longueur telle, qu'on a désigné le complexus d'une cellule ou d'un élément nerveux avec toutes les arborescences de son protoplasma et de ses neuro-fibrilles

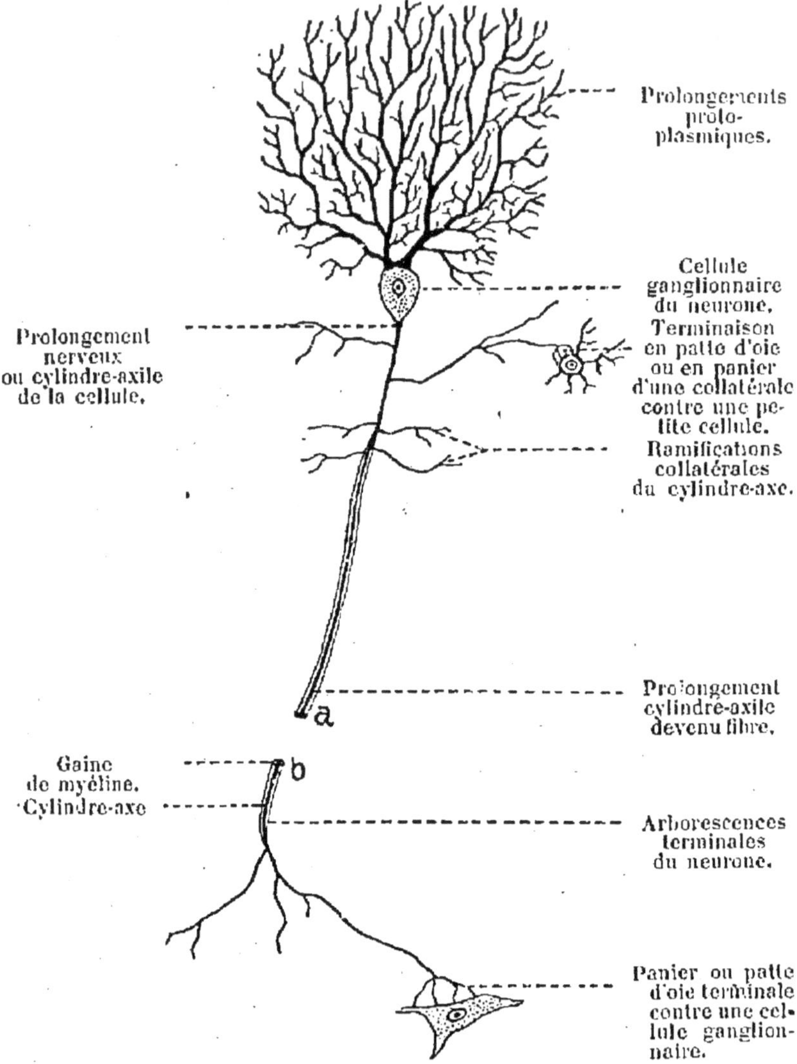

FIG. 1. — Schéma d'un neurone (cellule de 1re catégorie).
a) portion centrale ; — b) terminaison périphérique.

du terme de « *neurone* ». La particularité la plus irréfutablement prouvée du neurone consiste en ceci : dès qu'on détruit le corps de la cellule, toutes les ramifications fibreuses qui lui appartiennent, meurent; et inversement, lorsqu'on détruit la fibre principale (prolongement cylindre-axe), la cellule ganglionnaire correspondante, et celle-là seule, meurt aussi (1).

Toute cellule ganglionnaire se compose de substance protoplasmique, d'un noyau et d'un nucléole, comme les autres cellules du corps. Par protoplasma, on entend la substance vivante de la cellule ; le noyau en est le centre vital reproducteur. En outre, la cellule nerveuse a deux sortes de prolongements. Les uns sont nombreux et s'appellent *prolongements protoplasmiques* (fig. 1). Ils ont le même aspect que le protoplasma de la cellule, se ramifient beaucoup, mais demeurent relativement épais, et se terminent à peu de distance de la cellule par des extrémités obtuses. La cellule nerveuse possède en outre un prolongement unique, appelé prolongement nerveux ou *cylindre-axile*, dont la structure est

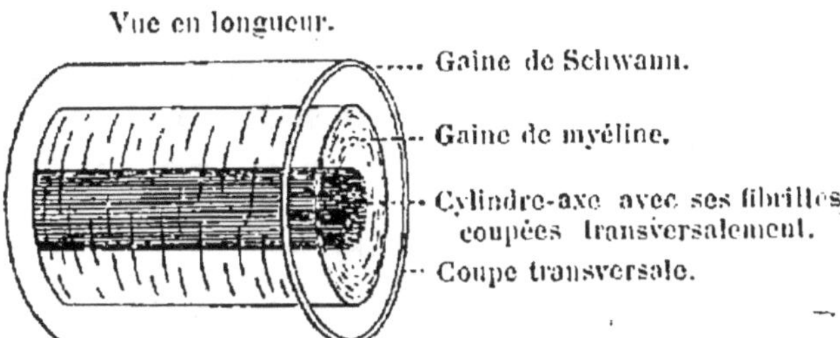

Fig. 2. — Schéma d'un tronçon de fibre nerveuse périphérique conçue comme transparente et coupée transversalement. A travers la gaine de Schwann et la gaine de myéline, on voit au centre le cylindre-axe foncé avec ses neurofibrilles. Le grossissement est énorme.

tout autre. Ce prolongement se compose d'un faisceau serré de neurofibrilles extrêmement fines (fig. 1 et 4), qui s'écartent dans la cellule pour former autour de son noyau un réseau

(1) Voir Forel, Einige Hirnanatomische Betrachtungen. *Archiv für Psychiatrie*, 1887.

d'anastomoses comme on le voit à la figure 4, réseau qu'Apathy a clairement démontré chez la sangsue. Dans le cylindre-axe lui-même les fibrilles sont au contraire continues, distinctes, et nullement ramifiées, courant directement de la cellule à quelque localité éloignée (fig. 2 et 4). Peu après sa sortie de la cellule, le cylindre-axe se recouvre d'une gaine dite médullaire, d'un blanc laiteux et fortement réfringente, qui l'entoure comme d'un cylindre extérieur (fig. 2 et 3). Selon la nature du cylindre-axe, on distingue diverses sortes de cellules ganglionnaires.

Les unes sont simplement centrales; leur prolongement cylindre-axile se ramifie à peu de distance, et ses neurofibrilles se rendent à la surface d'autres cellules voisines pour s'y terminer par contact. Apathy et Bethe croient (sans doute à tort) qu'elles entrent dans lesdites cellules et s'y anastomosent avec le réseau de fibrilles de ces dernières, à l'aide d'un réseau intermédiaire, dit réseau de Bethe. Le réseau de

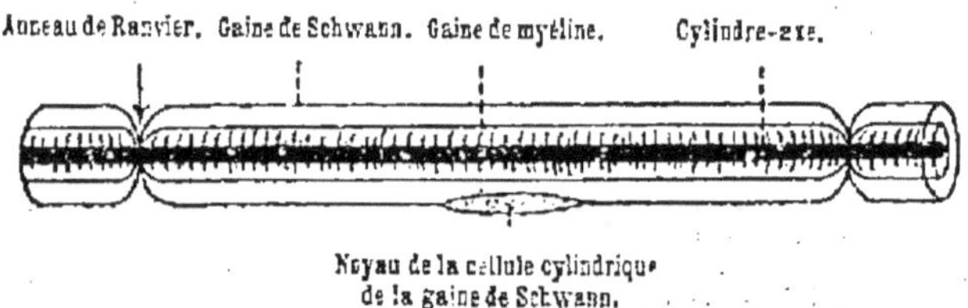

FIG. 3. — Structure de la fibre nerveuse périphérique.

Bethe est une figure aréolaire de nature encore fort douteuse. Les cellules dont nous parlons constituent la seconde catégorie de cellules d'après Golgi.

Chez les autres cellules nerveuses (1re catégorie de Golgi), le cylindre-axe donne bien quelques petites ramifications fibrillaires vers son origine, mais il se recouvre bientôt après d'une forte gaine de myéline et se prolonge, sans plus se ramifier (sauf quelques rares partages dichotomiques) et sans perdre sa gaine, à une distance souvent très considérable, pour se rendre soit à un muscle, soit à un organe sensoriel, soit à quelque autre centre nerveux éloigné. Sur son long parcours, il prend le caractère de ce qu'on appelle une fibre nerveuse (fig. 1, 2, 3). Les fibres nerveuses se partagent parfois en une ou deux branches principales, ainsi dans le nerf optique. Où qu'elles soient, leurs terminaisons consistent en fines arborescences composées de petits faisceaux de fibrilles qui se dissocient et dont la gaine médullaire devient de plus en plus mince, pour finalement disparaître à peu près. Les unes se terminent enroulées autour des papilles de la peau ou des racines des cheveux (fig. 6); les autres, comme des griffes d'oiseaux, autour du corps d'autres cellules ganglionnaires (fig. 1); les dernières enfin dans les fibres musculaires (fig. 5). Selon la nature de la station terminale de son prolongement cylindre-axe, qui conduit comme un fil électrique isolé de la cellule à la terminaison arborescente, la fonction du neurone se trouve être naturellement très différente.

Les nerfs périphériques et les cellules des ganglions qui se trouvent dispersés dans le corps et qui ont à éprouver des pressions et des tiraillements, sont protégés en outre par une gaine solide de tissu conjonctif, appelée gaine de Schwann (du nom de Schwann qui a découvert la cellule). Cette gaine se compose de cellules cylindriques placées bout à bout et pourvues d'un noyau allongé (fig. 3). A l'extrémité de chaque cellule de la gaine de Schwann se trouve un anneau constricteur de Ranvier, qui interrompt la gaine de myéline, mais qui laisse passer le cylindre-axe ou prolongement nerveux de la cellule ganglionnaire. On jugera de la longueur d'un neurone, si je dis qu'il y a dans la moelle épinière lombaire de grandes cellules ganglionnaires dont le prolongement nerveux passe par le gros nerf sciatique de la jambe et va se terminer dans les fibres des muscles du pied.

Apathy, il est vrai, a fait une nouvelle hypothèse, d'après laquelle les cylindres-axes des fibres nerveuses ne seraient pas à leur origine le prolongement des cellules nerveuses. D'après lui, ce seraient les cellules des gaines de Schwann et de la névroglie du cerveau qui seraient les véritables cellules nerveuses et qui sécréteraient les neurofibrilles. Ce ne serait que plus tard que ces dernières viendraient pénétrer dans les cellules ganglionnaires et les traverser. Cette hypothèse est contredite par trop de faits pour pouvoir être admise. La mort du neurone dans son ensemble, quand on blesse ses cellules ou sa fibre, serait inexplicable de cette façon. His a montré que le prolongement nerveux pousse directement chez l'embryon en partant de la cellule ganglionnaire. Harrison a démontré qu'on peut enlever la matrice embryonnaire des gaines de Schwann des nerfs moteurs, et que, malgré cela, le nerf périphérique se développe en partant des cellules nerveuses, *sans qu'il se forme de gaine de Schwann*. La confirmation de ce dernier résultat suffirait seule pour réfuter absolument la théorie d'Apathy. Du reste, les travaux histologiques récents de divers auteurs sont venus confirmer le neurone et infirmer Apathy. Le fait suivant est encore fort important. Lorsqu'on compte le nombre des fibres nerveuses du nerf oculo-moteur chez le chat nouveau-né, on trouve qu'il est à peu près le même que celui du même nerf chez le chat adulte, bien que ce dernier nerf soit six ou huit fois plus épais. Cela provient de ce que les gaines de myéline sont extrêmement ténues chez le nouveau-né et deviennent très épaisses chez l'adulte, ce qui suffit pour tripler l'épaisseur du nerf chez le chat de quatre semaines

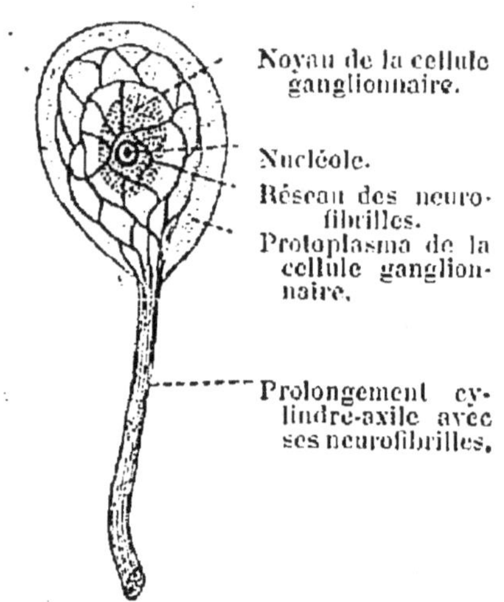

FIG. 4. — Réseau des neurofibrilles dans le protoplasma de la cellule ganglionnaire d'une sangsue (d'après Apathy).

et pour le sextupler ou même le rendre huit fois plus épais chez le chat adulte. Il est probable que ce fait est général, et il explique en ce cas le grossissement du cerveau de la naissance à l'âge adulte sans multiplication du nombre de ses éléments nerveux ou neurones. On sait en outre que toute lésion qui détruit un groupe de neurones dans le cerveau et dans la moelle épinière, est irréparable, et que jamais ses neurones

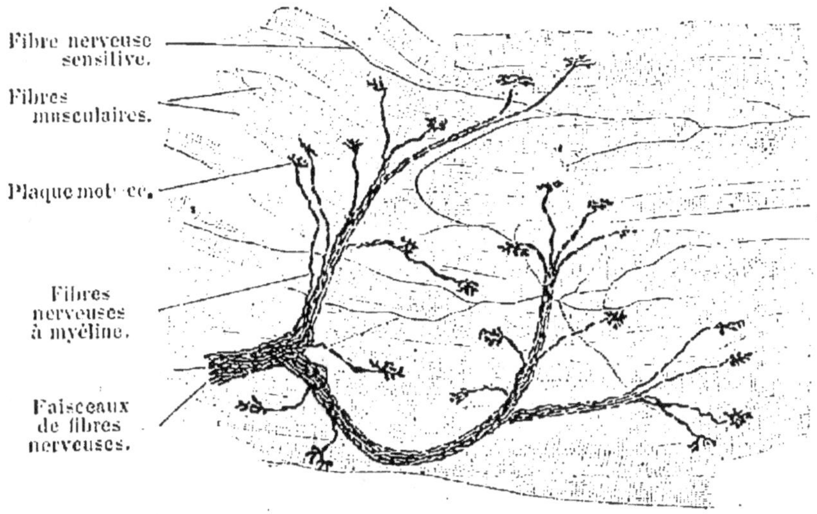

Fig. 5.— Plaques terminales d'un faisceau de fibres nerveuses dans une portion de muscle.
Grossissement : 100 fois (d'après Stöhr).

ne se reproduisent. Ce qui est détruit demeure détruit. Les deux ordres de faits que nous venons de citer concordent entre eux et montrent, à ne guère pouvoir en douter, que les neurones d'un vieillard n'ont pas été changés contre d'autres depuis sa naissance. Je crois que c'est là un point très important, qui permet de comprendre les phénomènes de la mémoire. Nous pourrions à peine nous représenter la durée effective de la conservation des engrammes qui s'impriment dans le cerveau et y demeurent, si dans le courant de la vie les neurones se détruisaient et étaient remplacés par de nouveaux éléments.

Comment les neurones se répartissent-ils dans le système nerveux ? Commençons par la périphérie du corps :

Tout muscle est pourvu d'arborescences nerveuses qui lui transmettent les impulsions coordonnées de ses mouvements. Les muscles principaux du corps, ou muscles striés, qui se contractent rapidement sous l'influence de la volonté, sont innervés (excités par des nerfs) au moyen des arborescences de nerfs qui proviennent tous d'une longue colonne de cellules ganglionnaires situées dans ce qu'on appelle la corne grise antérieure de la moelle épinière. Les cellules des dites cornes antérieures forment avec les nerfs moteurs qui en sortent un seul grand groupe de neurones. Cette corne antérieure se continue à la base du cerveau sous forme d'agglomérations (noyaux) espacées de grosses cellules, agglomérations qui donnent naissance aux nerfs des muscles du visage, des yeux, etc.

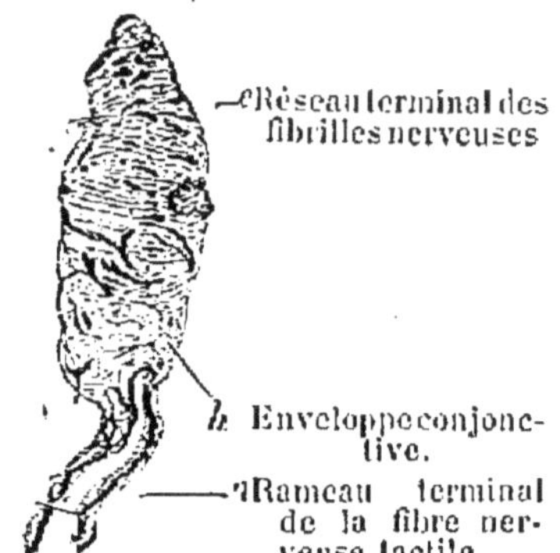

Fig. 6. — Un corpuscule tactile terminal de Meissner. On voit les fibrilles des ramifications terminales d'une fibre sensible (tactile) s'enrouler autour du corpuscule et se terminer ainsi en réseau dans les papilles des doigts et des orteils. — *Grossissement:* 560 fois (d'après Stöhr).

Il existe en outre de nombreux muscles appelés muscles lisses et faisant mouvoir lentement les intestins, les vaisseaux sanguins, les glandes, etc. Ces muscles-là sont mus d'une façon automatique, indépendante de notre volonté et de notre conscience, par les cellules des ganglions disséminés dans le corps, en particulier par celles des ganglions dits sympathiques, cellules qui forment avec leurs nerfs un tout autre système de neurones. Néanmoins ces neurones ganglionnaires

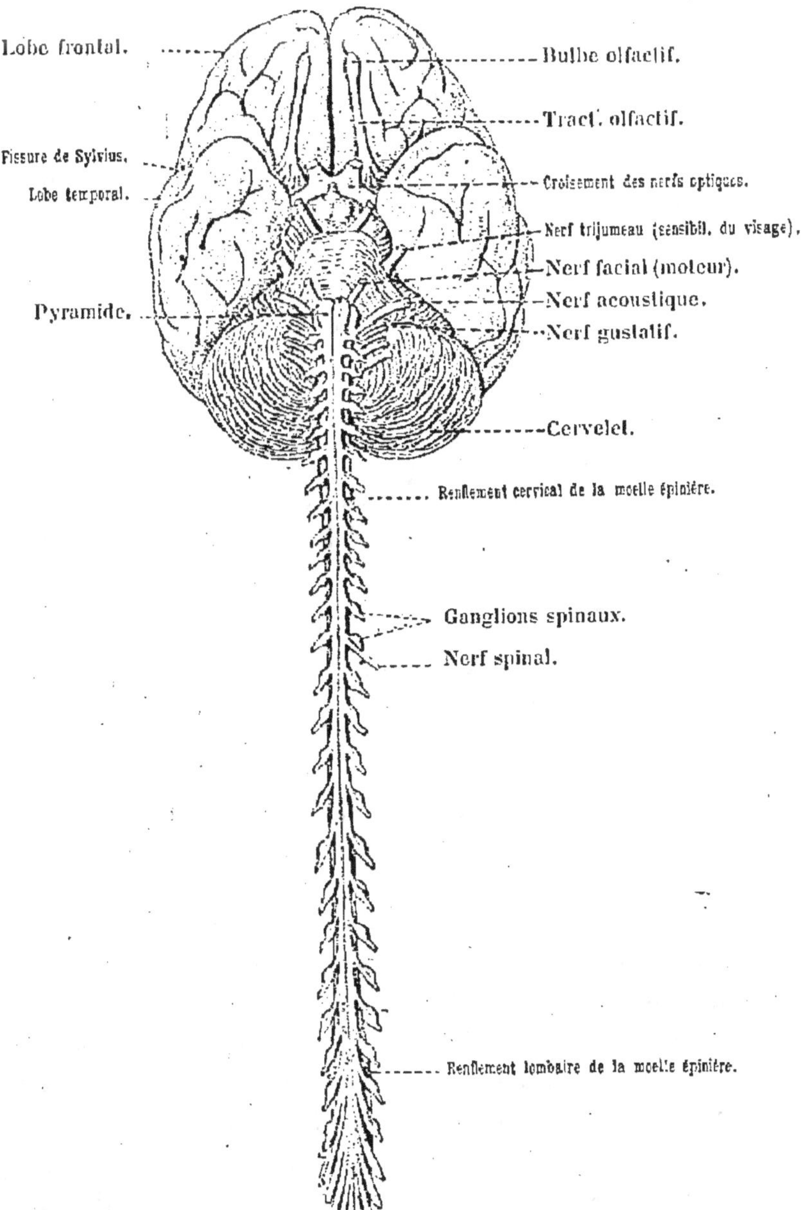

Fig. 8. — Cerveau et moelle épinière de l'homme vus de dessous (la moelle de devant, mais courbée en arrière) et d'un tiers de la grandeur naturelle.

inférieurs envoient quelques branches collatérales de leurs fibres dans la moelle épinière ou dans le cerveau, et reçoivent à leur aide de temps en temps des ordres cérébraux, de même qu'ils envoient à leur tour certaines missives à l'organe de notre âme. On peut presque dire que les ganglions forment dans notre corps une sorte de colonie d'animaux inférieurs qui y végètent à la façon des polypes et dont la fonction

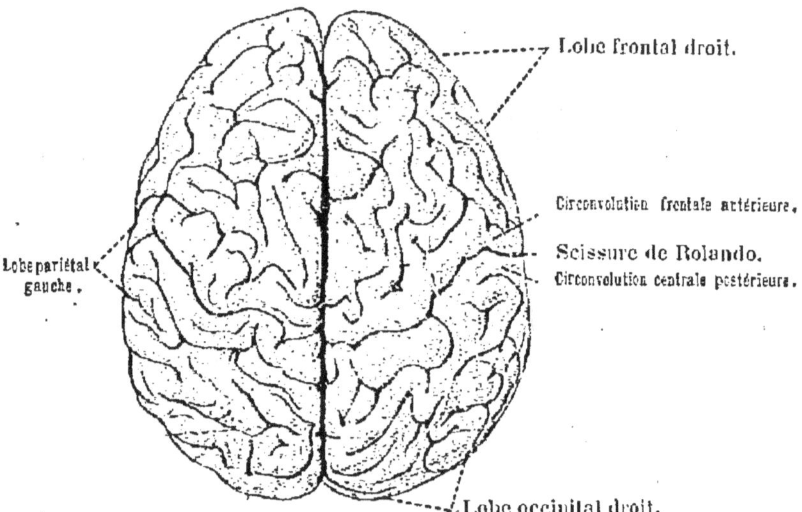

Fig. 7. — Grand cerveau de l'homme, vu de dessus, moitié de la grandeur naturelle.

automatique est de régler les mouvements de notre cœur, de nos vaisseaux sanguins, de l'intestin, de la matrice, etc. Lorsque, par exemple, nous rougissons ou pâlissons, c'est qu'ils ont reçu par l'intermédiaire des communications collatérales précitées, et à la suite d'une perception ou d'un sentiment fortement suggestif, une bonne secousse de la part du cerveau, secousse qui fait contracter les vaisseaux quand nous pâlissons et qui les dilate quand nous rougissons.

De chaque côté de la moelle épinière et de la base du cerveau, il existe en outre une série de ganglions dits spinaux. Le prolongement cylindre-axe de leurs cellules se partage en forme de *T* en deux moitiés, dont l'une va se ramifier dans la substance grise de la corne dite postérieure de la moelle épinière, tandis que l'autre forme les nerfs dits tactiles, qui vont se terminer dans les papilles de la peau, autour de la racine des poils, etc. Ce sont différentes variétés de nerfs tactiles qui transmettent au cerveau les attouchements de la peau, la chaleur et le froid, la douleur, ou au contraire les sensations agréables, selon la façon dont ils sont excités et l'intensité de cette excitation. Il est assez prouvé maintenant qu'il existe des fibres à terminaisons distinctes pour le toucher, la douleur, le froid et le chaud (von Frey et autres). Le nerf du goût a une structure analogue à celle des nerfs tactiles. Les nerfs des sens supérieurs, de l'œil, de l'oreille et de l'odorat ont par contre une structure spéciale. La rétine de l'œil, l'organe de Corti dans le colimaçon de l'oreille et la muqueuse olfactive du nez, possèdent des cellules ganglionnaires particulières et des terminaisons nerveuses spécialement adaptées à la réception des rayons lumineux, des ondes sonores et des particules chimiques odorantes. Un singulier nerf, collé extérieurement au nerf auditif, le nerf du vestibule, sert d'après Mach, avec les canaux semi-circulaires du labyrinthe, à la sensation d'équilibre, ainsi qu'au ralentissement et à l'accélération des mouvements du corps. Sa structure est aussi fort particulière. On voit donc que tout notre corps est traversé et pourvu d'appareils nerveux. Mais tous sont sous le commandement direct (nerfs cérébro-spinaux) ou indirect (nerfs ganglionnaires) de la grande masse du cerveau. Tous les neurones de la moelle épinière sont directement subordonnés au cerveau, quoiqu'ils se permettent parfois des secousses indépendantes, dites réflexes, transmises par la moelle seule.

Le cerveau et la moelle épinière constituent chez l'homme, comme chez tous les mammifères, une masse continue, composée d'une substance molle, en partie grise et en partie blanche. En mangeant de la cervelle de veau, on peut facile-

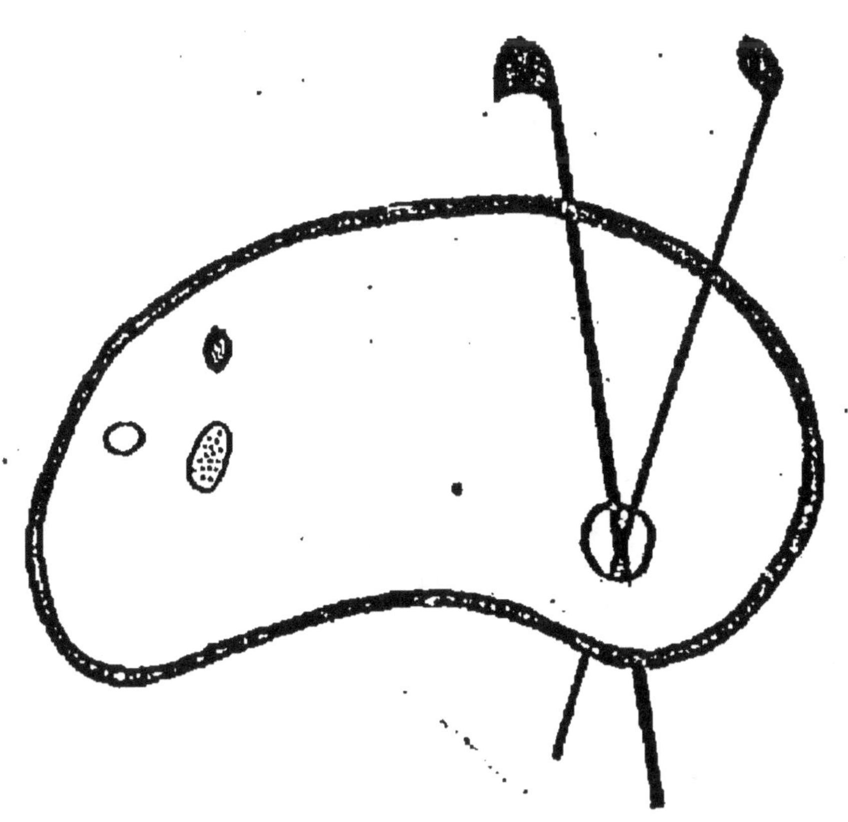

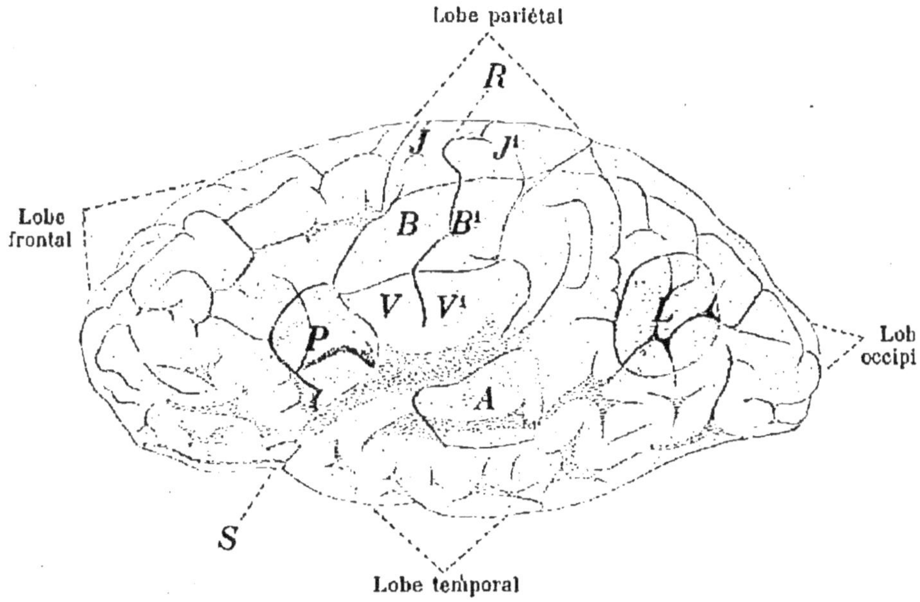

FIG. 9. — Côté gauche du grand cerveau humain (vue latérale; moitié de la grandeur naturelle, d'après Dejerine).

R, Sillon central de Rolando; — S, Scissure de Sylvius; — *V B J*, Circonvolution centrale antérieure; — *V¹ B¹ J¹*, Circonvolution centrale postérieure; — *P* (*vert*), Centre de la *parole* (circonvolution de Broca ou frontale inférieure), dont la destruction à gauche rend l'expression des mots impossible ou la dérange; — *A* (*bleu*), Circonvolutions temporales, dont la destruction à gauche dérange ou détruit la faculté de compréhension du langage oral. Des deux côtés *A* est en même temps le centre psychique ou cortical de l'*audition*; — *L* (*violet*), Circonvolution dont la destruction à gauche dérange ou empêche la faculté de *lire* (de comprendre le sens des mots écrits); — *J J¹* (*carmin*), Centre des mouvements volontaires et de la sensibilité tactile corticale de la *jambe* de chaque côté; — *B B¹* (*ocre brunâtre*), Centre des mouvements volontaires et de la sensibilité tactile corticale du *bras* et de la main de chaque côté; — *V V¹* (*jaune*), Centres des mouvements volontaires et de la sensibilité tactile du *visage* de chaque côté. Toute la région P A L n'est qu'à gauche le centre de la diction et de la compréhension de toutes les formes du langage (oral, écrit, etc.).

G. STEINHEIL, Éditeur.

ment observer la répartition de ces deux substances. La substance blanche est presque exclusivement composée des fibres à myéline que nous avons décrites et qui, plus ou moins ordonnées en faisceaux croisés et formant un tissu inextricable, s'en vont dans toutes les directions. Un petit morceau de substance blanche représente une parcelle de ce tissu. Il contient des portions des neurones les plus divers, portions qui provenaient des différentes parties du cerveau et de la moelle épinière, et qui se rendaient de l'une à l'autre. Ce ne sont pas des fils télégraphiques suspendus en l'air; c'est au contraire une masse compacte constituée à la façon d'un câble transatlantique. Ses fils ne sont pas parallèles, mais croisés en tous sens comme ceux d'un feutre. Eh bien! malgré cela, les admirables expériences de Waller, Türck et von Gudden, ainsi que les travaux de leurs élèves et de leurs successeurs, ont réussi à débrouiller une bonne partie de ce feutre. On détruit chez un animal une petite portion bien déterminée du système nerveux. Puis on laisse vivre l'animal un certain temps, en observant les paralysies ou autres troubles physiologiques qu'il trahit. Ensuite on le tue, on durcit son cerveau dans certains liquides chimiques appropriés, on le réduit en une série de coupes extrêmement fines à l'aide d'un microtome, on colore les éléments nerveux de ces coupes et enfin on suit coupe par coupe la trace des portions mortes des neurones qui ont été lésés dans la partie détruite (cellules ou fibres). Dans le laboratoire de von Gudden nous avons même pu observer à l'ophtalmoscope l'atrophie d'une portion spéciale des fibres du nerf optique dans l'œil d'un lapin vivant, auquel on avait enlevé immédiatement à sa naissance une certaine portion du cerveau en rapport avec le sens de la vue.

La substance grise contient les cellules ganglionnaires et les arborescences terminales des neurones. Autour de toutes les circonvolutions et sillons du grand cerveau, elle constitue une écorce épaisse de plusieurs millimètres, écorce qui est avant tout le siège de notre activité psychique. Les neurones de toutes les autres portions du cerveau et de tout le corps y envoient, soit directement, soit par l'intermédiaire d'autres neurones, des fibres nerveuses, c'est-à-dire les faisceaux de fines neurofibrilles, qui constituent leurs cylindres-axes, tandis que l'écorce, à son tour, envoie de toute part vers la périphérie les cylindres-axes de ses neurones et leurs ramifications. En somme, on peut diviser avec Meynert les longs neurones de l'écorce cérébrale en deux groupes: 1° *les systèmes* (anatomiques) *d'association* (ne pas confondre avec le terme psychologique d'association !), chez lesquels une cellule ganglionnaire de l'écorce cérébrale envoie son cylindre-axe à un ou plusieurs groupes de cellules ganglionnaires d'autres provinces de la même écorce, soit du même hémisphère cérébral, soit de l'autre (ces derniers passant par le grand feutre transversal de fibres entrecroisées dit « *corps calleux* » qui réunit les deux hémisphères l'un à l'autre); 2° *les systèmes de projection* qui sont de deux espèces : *a*) *les systèmes centrifuges*, chez lesquels une cellule nerveuse de l'écorce envoie son cylindre-axe à la moelle épinière ou à quelque autre centre subordonné ; *b*) *les systèmes centripètes*, chez lesquels une cellule ganglionnaire de la moelle épinière ou d'un centre subordonné envoie son cylindre-axe à l'écorce cérébrale.

Mais il existe encore une troisième sorte de neurones, *les neurones locaux* ou courts (cellules de seconde catégorie de de Golgi), chez lesquels la cellule ganglionnaire n'envoie les ramifications de son cylindre-axe qu'à des cellules voisines, ledit cylindre-axe ne sortant pas de la substance grise environnante.

Il ressort de tous ces faits qu'il n'existe pas de neurones directs allant d'un organe des sens à l'écorce ou de l'écorce aux muscles. A l'intérieur du système nerveux central, on trouve même diverses chaînes de neurones qui se suivent, c'est-à-dire qui sont intercalés entre l'écorce cérébrale et les neurones périphériques. Il existe donc diverses stations télé-

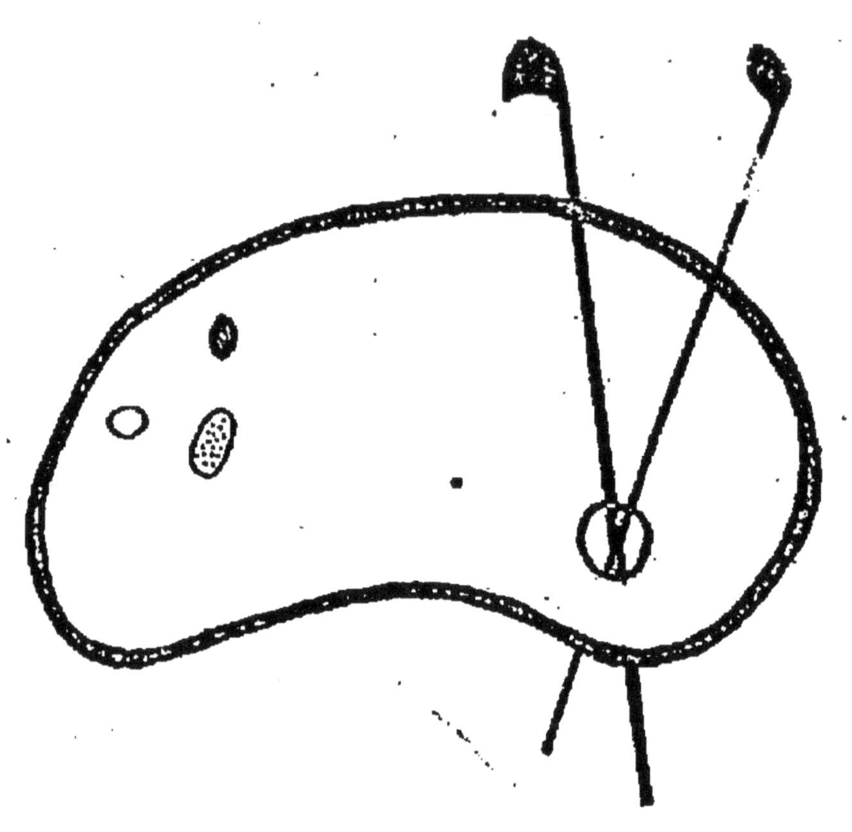

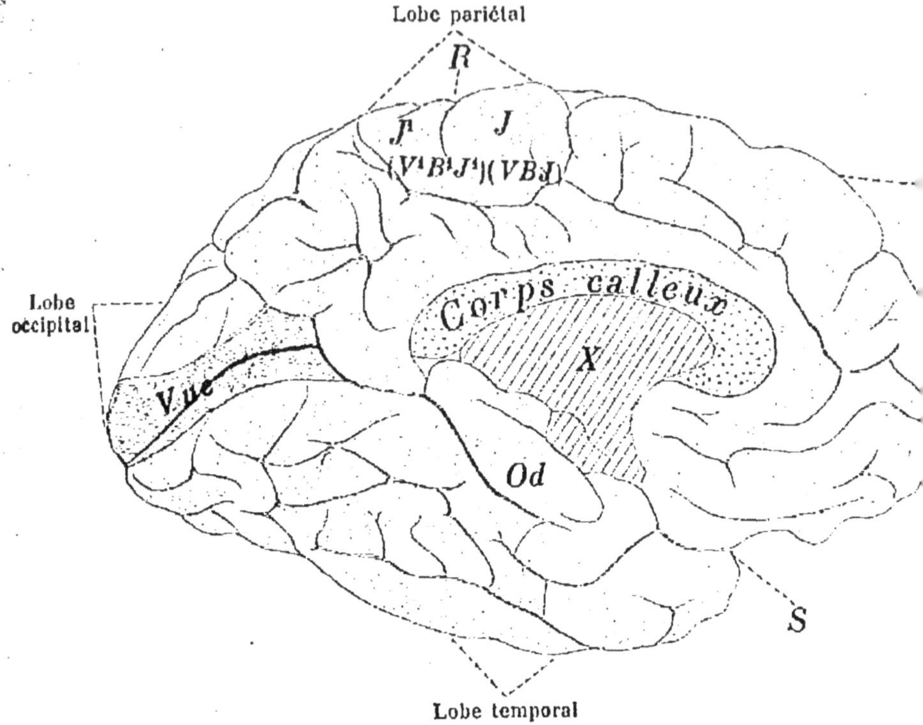

FIG. 10. — Vue de la surface médiane de l'hémisphère gauche du grand cerveau humain, sectionné par le milieu dans le sens longitudinal. Le corps calleux et la portion rayée X constituent la surface sectionnée qui tranche en même temps obliquement le tronc cérébral (pédoncule) pour l'éliminer (d'après Dejerine).

R, Extrémité supérieure du sillon central de Rolando; — *S*. Extrémité inférieure de la scissure de Sylvius; — *Corps calleux*, Corps calleux tranché par la ligne médiane; — *J¹ J* (*carmin*), Centre des mouvements volontaires et de la sensibilité tactile de la jambe (extrémité supérieure des circonvolutions centrales antérieure et postérieure); — *V¹ B¹ J¹*. Extrémité supérieure de la circonvolution centrale postérieure; — *V B J*. Extrémité supérieure de la circonvolution centrale antérieure; — *Vue* (*indigo*), Cuneus, etc. Circonvolutions dont la destruction provoque la cécité psychique unilatérale de chaque œil, dite hémianopsie; — *Od* (*ocre brun*). Centre cortical de l'odorat [correspond à ce que sont *Vue* pour la vue (fig. 10) et *A* pour l'ouïe (fig. 9)].

G. STEINHEIL, Éditeur.

graphiques intermédiaires dans lesquelles les dépêches (engrammes) sont imprimées et combinées à d'autres, avant d'être envoyées plus loin. Les neurones les plus longs sont ceux qui passent par les faisceaux dits pyramidaux et qui vont directement des circonvolutions centrales de l'écorce du grand cerveau aux cornes antérieures de la moelle épinière, ainsi que ceux qui vont des dites cornes antérieures aux muscles (nerfs moteurs périphériques). Ces deux systèmes de neurones superposés suffisent à transmettre les irritations combinées des impulsions dites volontaires (mouvements volontaires) du grand cerveau aux muscles.

Depuis un demi-siècle on a prouvé, tant par les expériences faites sur des animaux que par les observations recueillies sur les malades du cerveau, que chaque organe sensoriel envoie les irritations qu'il reçoit à une province déterminée de l'écorce cérébrale à l'aide de neurones superposés, et qu'en sens inverse chaque groupe local de muscles reçoit ses ordres de mouvements coordonnés d'une autre province de l'écorce cérébrale, distincte aussi. De ces faits, on a déduit ce qu'on appelle les localisations des fonctions de l'écorce cérébrale. Comme on peut le voir aux figures 9 et 10, chaque moitié ou hémisphère du grand cerveau peut être divisée en trois lobes : le lobe frontal devant, le lobe occipital derrière et le lobe temporal de côté en bas. Le milieu, en dessus, entre le lobe frontal et le lobe occipital, s'appelle aussi lobe pariétal. La scissure de Sylvius, qui s'ouvre en bas, sépare profondément le lobe frontal du lobe temporal. Le nerf optique envoie les irritations de la rétine à une partie du lobe occipital, le nerf auditif, celles de l'oreille à une partie du lobe temporal, etc. Entre le lobe frontal et le lobe occipital (au milieu du lobe pariétal), se trouvent les deux circonvolutions, dites centrales (l'antérieure et la postérieure), séparées l'une de l'autre par la scissure de Rolando. Dans ces deux circonvolutions et dans quelques portions voisines de l'écorce, se trouvent les centres corticaux qui envoient aux divers groupes de muscles les ordres d'exécution des mouvements coordonnés. La jambe, le bras, la langue, etc., ont chacun leur centre cortical bien déterminé (voir fig. 9 et 10, J J[1], B B[1], etc.).

D'autres provinces de l'écorce sont préposées au langage, en ce sens que les appareils servant à la compréhension ou à l'expression des mots parlés ou écrits se trouvent en elles ou passent par elles. La région sylvienne gauche, dite région du langage (P, A, L, fig. 9), y préside d'une façon extrêmement complexe et encore mal expliquée. La destruction des faisceaux de fibres situés sous elle, à l'intérieur du cerveau, provoque également des troubles du langage parlé ou écrit. Les trois cercles colorés de notre figure, le cercle vert (P) pour l'expression des mots parlés, le cercle bleu (A) pour la compréhension des mots parlés, et le cercle violet (L) pour la compréhension des mots écrits, ont été déterminés d'après des cas de lésions circonscrites du cerveau, lésions qui n'avaient détruit que précisément cette portion de l'écorce, et ils désignent la région dont la lésion circonscrite produit toujours régulièrement et nettement les troubles correspondants du langage. Mais les destructions de P à L et celles qui sont dans la substance blanche en dessous, du côté gauche, déterminent d'une façon générale des troubles variés du langage. Ajoutons que les lésions correspondantes de l'hémisphère droit ne produisent pas de troubles du langage ; c'est donc l'hémisphère gauche que l'homme exerce seul dans ce domaine. Nous ne connaissons tout cela que d'une façon relativement grossière, et il faut se garder de construire des hypothèses détaillées sur cette base et d'en déduire des dogmes. C'est ainsi, par exemple, qu'il ne peut pas exister de centre spécial pour l'écriture, pour la simple raison que chacun peut écrire avec toutes les parties un peu mobiles du corps (même avec les pieds).

Mais plus : Nous possédons deux hémisphères cérébraux, associés entre eux par le feutre fibreux du corps calleux. Dans la région des centres inférieurs, entre la moelle et le grand cerveau, surtout au bas de la moelle allongée, les systèmes de projection de l'hémisphère droit se croisent en majeure partie sur la ligne médiane avec ceux de l'hémisphère gauche, pour entrer en relation avec le côté gauche de la moelle épinière et avec les organes gauches du corps. Donc, quand je travaille avec ma main droite, cela répond à un travail de l'hémisphère gauche de mon cerveau. Là où les deux hémisphères n'ont pas besoin de travailler ensemble, il arrive très souvent que, dans le cours de la vie, l'un d'eux s'exerce seul, de même qu'à l'ordinaire nous n'écrivons et ne faisons divers travaux qu'avec la main droite (avec l'hémisphère gauche). Voilà évidemment pourquoi nous ne parlons qu'avec l'hémisphère gauche du cerveau, dans lequel seul se trouvent les centres dè l'expression et de la compréhension du langage. Lorsque la région bleue (A, fig. 9) à gauche est détruite, l'individu entend encore du bruit, mais il ne comprend plus rien à ce qu'on dit; c'est comme si l'on parlait une langue étrangère. Ce n'est pas le cas lorsque la même région est détruite à droite.

Dans le lobe frontal, on n'a pas trouvé, jusqu'ici, de localisation. Ce lobe paraît tout spécialement adapté au travail de la pensée, c'est-à-dire aux combinaisons abstraites des engrammes. Il est malheureux que le terme d'association ait été employé à la fois pour une notion psychologique et pour une notion d'anatomie cérébrale, alors que ces deux notions ne sont nullement équivalentes et n'offrent même aucune correspondance. Il ne faut pas s'imaginer que les associations d'idées se promènent chacune sur une fibre d'association du cerveau. Ce serait une grave erreur. Nous ne connaissons pas d'autres localisations cérébrales que celles qui correspondent aux organes des sens et aux groupes de muscles. La localisation anatomique des associations d'idées est nécessairement si complexe, qu'il est absolument impossible, dans l'état actuel de la science, de lui attribuer une hypothèse ayant quelque valeur.

Entre les hémisphères du grand cerveau et la moelle épinière se trouve, outre les systèmes de projection des divers groupes de neurones, une série de centres gris subordonnés qui sont dans un rapport plus direct que l'écorce avec les organes des sens et avec les appareils moteurs compliqués, c'est-à-dire avec les automatismes. Ces centres n'ont rien de commun, chez l'homme, avec les fonctions supérieures de l'âme. Selon le développement plus ou moins considérable de la fonction à laquelle ils président, ils sont plus ou moins développés dans les divers groupes d'animaux, souvent plus grands que chez l'homme. Nommons le cervelet, la protubérance annulaire, les corps quadrijumeaux avec l'isthme, les couches optiques, le corps strié, le lobe olfactif, etc. Le lobe olfactif est en rapport avec l'organe de l'odorat; une partie des couches optiques, le tubercule quadrijumeau antérieur, et le corps genouillé externe avec celui de la vue. Le cervelet et le corps strié paraissent être en rapport avec la coordination des mouvements et l'équilibre, mais leur fonction est encore extrêmement obscure. Si l'on enlève soigneusement le cervelet, sans léser les centres qui sont sous lui, on n'observe guère qu'un certain ralentissement des mouvements.

Pour montrer à quel point le grand cerveau de l'homme dépasse tout le reste, je donne les chiffres suivants, pris sur 10 cerveaux d'hommes et 10 cerveaux de femmes:

	Grand cerveau	Autres centres	Total
Hommes.	1.060 grammes	290 grammes	1.350 grammes
Femmes.	955 —	270 —	1.225 —

Dans ces cerveaux d'hommes assez normaux, pesés par moi-même, le poids (très faible) de la moelle épinière fait défaut. D'un autre côté, les fibres de projection du grand cerveau, qui traversent les centres subordonnés, sont pesées avec eux. Les corps striés ont certainement la fonction la plus voisine de celle de l'écorce cérébrale. On voit que le grand cerveau de la femme est de plus de 100 grammes plus léger que celui de l'homme, et même un peu plus léger que lui proportionnellement au poids relatif des autres centres. D'après les statistiques plus considérables citées par Mercier, le poids moyen normal du cerveau entier de l'homme est de 1.353 grammes, celui du cerveau de la femme de 1.200. La différence est donc, d'après lui, encore plus grande.

Nous sommes obligés de nous contenter de cette courte esquisse du système nerveux humain. On peut voir néanmoins que l'organe de notre âme est formé du même tissu que celui des organes de toutes les fonctions nerveuses, y compris celles du mouvement, à l'exception des muscles eux-mêmes. Grâce à son élasticité, analogue à celle du caoutchouc, le muscle représente l'instrument avec lequel travaillent les nerfs moteurs. Bien plus! Le langage, les mouvements et les sensations nous montrent que la même activité de quelques groupes de neurones suffit pour transmettre l'irritation la plus infime d'une portion quelconque du corps à la conscience supérieure (activité attentionnelle) qui siège dans le grand cerveau, et en sens inverse que celle de deux autres groupes de neurones peut transmettre toute activité, consciente ou non, à un groupe quelconque de muscles.

On comprend que tous ces renforcements, ces inhibitions ou arrêts, et ces transmissions d'irritations, qui correspondent à une activité moléculaire intense du système nerveux, doivent produire un épuisement de ce dernier par perte d'énergie. Il faut donc une source de remplacement d'énergie, c'est-à-dire de substance et de force. L'énergie indispensable à toute activité du cerveau lui est fournie par un réseau très riche de vaisseaux sanguins et lymphatiques, qui est surtout abondant dans la substance grise.

Le cerveau et la moelle épinière se trouvent bien protégés et cachés dans la capsule du crâne et dans celle de la colonne vertébrale. Les fractures de ces capsules sont donc très dangereuses, car elles provoquent ordinairement des lésions du cerveau ou de la moelle, lésions qui ont les suites les plus graves pour la vie de l'âme et du système nerveux en général. C'est facile à comprendre, si l'on réfléchit à la fois à l'importance et à la délicatesse de cet organe suprême de l'homme.

CHAPITRE III

RAPPORTS DE L'AME AVEC LE CERVEAU

Dans les deux premiers chapitres, nous avons appris à connaître sommairement les phénomènes de l'âme et la structure des centres nerveux. A cette occasion, nous avons vu que le grand cerveau est le grand centre de toute activité mentale, en même temps que le centre le plus puissant de toute activité nerveuse. Un fait très curieux est le suivant : le grand cerveau ne sent pas ses propres lésions, qui ne lui causent aucune douleur, lors même que toute sensation, y compris celle de douleur, ne nous devient consciente qu'en lui. La sensation et la douleur proviennent donc, en tant que phénomènes conscients : *a*) ou bien d'activités du grand cerveau *provoquées par la projection d'irritations* ayant lieu dans des neurones situés en dessous du grand cerveau ; *b*) ou bien d'activités du grand cerveau lui-même dues à l'éveil (ecphorie) d'anciens engrammes provenus primitivement d'irritations venant aussi des centres inférieurs. En d'autres termes, la sensation et la douleur, de même que la perception, correspondent à des états d'irritation (d'activité) du grand cerveau. Mais ces irritations ne peuvent être provoquées que de deux façons et indirectement : en premier lieu, par la transmission au grand cerveau d'irritations complexes et combinées actuelles des organes des sens ou des centres nerveux subordonnés; en second lieu, par un genre spécial d'irritation ou de revivification de leurs engrammes corticaux antécédents, irritation provoquée par une activité cérébrale quelconque associée.

Le second cas est plutôt anormal, si fréquent qu'il soit. Le but de la sensation, de la douleur et de la perception est de nous rendre attentif pour des motifs divers à ce qui se passe dans le monde extérieur. En conséquence, le cerveau s'habitue à projeter ces phénomènes non en lui-même, mais à la place du monde extérieur d'où part leur cause. C'est ainsi que nous projetons la fontaine que nous voyons, sur la route, la voix que nous entendons, dans le corps de celui qui parle, la douleur cuisante que nous ressentons à un doigt, dans ce doigt, etc., bien qu'en réalité ces phénomènes ne soient que provoqués par la fontaine, la voix et le doigt, et se passent tous trois dans notre cerveau. Lorsque les mêmes phénomènes psychologiques se produisent par l'irritation intérieurement causée d'un ancien engramme cérébral, nous hallucinons la fontaine, la voix et la douleur au doigt, sans que quoi que ce soit de semblable existe hors de notre cerveau, pas plus dans le doigt que sur la route, etc. Nous sommes alors en général illusionnés, comme l'amputé qui souffre dans son pied coupé (voir plus haut), et nous projetons à l'extérieur ce qui se passe dans notre cerveau. D'innombrables douleurs des malades dits neurasthéniques (hypochondres) naissent de cette façon. Nous sommes en droit d'admettre avec grande probabilité que dans tous ces cas les neurones centraux, qui d'ordinaire transmettent les irritations du monde extérieur au cerveau, ont été irrités en même temps que l'engramme du grand cerveau et ont ainsi produit l'illusion ou hallucination.

Il est curieux d'observer de quelle douleur intense témoignent tous les animaux chez lesquels on pince les nerfs dits sensibles, non seulement sur un point quelconque de leur parcours, mais encore à leur origine, dans les ganglions spinaux (surtout par exemple le ganglion de Gasser, d'où sort le nerf sensible du visage), et plus haut encore, dans certaines parties de la moelle épinière et de la moelle allongée, à la base du cerveau. Si l'on réfléchit au fait que ces derniers appareils jouent un rôle fondamental chez les vertébrés inférieurs, qui sont capables, il est vrai, de témoigner d'une douleur violente, mais qui ne possèdent qu'un grand cerveau très rudimentaire, on est obligé d'admettre avec une grande probabilité que les centres inférieurs en question étaient primitivement capables de sentir, surtout la douleur, mais aussi les qualités sensorielles chez les animaux qui n'ont pas de grand cerveau (voir, au chapitre IV, le chien de Goltz). Il me semble donc que l'insensibilité du grand cerveau aux lésions de sa substance doit avoir sa cause dans le fait que cet organe ne s'est développé que plus tard chez les animaux supérieurs, et qu'en suite de sa position protégée et cachée, il n'a eu dès l'abord que la fonction de sentir d'une façon secondaire, c'est-à-dire de travailler seulement les irritations ou neurocymes des organes sensoriels dolorifiques et autres qui lui sont transmis par les appareils nerveux inférieurs. On comprendra peut-être mieux la chose plus tard.

Mais quels sont les véritables rapports de nos activités psychologiques introspectives avec les états d'irritation de notre cerveau ?

Il faut nous exprimer distinctement pour qu'on nous comprenne. Presque tous les phénomènes psychiques traités dans le premier chapitre sont, comme on dit, subjectifs, c'est-à-dire que tout homme ne peut les percevoir que chez lui seul, dans son propre moi. Ces phénomènes constituent le domaine de la psychologie ou science de l'âme. Par le terme de « *conscience* » appliqué à quelque chose, on désigne le fait que ce quelque chose (une sensation, une représentation) fait partie du contenu de notre âme, c'est-à-dire de notre activité psychique subjective. Donc, tout ce qui n'est pas conscient ou ne l'a pas été au moins une fois, ne peut être considéré comme état de l'âme au point de vue purement psychologique. Nous désignerons du terme de « *contenu de la conscience* » tous les phénomènes psychiques actuels et passés d'un homme, compris de la sorte. Les états d'âme ou le contenu de notre conscience sont les seules choses que nous puissions connaître directement.

Mais ce moyen direct de connaissance nous trompe fréquemment. Nous avons déjà dit plus haut que ce qu'un sens nous rend conscient, nous le corrigeons à l'aide des autres sens et du mouvement, nous le fixons par la mémoire et nous l'améliorons et le précisons perpétuellement par des comparaisons faites durant notre existence. De cette façon, nous apprenons à connaître de mieux en mieux le monde extérieur, car les expériences que nous tirons de lui enrichissent continuellement les phénomènes de notre conscience et les adapte toujours mieux à la réalité de ce qui est hors de nous. Nous comparons les symboles (sensations et perceptions) d'un sens avec ceux des autres. Grâce à cette action commune, les erreurs se corrigent. C'est cette connaissance symbolique indirecte du monde que nous appelons *connaissance* ou *savoir*. Nous l'appelons aussi *objective*, non qu'elle soit en elle-même une réalité extérieure, mais parce que, grâce à la comparaison, elle correspond bien plus exactement que l'introspection directe aux réalités du monde extérieur. Les impressions produites par ces dernières sur nos sens se coordonnent et se corrigent les unes les autres d'elles-mêmes dans nos neurones cérébraux d'une façon qui correspond évidemment assez exactement à leur propre coordination entre elles hors de nous. Grâce à cette connaissance indirecte du monde, nous obtenons des conceptions sur les lois de ses phénomènes, à la condition que notre cerveau soit normal, c'est-à-dire adapté d'une façon adéquate aux irritations venant du dehors. Nous parlons de loi naturelle, lorsque des conclusions inductives suffisamment étayées (voir chapitre I) nous permettent de produire, de calculer ou de prédire à volonté les phénomènes extérieurs.

Les lois naturelles, telles qu'elles sont formulées par la science, sont donc le résultat de l'action régulière et coordonnée du monde extérieur sur notre cerveau. Or, ce dernier peut être observé de deux côtés. Il est l'organe de notre âme, donc de notre sujet, de notre moi, tel qu'il *s'introspecte*. Mais il est en même temps une partie du monde extérieur que nous étudions hors de nous, du moins chez notre prochain. Désignons brièvement du terme de *conscience* le côté intérieur psychologique (*introspecté*) de notre vie cérébrale, et du terme de *neurocyme* (onde nerveuse), la vie cérébrale observée du dehors, par exemple chez les autres. Constatons d'abord deux faits :

1° Tout homme ne connaît que sa conscience à lui. Mais il conclut des communications qui lui sont faites au moyen de la monnaie de la pensée, c'est-à-dire du langage dans son sens le plus large, que ses semblables (les hommes) et les animaux supérieurs ont aussi une conscience, c'est-à-dire un subjectivisme introspectif.

2° La réduction directe d'un état de conscience à un neurocyme ou inversement est une impossibilité. Mieux même, c'est une question transcendante, c'est-à-dire située absolument en dehors de ce que l'homme peut connaître. En effet, la notion de neurocyme est due à une conclusion logique; c'est le résultat d'un raisonnement, comme les notions de matière, d'énergie, d'onde, etc. On ne peut donc la réduire au phénomène de l'introspection directe.

Et, néanmoins, l'expérience nous prouve avec certitude que si nous entendons par âme quelque chose de semblable ou d'identique au contenu de notre conscience humaine, aucune âme pareille n'existe sans activité neurocymique complexe, c'est-à-dire sans cerveau. Il est tout aussi certain qu'à toute manifestation psychique correspond une activité neurocymique dans les neurones de notre cerveau. Aucun psychologiste et aucun physiologiste sérieux n'en doute aujourd'hui. La proposition inverse, par contre, paraît d'abord ne pas être exacte. Il y a beaucoup d'activités de notre cerveau et de nos nerfs dont nous croyons ne pas être conscients, et que nous désignons par conséquent du terme d'inconscientes, automatiques, réflexes, machinales, instinctives, etc. Pour comprendre ce fait, nous devons examiner plusieurs choses :

Dès qu'un homme porte son attention sur ses rêves au moment du réveil, et cherche à penser à nouveau, autant que possible, l'enchaînement d'idées qu'il vient de rêver, il en arrive bientôt à pouvoir rappeler à sa mémoire et fixer de cette façon une toujours plus longue chaîne de rêves, quelque dissocié que soit le chaos d'idées qui en résulte. Au contraire, si l'on ne porte aucune attention sur ses rêves, on les oublie d'ordinaire si complètement, surtout quand on dort bien et pas trop longtemps, qu'on s'imagine ne pas rêver du tout. Il est donc sûr que certains enchaînements d'activités psychiques nous font l'effet d'être inconscients, alors même que, par certains moyens indirects, nous pouvons prouver qu'ils sont conscients. En effet, la conscience du rêve est aussi une conscience, une introspection psychologique. Dans le *somnambulisme*, nous pouvons même agir et nous mouvoir d'une façon très complexe et avoir des enchaînements d'idées relativement bien coordonnés. Néanmoins, nous désignons nous-mêmes tous nos actes et nos pensées somnambuliques du terme d'inconscients, parce qu'au réveil nous n'en savons plus rien. L'hypnotisme, dont nous ne pouvons parler ici, nous prouve à chaque pas que les mêmes activités psychiques ou états d'âme peuvent avoir lieu d'une façon consciente ou apparemment inconsciente. Plus même : j'ai réussi par une expérience à influencer les centres de perception de personnes hypnotisées de telle façon, que certains enchaînements d'irritations, de bruits, de piqûres, ne furent pas perçus au moment où ils agirent sur les sens de l'hypnotisé (l'hypnotisé n'entendait et ne sentait donc rien). Et néanmoins les impressions en question furent parfaitement enregistrées comme engrammes dans son cerveau, car je réussis après coup, en hypnotisant de nouveau le sujet, et à l'aide d'une suggestion appropriée qui ne contenait rien sur le détail ni sur la qualité des irritations sensorielles provoquées la première fois, à faire apparaître les dits phénomènes, avec toutes leurs qualités respectives, dans le champ de la conscience, de sorte que la personne en question put en donner tous les détails, c'est-à-dire se rappeler de choses dont elle n'avait jamais eu conscience jusque-là. Elle devenait donc subitement consciente d'un passé qui avait toujours été inconscient. Je lui avais par exemple suggéré avec succès pendant l'hypnose une surdité ou une anesthésie totale de la peau. Puis j'avais produit une série de bruits caractéristiques et l'avais piquée un nombre fixe de fois sur différentes parties du corps ; elle assurait, pendant l'hypnose, n'avoir rien entendu ni senti. Après l'avoir réveillée, elle ne se souvenait absolument de rien. Hypnotisée une seconde fois, je lui suggérai de se rappeler tout ce que j'avais fait pendant la première hypnose, et c'est ainsi que je réussis à faire entrer, après coup, tout le détail qualitatif des impressions acoustiques et tactiles de la première hypnose dans son souvenir conscient, de sorte qu'elle se rappelait les irritations qu'elle n'avait jamais perçues et qui avaient pourtant eu une base réelle. Oscar Vogt a confirmé ces expériences, qui ont toutes été faites sur des sujets absolument dignes de foi, toujours avec le même résultat.

Tous les faits que nous venons d'énumérer prouvent clairement que ce qu'on appelle « perceptions inconscientes », « actions inconscientes », « oublis », et toute une série de phénomènes apparentés, doit être désigné en réalité du terme de *dissociation psychique*. Il ne s'agit en effet là nullement d'une véritable inconscience, mais de solutions de continuité entre les états de conscience de l'âme, solutions qui limitent considérablement le champ de chaque enchaînement conscient momentané. Lors même que nous sommes capables, à l'état ordinaire, de rappeler à notre conscience, à l'aide des phénomènes d'ecphorie des engrammes associés, une partie assez considérable des contenus conscients mentaux de notre passé, avouons franchement que, même à l'état de veille, où les idées sont le mieux associées, cette faculté est fortement limitée.

De ces réflexions et observations résulte le fait extrêmement important, que nous désignons à tort du terme d' « inconscientes » une quantité très considérable d'activités psychiques qui ont été une fois conscientes ou qui peuvent même l'être dans quelque point écarté de notre vie cérébrale, au moment où nous pensons à autre chose, c'est-à-dire tandis que notre attention est concentrée ailleurs, sur d'autres objets. *L'amnésie fonctionnelle*, c'est-à-dire l'oubli, repose donc d'ordinaire simplement sur des phénomènes de dissociation et nous donne l'illusion d'une inconscience qui n'existe pas en réalité. L'incohérence des idées n'est pas la même chose que leur inconscience. Un enfant qui apprend à lire est « conscient » de la forme de chaque plein et de chaque délié des lettres qu'il lit, tandis que nous, adultes, nous ne croyons plus même l'être des mots entiers sur lesquels nous volons en lisant. D'un autre côté, nous admettons qu'un poisson qui fuit à notre approche est conscient de la présence d'un ennemi. Et pourtant le cerveau d'un poisson est plus rudimentairement organisé que nos centres nerveux cérébro-spinaux les plus inférieurs (moelle épinière, cervelet, etc.), de l'activité desquels nous n'avons jamais « conscience ». Comment expliquer toutes ces contradictions apparentes ?

A mon avis, une simple hypothèse, que nous avons le droit d'admettre comme juste tant qu'on ne prouvera pas qu'elle est fausse (1), résout toutes les difficultés et contradictions.

Admettons que toutes nos activités nerveuses, c'est-à-dire

(1) En science, nous avons le droit de le faire. (Voir à la Préface : théorie de Copernic et de Ptolémée en astronomie.)

tout neurocyme, possèdent un côté introspectif, si minime ou élémentaire qu'il soit. En elle-même, cette introspection n'est rien du tout. Elle n'est que le reflet de la vague nerveuse moléculaire elle-même. Ce reflet ou conscience (disons si l'on veut atome de conscience correspondant à l'atome nerveux dont il reflète l'activité) obéit aux lois de la psychologie esquissées au chapitre I. Puis désignons du terme de *superconscience* ou conscience supérieure les reflets synthétiques les plus importants des phénomènes nerveux complexes dont nous avons « conscience » à notre état de veille, c'est-à-dire de ceux qui sont accompagnés de la concentration de l'attention, et dont nous nous souvenons. Le contenu de cette superconscience constitue le principal de notre moi, de notre vie intérieure, en un mot de notre psychologie. Or nous avons vu la tendance du côté psychique de notre travail cérébral à unifier de plus en plus par synthèse les agrégats compliqués. Désignons maintenant du terme de *subconscience* tous les phénomènes psychiques oubliés, qui nous furent une fois conscients, si faiblement que ce soit, et dont la connexion avec les phénomènes de superconscience ne fut que plus ou moins imparfaite ou fut immédiatement interrompue. Étendons enfin ce dernier terme aux compléments supposés de phénomènes analogues dans notre activité cérébrale, phénomènes dont nous croyons n'avoir jamais été conscients et dont nous le sommes pourtant, comme nous venons de le prouver plus haut par une expérience. Comme type d'une subconscience à contenu dissocié, nous pouvons désigner la subconscience des rêves ordinaires ou celle des rêves déjà mieux associés d'un somnambule. Si notre supposition est juste, nous sommes obligés d'admettre qu'il existe encore *d'autres* formes de subconscience qui ne s'associent jamais directement par introspection à notre superconscience de façon à pouvoir être rappelées à ses souvenirs. Nous sommes pleinement en droit d'attribuer des subconsciences de ce dernier genre à l'activité des centres nerveux subordonnés, des ganglions, etc. *Il va sans dire que nous ne pouvons absolument rien savoir d'exact sur la qualité subjective de ces dernières, aussi peu que sur celle des animaux, surtout des animaux inférieurs. Ce n'est néanmoins pas là une raison pour nier leur existence.* Le bon sens indique que si nous avons déjà tant de peine à nous souvenir des activités subconscientes de notre grand cerveau, celles des centres inférieurs qui sont séparées de lui ne peuvent venir s'associer directement à nos souvenirs. Je veux tâcher d'expliquer la chose par une comparaison.

Représentons-nous une machine extrêmement compliquée. Imaginons ensuite que toute énergie cosmique (donc tout mouvement, et par conséquent aussi celui de la machine en question) ait la faculté de se sentir elle-même par reflet introspectif.

Il est clair que la sensation que la machine aura d'elle-même rendra à peu près la complication des énergies dont elle se compose, et que par conséquent la sensation de la complexité de la machine sera beaucoup plus compliquée que celle d'un seul atome de substance se mouvant en ligne droite. Imaginons ensuite que chacune des ondes mécaniques (électricité, son, chaleur) actives dans la machine forme des synthèses au point de vue de ses sensations subjectives, selon sa vitesse ou sa lenteur, sa brièveté ou sa longueur, etc. Imaginons, en d'autres termes, que là où un rythme déterminé d'ondes (disons un rythme court et rapide) existe pour une complexité d'énergies, il se produise une seule sensation, et qu'en vertu de la synthèse ou unification dont nous parlions, cette sensation possède une autre qualité subjective que celle de la synthèse d'une autre complexion dont le rythme soit plus long et plus lent. Il résultera de ces diverses combinaisons, et de bien d'autres, diverses qualités de sensations subjectives que l'atome unique se mouvant dans l'espace ne peut posséder. Ce fait donnera-t-il à la machine, qui ne ressent plus guère que des qualités synthétiques subjectives diverses, qualités dues à sa complexité, le droit de déclarer que l'humble atome n'a pas de sensations? Elle en aura sans doute aussi peu le droit que celui de refuser au dit atome les particularités élémentaires de son énergie et de son mouvement, sous le prétexte qu'elles sont plus simples et qu'elle-même n'a plus conscience de l'énergie de chacun de ses propres atomes.

C'est à peu près de cette façon que je me représente la différence qui existe entre la conscience d'un neurone, d'une cellule ou d'un atome d'une part, et celle de notre grand cerveau (de notre superconscience) d'autre part. Grâce à cette hypothèse, que ne contredit aucun fait, j'échappe aux griffes pernicieuses d'un dualisme mystique entre le « corps » et l' « âme ». Les contradictions apparentes des phénomènes de notre conscience s'expliquent sans difficulté. En effet, les synthèses des sensations de la machine pour chaque complexion ainsi subjectivement unifiée de ses énergies, lui font perdre la connexion subjective directe avec les sensations du mouvement de chacune de ses molécules. Voilà pourquoi ces dernières semblent inconscientes à la conscience des synthèses supérieures, lors même qu'elles sont en réalité conscientes pour leur compte, c'est-à-dire subconscientes.

La notion purement et directement subjective de conscience ou d'introspection est donc *en elle-même* (en tant que notion) indépendante de celle de la complication, de l'intensité, de la plasticité ou de l'automatisme d'une activité nerveuse. Par contre, toutes ces dernières activités se réfléchissent, cela va sans dire, dans notre introspection humaine et influencent ses qualités, inconsciemment (subconsciemment) pour nous lorsqu'elles sont simples ou faibles, et consciemment (superconsciemment) lorsqu'elles sont complexes et intenses (renforcées par l'attention).

Dans le champ de la conscience, c'est-à-dire dans le subjectivisme, les mouvements se reflètent (s'introspectent) donc en somme comme ils sont, c'est-à-dire simplement s'ils sont simples et d'une façon compliquée s'ils sont compliqués, lors même que la synthèse des reflets conscients leur donne une apparence unifiée et par là simplifiée sous forme de qualités diverses. Les qualités subjectives, qui résultent des synthèses dont nous parlons, constituent une particularité inexpliquée, mais indubitable du côté subjectif de l'énergie. C'est ainsi que certaines ondes lumineuses courtes nous paraissent violettes, des ondes plus longues rouges, etc. Notre supposition est-elle une simple spéculation, un simple jeu sur les mots? Ou avons-nous, au contraire, une raison sérieuse pour attribuer une introspection, si l'on veut une psychologie atomaire, à toute activité nerveuse? C'est ce que nous allons voir.

Au chapitre I (logique et loi de causalité), nous avons parlé de la loi de la conservation de l'énergie. On sait que cette loi constitue le fondement des sciences physiques et naturelles et des sciences en général.

Si nous étudions dans le système nerveux central les actions et réactions du neurocyme, nous ne découvrons pas autre chose qu'un enchaînement de dynamismes ou activités qui obéissent absolument à la loi de la conservation de l'énergie. Si, par contre, nous observons nos états d'âme pour leur compte seul, par introspection, ils nous paraissent ne pas obéir à la loi de l'énergie. Dans notre âme, de puissants mouvements semblent naître de rien et disparaître dans le néant. Il nous est du moins impossible de rattacher tous nos états de conscience les uns aux autres par la loi de cause à effet, d'action à réaction. C'est précisément en se basant sur de pareilles observations de pure psychologie subjective qu'on avait conclu autrefois à l'existence d'une âme indépendante de la matière vivante du corps, c'est-à-dire des lois naturelles. Toute l'énigme et toutes les contradictions de cette ancienne supposition dualiste s'expliquent au contraire d'une façon absolument satisfaisante, si l'on admet ce que les phénomènes dont nous parlions nous montrent de plus en plus être vrai, c'est-à-dire que les causes de la vie superconsciente de notre cerveau (de la vie de notre âme) se cachent en majeure partie dans des activités subconscientes des centres nerveux, activités qui furent ou sont actuellement encore dissociées, et si nous admettons en outre que toute l'introspection, c'est-à-dire toute notre conscience de nous-même et du monde, n'a pas d'existence réelle propre, mais ne représente que le miroitement ou reflet interne des neurocymes de notre cerveau.

Déjà d'anciens philosophes, comme Spinoza, et plus tard Fechner et Auguste Comte, ont émis des opinions analogues, sans connaître le cerveau comme on le connaît aujourd'hui. On peut désigner du terme d'hypothèse ou de loi de l'*identité*, ou encore de *monisme scientifique*, la supposition que nous venons d'émettre. Elle dit simplement que ce sont les mêmes réalités qui nous apparaissent, psychologiquement comme âme, et physiologiquement comme neurocymes. Fechner s'est exprimé à cet égard comme suit : « La physiologie du système nerveux (la science du neurocyme) et la psychologie traitent la même matière vue de deux côtés différents. Elles sont aussi incapables d'entrer en conflit que celui qui regarde le côté convexe d'un arc de cercle et celui qui regarde son côté concave. Tout phénomène de conscience nous oblige à une double étude. Tantôt c'est son côté psychique, tantôt son côté physiologique qui est le plus facile à observer, mais ce dernier fait n'ébranle nullement le rapport fondamental entre les deux côtés de la réalité. »

Ce que nous appelons « objectif », c'est-à-dire observé du dehors, n'est en réalité, disions-nous, qu'indirectement subjectif. Il s'agit simplement de raisonnements inductifs que nous faisons en comparant les données subjectives de nos divers sens les unes avec les autres et en les contrôlant les unes par les autres, à l'aide de nos observations et de nos expériences. Or, nous avons vu que ce genre de raisonnement peut nous amener à une approximation très voisine de la certitude. Un simple exemple nous fera comprendre la chose à l'aide d'un peu de réflexion :

Si je fais vibrer devant moi un diapason en le frappant contre une table, je vois et j'entends ses vibrations ; je puis même les sentir si je viens à le toucher. Je ne me trompe pas en déclarant que ce diapason se trouve en réalité devant moi et qu'il vibre, car j'ai vu d'innombrables objets analogues en métal dans ma vie, j'ai senti leur résistance, j'ai reconnu leur son et leurs vibrations, et, grâce à ces comparaisons sensorielles, je me suis assuré qu'il existe dans le monde extérieur des objets dont les particularités (symboliques) que je puis reconnaître sont celles que je désigne du terme de métal.

Je puis, il est vrai, halluciner un diapason et ses vibrations. Mais en pareil cas les autres hommes me corrigent, si bien que le phénomène de l'hallucination, précisément du fait qu'il repose sur une illusion subjective due à la vibration autochtone de mes engrammes cérébraux, constitue la plus belle démonstration indirecte et inductive de l'existence réelle du monde extérieur. Donc, le diapason existe, quand même je ne connais de ses réalités que les vibrations neurocymiques de toucher, de vue et d'ouïe qu'il projette dans mon cerveau où j'en ai conscience, c'est-à-dire où je les introspecte sous forme de perceptions. Ma connaissance du diapason réel est donc purement symbolique et relative à mes sensations coordonnées, mais cela suffit. Tous les moyens d'investigation de la science, tels que les poids, les mesures, les nombres, ne sont que des abstractions conventionnelles que l'homme a construites de la même façon, en comparant ce qu'il reconnaît à l'aide des sens des choses réelles du monde.

Or, je ne puis jamais transformer une perception visuelle en une perception acoustique ou tactile. Comme telles, ces perceptions sont donc dualistes ou multiples, puisque je ne puis faire passer subjectivement aucune qualité sensorielle à une autre. Malgré cela, j'ai le droit d'attribuer certaines combinaisons de perceptions à un objet réel du monde extérieur, ainsi au diapason dont nous parlions. *La vibration vue, ouïe et touchée du dit diapason est une seule et même réalité.* Mon expérience, basée sur d'innombrables raisonnements inductifs, me le prouve. Si je pose une pomme à côté du diapason, j'ai devant moi deux objets. Si je mange la pomme, elle passera, décomposée en morceaux, dans mon estomac et je ne la verrai plus devant moi, mais seulement le diapason. Il m'est, par contre, impossible de manger l'image visuelle de la pomme et de laisser sa sensation tactile devant moi. Ce sont des faits indiscutables qui démontrent l'existence des choses extérieures. Et voilà pourquoi je déclare la pomme vue et la pomme sentie comme une seule et même chose, et non comme deux choses parallèles. Je fais de même pour la vibration vue, ouïe et sentie du diapason.

Il en est de même du cerveau et de l'âme. Il est aussi impossible de présenter où et à qui que ce soit un cerveau vivant sans âme qu'une âme sans cerveau vivant. Ce qui détruit le cerveau détruit l'âme, et ce qui trouble l'activité cérébrale trouble l'activité psychique d'une façon correspondante. L'âme et le neurocyme sont aussi inséparables l'un de l'autre que la vibration vue du diapason est inséparable de sa vibration entendue. Il s'agit donc d'une seule et même réalité. Et voilà pourquoi nous parlons d'identité et non de parallélisme comme le font la plupart des psychologistes modernes. Une seule et même chose ne peut pas être parallèle avec elle-même. L'engramme visuel et l'engramme auditif du diapason dont nous parlions ne peuvent pas même être représentés figurément comme parallèles, pas plus qu'une représentation introspective ne peut être regardée comme parallèle à la complexion neurocymique (physiologique) correspondante du grand cerveau.

Dans ces questions, on dispute sur les mots, parce qu'on confond les abstractions théoriques avec les choses réelles.

Nous voyons donc clairement de quelle façon nous devons

comprendre les rapports du cerveau avec l'âme. En réalité, tous deux ne sont qu'un. Mais, comme l'a si bien exprimé Fechner, nous possédons deux moyens d'examiner ce cerveau-âme, la psychologie ou l'expérience interne directe, et la physiologie ou l'observation du cerveau étudié du dehors à l'aide de nos sens et d'expériences appropriées. Nous ne devons négliger aucune de ces méthodes. On entend par physiologie psychologique l'étude des rapports entre les phénomènes internes ou psychologiques et les phénomènes externes ou physiologiques du cerveau-âme. Les investigations de plus en plus approfondies des dernières décades confirment pas à pas l'hypothèse de l'identité ou hypothèse moniste, en nous montrant toujours plus clairement que tout phénomène psychique n'est que le côté introspectif de telle ou telle activité cérébrale. Elles nous permettent en même temps de pénétrer toujours plus les lois de la psychologie humaine.

D'après ce que nous avons dit, la métaphysique spiritualiste peut du reste tout aussi bien déclarer que toutes les activités cérébrales ne sont que le côté extérieur des états d'âme. Cela revient absolument au même au point de vue métaphysique que le « matérialisme ». On met un mot au lieu de l'autre, voilà tout.

L'hypothèse de l'identité ou le monisme scientifique nous conduit facilement à une philosophie moniste d'après laquelle « Dieu » et l'énergie cosmique sont considérés comme une seule et même toute-puissance inconnue. En effet, l'idée d'un Dieu personnel et celle de l'homme fait à l'image du dit Dieu supposent une âme ou personnalité indépendante des lois naturelles, c'est-à-dire le dualisme. Nous n'avons pas à nous occuper ici de métaphysique, ni de religion, et nous faisons remarquer d'emblée que toutes ces questions se basent sur des spéculations transcendantes, situées absolument en dehors de la faculté humaine de connaissance. Ce sont des affaires de croyance plus ou moins probable. Au point de vue de l'étude scientifique de l'âme, c'est à-dire de la psychologie, nous devons par contre déclarer que le dualisme, qui admet une âme réelle indépendante du corps et pouvant être séparée de lui, nous conduit nécessairement à des contradictions insolubles, pour les raisons suivantes :

Une âme considérée comme indépendante du corps ne peut être comprise que dépendante ou indépendante de la loi de l'énergie. Le dualisme qui la considère comme dépendant de la loi de l'énergie ne fait que jouer sur les mots, car une âme qui obéit à la loi de l'énergie et qui est cependant « indépendante du corps », ne peut être qu'une partie de l'activité cérébrale arrachée arbitrairement à sa connexité avec le reste, et à laquelle on attribue une « essence animiste » pour l'en dépouiller de nouveau aussitôt après. L'énergie ne peut être transformée qu'en qualité, jamais en quantité. Pour obéir à la loi de la conservation de l'énergie, une âme indépendante devrait donc pouvoir être transformée en une autre forme d'énergie. Mais, en cas pareil, le dualisme disparaîtrait, car l'âme (activité superconsciente) ne différerait plus qu'en qualité des autres énergies cérébrales chez lesquelles, comme nous l'avons vu, nous devons admettre l'introspection comme particularité immanente.

Si, par contre, nous considérons l'âme comme privée d'énergie et indépendante de ses lois, nous en arrivons immédiatement à la croyance aux miracles, qui suppriment et troublent à volonté les lois naturelles. Alors de pareilles interventions animistes de miracles, d'esprits frappeurs, d'esprits matérialisés, etc., viendraient à tout moment faire éclore l'énergie de rien du tout et la faire disparaître de nouveau dans le néant, *car personne ne peut raisonnablement nier « l'influence du corps sur l'âme et de l'âme sur le corps »*. Nous verrions donc apparaître des falsifications perpétuelles de la loi de la conservation de l'énergie, qui cesserait ainsi complètement d'être exacte. Or, l'expérience nous apprend que la loi de la conservation de l'énergie se confirme partout, dans notre activité cérébrale comme ailleurs, et que les phénomènes dits mystiques ou spirites qu'on vient à chaque instant lui opposer ne résistent pas à une étude exacte et se dissipent chaque fois comme le brouillard et le mirage devant la science, en tant qu'ils ne reposent pas sur une banale escroquerie.

Il va sans dire, on l'a compris, que pour nous ce n'est pas l'âme qui agit sur le corps, mais l'activité du grand cerveau qui agit sur d'autres centres ou appareils nerveux subordonnés ou sur d'autres parties du corps !

CHAPITRE IV

PHYSIOLOGIE DU SYSTÈME NERVEUX

La physiologie est l'étude des fonctions ou de la vie des organes des êtres animés. Comme autrefois on connaissait fort mal la structure du cerveau, on s'est occupé principalement de la physiologie des nerfs périphériques, qui ne trahit pourtant que les phénomènes les plus élémentaires de la vie nerveuse. Nous voulons essayer d'esquisser les notions physiologiques les plus importantes pour nous.

1. **Le muscle.** — Les cellules musculaires ont la forme de fibres et sont composées de petites parties régulières alternant avec d'autres de consistance différente dans les muscles dits striés (ceux qui sont sous les ordres directs du cerveau et de la moelle épinière), ce qui leur permet de se contracter très rapidement. Lorsqu'on excite mécaniquement avec une aiguille, ou chimiquement avec un acide, un muscle frais séparé du corps, il se contracte, c'est-à-dire qu'il devient plus court et plus épais, sans changer notablement de volume total. Dès que l'irritation cesse, il se relâche de nouveau. Mais si, après l'avoir coupé sur son parcours, on laisse le nerf moteur qui vient se ramifier dans le muscle en connexion avec ce dernier, et si l'on excite son tronçon périphérique comme il vient d'être dit, le muscle frais se contracte de la même

façon. Donc, sans se mouvoir lui-même d'une façon visible, le nerf est capable de transmettre une irritation aux muscles.

Il est cependant certain que l'irritation directe du muscle, sans l'intermédiaire du nerf, suffit pour provoquer sa contraction. On peut, en effet, faire contracter le muscle à l'aide d'ammoniaque, substance qui n'excite pas le nerf. Le curare (un poison) paralyse les nerfs moteurs sans paralyser le muscle, qui demeure excitable malgré son action. Excité de la façon que nous venons de dire, le nerf ne peut communiquer au muscle que l'irritation grossière générale que nous lui avons donnée. Mais nous avons vu (anatomie) que chaque neurofibrille vient s'épanouir isolément dans différentes parties du muscle, ce qui permet une combinaison harmonique extraordinairement fine d'irritations nerveuses de diverse intensité dans les neurofibrilles et faisceaux de neurofibrilles, et par conséquent une combinaison harmonique correspondante des contractions musculaires destinées à mettre en mouvement les os et les cartilages. Nos grossières irritations expérimentales ne peuvent imiter le jeu infini de l'harmonie complexe des neurocymes cérébraux sur les muscles.

Lorsqu'on coupe, chez l'homme ou l'animal vivant, le nerf qui *innerve* un muscle, son tronçon périphérique, puis le muscle tout entier meurent. Le muscle s'atrophie alors peu à peu sous forme d'une cicatrice inerte. Ce simple fait prouve à quel point la vie du muscle dépend de celle du nerf.

2. **Le nerf et le neurocyme.** — Ce qui vient d'être dit, joint au fait de la transmission des sensations au cerveau par les nerfs, prouve qu'une onde moléculaire doit parcourir le cylindre-axe du nerf vivant, c'est-à-dire le prolongement nerveux des cellules ganglionnaires. Nous avons nommé *neurocyme* cette onde qui se transmet avec une grande rapidité, à raison d'environ 30 mètres par seconde, dans le nerf moteur. La rapidité de la transmission dans le nerf sensible est très difficile à mesurer ; les données varient entre 26 et 225 mètres

par seconde. Chez les animaux inférieurs, la transmission du neurocyme est plus lente et très variable. Les expériences des physiologistes ont prouvé que le même nerf peut transmettre toute irritation dans les deux sens. Mais, d'ordinaire, le neurocyme des nerfs moteurs a une direction *centrifuge*, et celui des nerfs sensibles une direction *centripète*.

Il est certain que toute fibre nerveuse conduit le neurocyme isolément à la façon d'un fil télégraphique, sans quoi les irritations finement isolées des fibres musculaires et la conductibilité tout aussi distincte des différentes impressions sensorielles, seraient d'une impossibilité manifeste. Nous devons même admettre que les neurofibrilles contenues dans le cylindre-axe d'une fibre nerveuse possèdent une conductibilité relativement isolée, car on ne pourrait sans cela s'expliquer le jeu si délié et si infini de la vie nerveuse ni la raison d'être de la dissociation arborescente si fine de toute fibre nerveuse, à ses deux extrémités, en ses neurofibrilles élémentaires.

Quelle est la nature du neurocyme, de l'onde nerveuse qui se propage dans les neurofibrilles ?

Il est certain que la force vive (irritation mécanique) du monde extérieur qui atteint nos sens, se transforme finalement, par l'intermédiaire du neurocyme, en force latente ou tension à l'intérieur des centres cérébraux où elle s'accumule (engrammes, etc.). Il est tout aussi indubitable qu'inversement les tensions ou forces latentes (énergies) du système nerveux central se transforment de nouveau et par le même intermédiaire en mouvement musculaire. Le neurocyme ne peut être une simple onde physique, comme l'électricité, la lumière ou le son. Si c'était le cas, ses ondes les plus fines et les plus faibles s'épuiseraient sans provoquer les puissantes décharges qu'elles déterminent en réalité dans le cerveau et, par l'intermédiaire du cerveau, dans les muscles. Il faut donc admettre que, dans son trajet à travers les neurones, le neurocyme provoque la décharge d'autres énergies, accumulées d'une façon latente, ce qui ne peut guère s'expliquer qu'à l'aide de phénomènes chimiques dans les neurones vivants. On peut penser ainsi, avec Spencer et d'autres, qu'une décomposition chimique produite par l'irritation dans le nerf se recompose immédiatement après, mais qu'elle provoque, tout le long du cylindre-axe, une décomposition passagère subséquente qui se propage ainsi sous forme d'onde. Selon l'état moléculaire dynamique que cette onde chimique rencontre aux extrémités d'un neurone, c'est-à-dire soit dans la cellule nerveuse, soit à l'extrémité des arborescences, elle peut provoquer, soit un arrêt, soit un renforcement de son action irritative. Ce ne sont là que des hypothèses, car nous ne savons rien de la nature du neurocyme, mais c'est sans doute avec raison que, dans son manuel de physiologie (premier volume), von Bunge dit ce qui suit : « Seule la connexion la plus intime de la mécanique avec la chimie peut nous rapprocher de la solution de l'énigme. La mécanique des éléments chimiques, voilà la physique de l'avenir (en physiologie). » C'est aussi bien le cas du neurocyme que de la physiologie du muscle, et les paroles de von Bunge concordent avec l'opinion que j'ai émise en 1894, dans ma conférence sur le cerveau et l'âme (1).

Avouons avant tout que nous ne savons absolument rien de la chimie et de la mécanique supposées de la vie elle-même, c'est-à-dire de la vie du protoplasma. Nous observons des faits, c'est-à-dire des phénomènes, et nous cherchons leurs lois. Mais en fait de chimie vitale nous ne connaissons que celle des corps inertes qui constituent les aliments avant leur assimilation aux tissus vivants, ainsi que les excrétions et les sécrétions après leur sortie du protoplasma cellulaire. Le livre de Richard Semon sur la mnème (voir chap. V, *b*) constitue un progrès essentiel dans notre compréhension des phénomènes de la vie organique, en particulier de ceux du système nerveux. Nous avons déjà vu au chapitre I (mémoire)

(1) Bonn, chez Em. Strauss.

que Semon appelle engramme l'image mémoriale. Ce terme ne se rapporte pas seulement à l'introspection, mais à toutes les impressions produites par les irritations dues à l'action du monde extérieur sur la substance vivante irritable, et conservées par celle-ci avec des combinaisons et des complications nouvelles ininterrompues. Il résulte de la théorie de Semon, sur laquelle nous reviendrons, que toute disposition héréditaire consiste en complexions d'engrammes transmises par ce que cet auteur appelle la mnème héréditaire (ensemble des engrammes héréditaires) de chaque cellule du corps et par conséquent des cellules germinatrices qui se conjuguent lors de toute conception chez les êtres supérieurs. La mnème individuelle est la somme des engrammes qu'un organisme acquiert pendant sa vie. Les phénomènes de l'ontogénie, de la régénération et de l'hérédité s'expliquent admirablement par la théorie de la mnème combinée à celle de la sélection naturelle. La mnème bâtit, la sélection trie. Pour comprendre ces faits, il faut lire le livre original de Semon, auquel je renvoie, et qui contribue beaucoup à nous faire saisir les lois de la vie organique.

3. **Le réflexe**. — Quand on coupe la tête à une grenouille, elle n'a plus de cerveau. Si alors on pique sa peau, la patte fait un mouvement coordonné tendant à enlever l'objet qui pique. Son mouvement ne peut donc avoir été transmis que par la moelle épinière, dans laquelle entre le nerf sensible et de laquelle sort le nerf moteur qui ont agi. Il suffit, en effet, de conserver un petit tronçon de moelle épinière en connexion avec les nerfs sensibles et moteurs de la patte pour provoquer le *mouvement réflexe coordonné* que nous venons de signaler. Tant que la moelle épinière de la grenouille demeure en connexion avec différentes parties de la peau et des muscles des deux moitiés du corps, on peut même, en irritant la peau d'une patte, provoquer des mouvements de la patte correspondante de l'autre côté.

Les phénomènes que nous signalons sont ceux que les

physiologistes appellent réflexes. La notion de machinal, d'involontaire (apparemment inconscient), fait partie de celle du réflexe qui se reproduit de la même façon chaque fois qu'on produit la même irritation. Lorsqu'un homme croise les jambes et qu'on donne un coup sec sur le tendon qui se trouve en dessous de la rotule de la jambe en suspension, il se produit ce qu'on appelle le *réflexe rotulien* : la jambe fait un vif mouvement involontaire et inévitable en haut, comme mue par un ressort (à moins qu'à l'aide d'un appui ou d'une forte tension des muscles on n'empêche la chose par avance). Une maladie (l'ataxie locomotrice) qui détruit certaines connexions d'éléments nerveux dans la partie lombaire de la moelle épinière, détermine la cessation complète du réflexe rotulien. Il est donc certain que l'irritation du tendon rotulien se transmet aux nerfs moteurs de la jambe à l'aide des nerfs sensibles par l'intermédiaire des neurones de la portion en question de la moelle épinière, portion qu'on appelle zone de *Lissauer*. Tout cela se passe donc à l'exclusion du cerveau. Il existe beaucoup de réflexes de ce genre. Je cite encore celui de la contraction de la pupille de l'œil sous l'influence de la lumière.

Lorsque le mouvement réflexe consiste en une simple secousse, comme celle du réflexe rotulien, on parle de réflexe simple, et ce simple réflexe constitue la notion fondamentale avec laquelle les physiologistes expliquent le mécanisme du système nerveux central. Mais dès qu'on approfondit la question, le simple devient fort compliqué.

On désigne du terme de réflexe coordonné une combinaison de secousses réflexes qui provoquent des mouvements coordonnés dans un but spécial, tel que ceux de la grenouille décapitée dont nous parlions, cherchant à enlever l'objet qui la piquait. En cas pareil, on ne devrait déjà plus parler de réflexe, car tout mouvement coordonné suppose une série de combinaisons neurocymiques complexes dans la moelle épinière, combinaisons qui exigent l'action coopérative de plusieurs groupes de neurones. Néanmoins, le réflexe coordonné se produit fatalement et toujours de la même façon sous l'influence de la même irritation, ce qui lui donne un caractère évident de nécessité mécanique.

4. **Automatismes (1) hérités.** — Ce qu'on entend par instinct ou automatisme hérité constitue un degré plus élevé encore de la coordination des mouvements. Il ne s'agit plus seulement ici de réflexes combinés dans un but, mais encore de tout un enchaînement de réflexes coordonnés qui se suivent en série, en un certain laps de temps, et en se déclanchant les uns au moyen des autres. De cette façon, les centres nerveux n'accomplissent plus un seul mouvement utile, mais une série d'actions qui poursuivent un but déterminé. Lorsqu'on coupe la tête (donc le cerveau) à un grillon mâle, et qu'on place sa femelle sous lui, il s'accouple dans toutes les règles et accomplit par conséquent une série de mouvements coordonnés dans un but spécial, jusqu'au parachèvement de l'acte. Lorsqu'on enlève le grand cerveau à un pigeon et qu'on le jette ensuite en l'air, il vole parfaitement bien jusqu'au premier objet qu'il rencontre et sur lequel il se perche en équilibre. Le même pigeon avale aussi dans toutes les règles les grains qu'on lui place dans le bec. Il se laisse, par contre, mourir de faim, lorsqu'on le laisse seul avec une provision de maïs, car il n'est pas en état d'associer l'irritation

(1) On m'a reproché d'avoir employé le terme d'automatisme pour l'instinct, au lieu de le réserver exclusivement à l'habitude. Je l'ai fait et je le fais intentionnellement. Automatisme vient de αυτοματο; (spontané). Par automate on entend une machine qui imite un être vivant, ou un être vivant dont les mouvements sont machinaux, comme déclanchés par un ressort, et se déchaînent toujours de la même façon. Le terme d'automatisme ne s'applique donc pas à la cause des mouvements, mais à la façon dont ils se manifestent. Il exprime, par conséquent, aussi bien que possible, le fait que les mêmes manifestations motrices peuvent se produire par hérédité, sous forme d'instinct, ou par habitude individuellement acquise (voir plus bas *Mnème*).

que produisent les grains de maïs sur ses yeux ou sur son odorat avec la faim qu'il ressent. Lorsqu'on enferme ensemble des pigeons mâles et femelles privés de leur grand cerveau, ils donnent des signes non équivoques de rut, mais ils ne s'accouplent pas, faute de pouvoir associer ce qu'ils voient et sentent avec les impulsions volontaires nécessaires à la satisfaction de leur appétit sexuel. Nous avons donc dans chacun de ces cas deux enchaînements d'automatismes, enchaînements qui ne sont plus coordonnés entre eux deux, évidemment parce que l'organe qui les associe d'ordinaire fait défaut. On devra m'accorder que le pas du réflexe à l'automatisme est considérable. Il faut donc distinguer trois degrés : 1° la simple secousse réflexe ; 2° le mouvement réflexe coordonné simple ; 3° la séquence d'actions automatiques complexes, enchaînées entre elles en vue de l'accomplissement d'actes compliqués dans un but déterminé. Malgré cela, les physiologistes n'hésitent pas à faire dériver le compliqué du simple et à admettre que les automatismes sont des combinaisons de réflexes. Ce qui est commun à tous ces phénomènes, c'est le déclanchement régulier et fatal des actes compliqués au moyen d'irritations sensorielles et par l'intermédiaire d'appareils complexes du système nerveux central. Ces appareils peuvent être indépendants du grand cerveau ; cependant, il existe aussi des réflexes et des automatismes dits corticaux, ou du grand cerveau.

Ici se pose une question à laquelle nous avons déjà touché à propos de l'insensibilité du grand cerveau à toute lésion de sa substance : en quoi consiste la différence des fonctions du grand cerveau d'avec celles de la moelle épinière et des centres cérébraux subordonnés ? A mon avis, c'est la physiologie comparée qui nous donne ici la clé de l'énigme, et le physiologiste Isidore Steiner a résolu la question au moyen d'une expérience. Nous comprendrons la chose entièrement quand nous parlerons de la phylogénie. Chez l'homme, les mammifères et les oiseaux, le grand cerveau l'emporte de beaucoup par son poids sur tous les autres centres nerveux. Parmi les poissons, par contre, il existe des espèces chez lesquelles les tubercules quadrijumeaux (l'isthme ou cerveau moyen) sont beaucoup plus gros que le grand cerveau ou cerveau antérieur (olfactif). Lorsqu'on enlève à ces poissons le grand cerveau, ils n'ont nullement perdu la direction supérieure de leurs automatismes; ils apparaissent quand on leur offre des proies, leur font la chasse et se conduisent de toute façon selon la normalité mentale d'un poisson, si l'on exclut l'appareil olfactif qui a été lésé. Chez tous les autres vertébrés, par contre, même chez les invertébrés comme les fourmis, chez lesquelles le grand cerveau l'emporte considérablement sur les autres centres, son extirpation fait perdre à l'animal sa direction mentale générale. Ce n'est donc pas une structure spéciale du grand cerveau, ni son origine phylogénique, mais bien plutôt l'ascendant que prend le plus considérable et le plus compliqué des centres du système nerveux sur les autres, ainsi que ses rapports directs avec les sens directeurs, qui le revêt de la direction générale et qui fait qu'il devient le conducteur mental de l'animal, comme Steiner l'a fort logiquement conclu. De ce simple fait ressort l'absurdité de l'affirmation qu'on entend partout et qui désigne le grand cerveau en lui-même et seul comme « organe de la conscience » (voir, du reste, au chapitre III). C'est pour l'unique raison que nous venons d'expliquer, que la super-conscience humaine est devenue précisément l'introspection de l'activité principale intentionnelle du grand cerveau humain.

Lorsqu'une irritation qui arrive au cerveau ne donne lieu à aucun mouvement, mais se transforme en tension ou force latente, on parle d'arrêt ou inhibition. Les cellules ganglionnaires et la substance intercellulaire sont considérées, en partie, comme appareils inhibiteurs. Lorsqu'au contraire une faible irritation déclanche dans le cerveau de puissantes décharges motrices, on parle avec Exner de « fraiement » (dynamogénie de Brown-Séquard). Les cellules ganglionnaires sont probablement aussi, selon le cas, des appareils de fraiement.

5. **Effets de l'extirpation du grand cerveau.** — Ce fut le physiologiste Flourens qui enleva le premier le grand cerveau en entier à des pigeons et maintint ces animaux en vie.

Plus tard, Goltz réussit à l'enlever à des chiens à l'exception de portions accessoires des centres olfactifs. Grâce à un habile gardien, il put garder l'un de ces chiens, dix-huit mois en vie et en bonne santé. On dut d'abord le nourrir artificiellement, mais il apprit petit à petit à attraper des morceaux de viande, à mâcher et à avaler normalement et même à laper du lait. Il fallait bien lui mettre les aliments dans la gueule, car il ne flairait plus. Il crachait cependant une solution de quinine, tandis qu'il avalait avec voracité ses aliments normaux. Si l'on négligeait longtemps de l'alimenter, il devenait inquiet; s'il avait au contraire suffisamment mangé, il cessait d'avaler. Il dormait comme les chiens normaux, mais moins longtemps et ne rêvait pas comme eux; mais on pouvait le réveiller par des bruits ou en le pinçant. Dans ce dernier cas, il aboyait et cherchait à mordre, mais presque toujours dans une fausse direction. Quoiqu'une partie des nerfs optiques fût conservée, il ne réagissait nullement aux impressions optiques. Par contre, il pouvait bien marcher. Il ne se souvenait de rien, grognait et mordait chaque fois qu'on voulait lui donner à manger. Il n'était capable que de réactions instantanées et il était donc mentalement encore plus incapable que le pigeon sans cerveau. Il possédait néanmoins des automatismes compliqués, essuyait par exemple une goutte d'acide versée sur son dos, à l'aide de ses pattes de derrière. Seuls, les soins assidus et extrêmement habiles de son gardien purent le conserver en vie. Les fourmis et les grillons auxquels on enlève le grand cerveau (les corps pédonculés), se conduisent d'une façon tout analogue à celle du chien de Goltz.

On a vu aussi des enfants acéphales (nés sans grand cerveau) vivre pendant quelques heures, crier, se mouvoir, et même réagir à des irritations cutanées.

Les faits ci-dessus nous prouvent ce qui suit :

a) Des instincts, ou tout au moins des automatismes fort compliqués et bien associés, peuvent exister sans grand cerveau. Les centres cérébraux subordonnés, y compris la moelle épinière, peuvent utiliser des impressions sensorielles et les transformer en mouvements coordonnés utiles. Ils peuvent donc sentir, entendre, etc., et agir d'une façon dite instinctive.

b) Chez les animaux qui possèdent un grand cerveau fortement prédominant, les automatismes en question perdent leur connexion commune, c'est-à-dire la faculté de coopérer ensemble pour entretenir la vie de l'individu entier, dès qu'on enlève le grand cerveau. Un animal pareil devient comme idiot et cesse d'accomplir par lui-même les actes nécessaires ou utiles à son existence, tels que manger, boire, fuir, s'accoupler, etc. Les pigeons de Flourens, le chien de Goltz, les grillons de Yersin, mes fourmis à grand cerveau détruit, le nouveau-né acéphale, montrent qu'il s'agit là d'un fait général. Nous pouvons même y ajouter certains êtres humains atteints d'un haut degré d'idiotisme (microcéphalie, etc)., et chez lesquels le grand cerveau est atrophié.

c) Lorsque le cerveau antérieur est plus petit qu'un des autres centres cérébraux, c'est ce dernier qui devient grand cerveau et qui prend le commandement des automatismes et la direction spontanée de la vie individuelle de l'animal (poisson à cerveau antérieur extirpé de Steiner). Un physiologiste du système nerveux ne peut pas commettre une erreur de jugement plus grave que celle de confondre la notion de conscience ou d'introspection psychologique avec celle des fonctions physiologiques. *Il ne peut pas y avoir d'organe de la conscience*, tout simplement parce que la conscience n'est pas une notion organique ou physiologique et n'a rien à voir avec la notion physique et physiologique de l'énergie neurocymique, dont elle ne représente que le côté intérieur vu par introspection directe. Les physiologistes Munk et Goltz ne se sont donc disputés que sur des mots en agitant la question de savoir si le fameux chien sans grand cerveau de Goltz avait une conscience ou n'en avait pas. Nous sommes obligés d'admettre au contraire, avec Volkmann et Plüger, que la moelle épinière et les centres nerveux cérébraux subordonnés de ce chien possédaient leur subconscience ou âme inférieure, ce qui se confirme du reste indirectement, si nous tenons compte des signes de plaisir et de douleur fournis par l'animal ainsi opéré. Goltz prétend, il est vrai, que son chien témoignait de la colère, mais jamais de la joie. Nous sommes, à mon avis, en droit de dire que l'appétit féroce avec lequel il dévorait était un témoignage de joie de la part de l'âme subordonnée de ses centres inférieurs. Somme toute, nous devons considérer les automatismes, dont la coopération constitue sous le titre d'instinct la vie mentale ou nerveuse principale de la plupart des animaux inférieurs et moyens, comme une forme plus inférieure de la vie mentale. Chez l'homme, cette vie mentale inférieure a son siège principal dans les centres cérébraux inférieurs, mais elle a perdu chez lui presque toute indépendance, par suite de l'ingérence toujours plus puissante du grand cerveau dans l'activité de ces centres. Fort indépendante chez les poissons inférieurs, moins déjà chez les grenouilles, encore moins chez les oiseaux, extrêmement inepte chez les chiens, cette complexion d'âmes inférieures subordonnées n'est plus chez l'homme que l'humble instrument du grand cerveau. Lorsque nous sommes dominés par une passion instinctive, comme l'appétit sexuel par exemple, ce qui finit par dominer notre âme n'est pas le mécanisme direct primitif des centres inférieurs, mais ce sont les engrammes que ces centres ont projetés par irradiation dans le grand cerveau, où ils se sont accumulés et associés avec les éléments de ce dernier. Il n'existe, en outre, aucune antinomie de fond ou de principe entre l'instinct et la raison. Ceux des insectes par exemple qui sont les plus riches en instincts sont en même temps en général ceux dont la plasticité individuelle est la plus grande.

Les appétits de l'homme et les sentiments bas qui leur sont associés sont les restes des instincts et reposent sur des automatismes dont le mécanisme se passe principalement dans les centres subordonnés dont nous parlions, quoiqu'il soit plus ou moins fortement influencé et dominé par les inhibitions et les fraiements du grand cerveau.

6. **Travail plastique du grand cerveau.** — En antinomie *relative* avec les réflexes et les automatismes, nous observons chez l'homme et chez les animaux une sorte d'activité nerveuse qui ne dépend pas servilement et fatalement d'une irritation sensorielle correspondante, mais qui s'adapte individuellement aux circonstances et aux excitations venant du dehors. Sous l'effet des actions et réactions mutuelles des forces latentes accumulées dans le cerveau (engrammes, etc.) et de leurs dynamismes, elle provoque en outre des mouvements dits volontaires, innervés par le cerveau et paraissant spontanés. Il s'agit là, on le voit, de ce qu'on entend par action raisonnable et par volonté prétendue libre. L'expérience antérieure, c'est-à-dire les anciens engrammes dus aux impressions sensorielles qui se sont inscrites précédemment dans le cerveau et le résultat de leurs combinaisons multiples, joue ici le rôle principal et se confond avec les lois de la mémoire et de la logique telles que nous les avons exposées au chapitre I. Tandis que l'automatisme, sans tenir compte de l'expérience individuelle, réagit à la même irritation pour la centième fois comme pour la première, l'activité nerveuse plastique agit autrement et corrige perpétuellement les fautes qu'elle fait. Chat échaudé craint l'eau froide (même froide !) et chien fouetté, la cravache. Toute réaction plastique, c'est-à-dire adaptable, est le résultat de combinaisons d'activités nerveuses, correspondant à une échelle de facultés supérieures que nous avons signalées dans la psychologie sous les termes

de jugement, de raison et d'imagination. Certains auteurs modernes leur ont donné le nom de *facultés de modification*. C'est une grande erreur de croire que la faculté plastique d'adaptation et de combinaison soit le propre de l'homme seul. Elle est assez fortement développée chez les mammifères supérieurs. En 1810 déjà, Pierre Huber a prouvé l'existence de la mémoire et de son utilisation individuelle chez les fourmis. J'ai moi-même prouvé il y a plus de trente ans, d'une façon irréfutable, que les fourmis utilisent leurs expériences, c'est-à-dire s'adaptent individuellement à certaines circonstances d'une façon plastique. Récemment von Buttel-Reepen chez les abeilles, ainsi que Wasmann et moi-même chez les fourmis, nous avons complété ces preuves. Lubbock a apprivoisé une guêpe, et de mon côté j'ai apprivoisé un dytique nageur et j'ai montré l'effet de l'habitude individuelle chez les abeilles (1). Un léger degré de plasticité est indispensable à tout être vivant qui vit d'une façon indépendante. Nous devons donc admettre que si, chez l'homme et les animaux supérieurs, les centres nerveux subordonnés, devenus dépendants, ont perdu leur plasticité et ne sont plus préposés qu'à des activités purement réflexes et automatiques, ce fait est le résultat de leur subordination à un centre directeur principal, le grand cerveau. Nous trouvons un léger degré de plasticité même chez l'amibe et chez toute cellule qui se meut librement.

Ce sont là des faits biologiques. La physiologie, qui ne peut pas même comprendre le mécanisme du réflexe le plus simple, parce qu'elle ne connaît pas la chimie de la vie, peut encore moins comprendre celui des fonctions nerveuses plastiques. Elle est obligée de se contenter ici d'observations et de conclusions inductives, ainsi que des lois générales qui en découlent.

(1) Il m'est impossible d'entrer ici dans les détails de la physiologie comparée, c'est-à-dire de l'âme des animaux, et je renvoie à mes travaux : *Die psychischen Fähigkeiten der Ameisen*, Munich 1901, chez Ernst Reinhardt, et « *les Sensations des Insectes* », chez le même.

7. **Automatismes secondaires.** — Nous avons déjà vu dans la psychologie que la répétition et la fixation automatique des engrammes provoque la formation de ce qu'on appelle les habitudes. Or l'habitude redevient automatique quoique moins complètement et moins puissamment que l'instinct héréditaire. On désigne les habitudes du terme d'automatismes secondaires. Nous pouvons déjà constater avec certitude l'existence d'habitudes individuelles chez les abeilles et les fourmis. *Donc l'activité plastique du cerveau se transforme en automatisme par la répétition.* Chez l'homme, l'habitude est un automatisme du grand cerveau. De cette simple tendance de toute activité nerveuse plastique à devenir automatique par la répétition, on peut déjà conclure que la faculté ou tendance plastique des énergies vitales n'est pas secondaire, mais primaire. Nous ne discuterons pas plus au long cette question fondamentale; cela nous conduirait trop loin. Mais il découle de tout ce que nous avons dit que la physiologie du grand cerveau n'est pas fondamentalement différente de celle des autres centres nerveux.

Elle est simplement plus compliquée et superordonnée, tout comme l'âme du grand cerveau est seulement plus compliquée que celle des centres nerveux subordonnés. Et c'est l'immense complication du grand cerveau humain, due au nombre, à la diversité et à la fine complexité de ses neurones, qui le rend si plastique.

8. **Localisations.** — Je ne répète pas ici ce que nous avons dit au chapitre II. Le célèbre anatomiste Gall fut le premier à localiser le langage d'une façon à peu près exacte. Mais il s'imaginait pouvoir localiser toutes les fonctions mentales possibles dans le cerveau, même à travers le crâne! Quand même Gall a deviné quelques vérités avec l'intuition d'une imagination géniale, cette imagination s'est si bien mise chez lui à la place des faits, qu'il a discrédité une idée dont le fondement était juste. Il est néanmoins intéressant de cons-

tater que les chiens auxquels Goltz enlevait le lobe frontal devenaient méchants, tandis que ceux auxquels il enlevait le lobe occipital étaient fort doux, ce qui correspond assez aux idées de Gall. Il résulte nettement des localisations des engrammes de l'expression du langage, de ceux de sa compréhension et des centres corticaux sensoriels et moteurs, localisations signalées au chapitre II, que les différentes provinces du grand cerveau trahissent une spécification relative de leurs fonctions. Mais elles sont toutes mises entre elles en connexion si intime par leurs neurones d'association, qu'il est à peine possible d'entreprendre une localisation macroscopique plus détaillée des fonctions mentales. Nous exerçons sans doute en partie les provinces correspondantes de notre hémisphère cérébral droit et de notre hémisphère cérébral gauche à des activités et dans des buts différents. Mais la pathologie nous enseigne qu'après la perte d'une portion de l'écorce cérébrale, nous pouvons aussi exercer des parties avoisinantes en remplacement, si la destruction n'est pas trop étendue. Bref, lorsque nous travaillons mentalement, certains neurones de diverses parties du grand cerveau travaillent sans aucun doute simultanément, mais d'une façon si compliquée que nous sommes encore très loin de pouvoir comprendre, même en gros, le cadre de ces divers mécanismes.

Une chose cependant est certaine, c'est que le développement du langage comme symbole de la pensée (voir chapitre I) a créé à l'activité plastique du grand cerveau un champ immensément étendu. Seul, grâce à l'accumulation du travail mental des ancêtres à l'aide de l'encyclopédie écrite, il a rendu possible au cerveau agrandi d'un singe supérieur la civilisation humaine dont nous sommes si fiers.

9. **Sens.** — La physiologie des organes des sens est très compliquée. A sa base se trouve la doctrine de l'énergie spéciale des sens, formulée par Jean Müller et que voici :

a) Différents agents irritateurs, ou phénomènes du monde extérieur agissant sur le même sens, ne provoquent que des sensations de même qualité fondamentale. Qu'on irrite la rétine de l'œil par la lumière ou en la comprimant avec le doigt, ce sont toujours des couleurs qu'on perçoit. Le catarrhe de la cavité tympanique provoquera des tintements d'oreille tout analogues à la vibration de vraies cloches qu'on entend sonner, etc.

b) La même irritation, agissant sur des sens différents, cause des sensations fondamentalement différentes ; exemple : quand je comprime la rétine, je vois des couleurs ; quand j'irrite l'oreille interne, j'entends des bruits ; quand je pèse sur la peau, j'obtiens une sensation tactile.

Mais lorsqu'on compare les organes des sens des animaux avec leurs sensations, autant que la biologie comparée permet de juger de ces dernières, on finit par s'assurer que l'énergie spéciale des sens n'est pas quelque chose de primordialement donné, mais qu'elle s'est, au contraire, développée petit à petit par adaptation de la structure des organes sensoriels des animaux à certains agents irritateurs déterminés du monde extérieur, tels l'œil à la lumière, l'oreille au son, l'organe olfactif aux qualités chimiques des corps dissous dans l'air, etc. Chez les animaux les plus inférieurs, il n'existe et n'a existé qu'un sens cutané indifférencié, qui s'est petit à petit différencié par l'évolution en organes sensoriels spéciaux. L'œil des animaux inférieurs qui commencent à trahir la présence de cet organe est extrêmement primitif. On a prouvé que ces êtres sentent la lumière avec la peau (sensations photo-dermatiques). Mais, petit à petit, certaines terminaisons nerveuses localisées se spécifient et se transforment pour la réception des rayons lumineux, d'abord seulement en se recouvrant d'un peu de pigment, et ainsi de suite.

L'énergie spéciale des différents sens diffère donc de valeur et n'est très rigoureusement différenciée que dans les sens supérieurs. L'énergie spéciale est une qualité psychologique, une synthèse supérieure introspective des sensations. Elle n'est donc pas physiologique. La lumière, la couleur, le son, la chaleur, la douleur, sont des notions psychologiques. Un daltoniste, par exemple, ne peut se faire aucune idée quelconque de la façon dont un homme normal distingue le rouge du vert. Il est donc clair que les provinces du grand cerveau qui reçoivent les irritations des différents nerfs sensoriels, les revêtent de qualités différentes selon l'énergie spéciale de chaque sens. On peut ainsi dire que l'énergie spéciale des sens est un phénomène de l'écorce du grand cerveau.

En effet, on le prouve par des faits comme le suivant. Un aveugle qui se trouvait sous mon traitement et dont les deux yeux, et par conséquent les deux nerfs optiques, avaient été détruits vingt-cinq ans auparavant d'un coup de fusil, avait toujours des hallucinations de la vue et croyait voir devant lui des personnes d'apparence et de couleur bien vivantes dans un paysage de la forêt vierge, où il se trouvait avant son accident. Mais cela ne prouve nullement que la cause primitive des énergies spéciales soit dans le grand cerveau. L'histoire du développement des organes des sens dans le règne animal nous montre, au contraire, que c'est la conformation de l'organe sensoriel périphérique qui détermine et développe petit à petit l'énergie spéciale dans le grand cerveau.

Cette dernière remarque est si vraie que nous pouvons conclure du fait, que chez certains animaux tel organe des sens a une structure différente de celle du nôtre, à ce que son énergie spéciale doit être, partiellement du moins, différente de ce qu'elle est chez nous. Selon sa position et la structure de ses terminaisons nerveuses, un sens peut par exemple nous donner une connaissance exacte ou diffuse de l'espace ou du temps. L'homme reconnaît l'espace à l'aide du toucher et de l'œil, le temps à l'aide de diverses sensations, mais surtout à l'aide de l'ouïe, etc. Je ne parle pas ici, cela va sans dire, des conclusions indirectes sur le temps et l'espace que nous tirons bien plus exactement à l'aide d'appareils conventionnels tels que les horloges, le mètre, le télescope, etc. L'odorat au contraire, grâce à sa position cachée au fond des fosses nasales et à l'immobilité de celles-ci, ne peut nous donner presque aucune connaissance de l'espace. Mais j'ai prouvé que l'organe olfactif, situé à l'extrémité d'antennes très mobiles, chez certains insectes, donne à ces derniers une connaissance fort exacte de l'espace, tant au contact qu'à une faible distance, et j'ai appelé ce sens *odorat topochimique et odorat au contact*. Or il nous est impossible de nous représenter un pareil odorat topochimique nous donnant une carte géographique odorante des objets qui nous entourent, sans modification de l'énergie spéciale, c'est-à-dire de la qualité subjective, synthétique, de notre odorat humain. Si la vue nous donne une connaissance extrêmement exacte des espaces éloignés du monde extérieur, c'est parce que l'image des objets qui le remplissent se rapetisse et se photographie sur la rétine de l'œil en conservant exactement ses formes, et parce que, grâce aux mouvements des deux yeux, notre rétine tâte pour ainsi dire perpétuellement les images lumineuses colorées du monde extérieur. Si le toucher nous donne une connaissance exacte de l'espace le plus rapproché, c'est parce que notre peau peut tâter d'une façon très exacte les différentes portions des objets qui nous entourent.

Il m'est impossible d'entrer ici dans le détail compliqué de la physiologie des organes des sens. J'esquisserai seulement celle de l'homme, dont les sens se retrouvent du reste en partie chez la plupart des animaux. Beaucoup de ces derniers ne possèdent cependant pas d'ouïe, plusieurs n'ont pas d'yeux, et nous venons de voir que l'énergie spéciale d'un sens varie très probablement suivant les variations de sa structure. Il n'est pas prouvé qu'un sens surnuméraire, différent des nôtres et rigoureusement différencié, existe chez un animal quelconque, mais ce n'est pas impossible. Toutes les expériences dirigées dans ce sens ont eu des résultats négatifs, surtout celles qui recherchaient un sens spécial de la direction. Il n'est pas impossible que certains poissons (torpille, gymnote), qui donnent des décharges électriques à l'aide d'un organe centrifuge spécial, ne possèdent, en rapport avec lui, quelque sensation spéciale.

Vue. — Le nerf optique se trouve à la base du cerveau, où ses fibres se croisent en partie sur la ligne médiane chez l'homme, en se bifurquant (fig. 7). Il vient s'étaler au fond de l'œil en formant la membrane dite rétine. Dans la rétine se trouvent les cellules ganglionnaires de ses neurones. L'image du monde extérieur, recueillie par le cristallin et le corps vitré de l'œil qui réfractent et concentrent les rayons lumineux, vient se projeter sur la rétine, dont les neurones la transmettent à un centre cérébral subordonné, le corps genouillé externe, par l'intermédiaire des cylindres-axes du nerf optique. A l'endroit où les deux nerfs optiques se croisent, une partie de leurs fibres se bifurquent, l'une des branches se rendant à l'hémisphère cérébral du même côté et l'autre à l'autre, pour aller se ramifier à la surface des cellules du corps genouillé externe. Ces dernières transmettent de nouveau l'image visuelle, probablement plus ou moins modifiée par elles, à l'écorce cérébrale du côté interne du lobe occipital (vue, fig. 10), à l'aide du faisceau nerveux de leurs fibres. La région bleue (vue, fig. 10) de l'écorce constitue donc la localisation de la vue mentale (engrammes visuels). Mais à l'aide d'appareils réflexes situés dans les tubercules quadrijumeaux, les neurones de la rétine se trouvent aussi en rapport avec les muscles qui mettent en mouvement l'œil et la pupille.

La vue nous fait connaître les couleurs, les formes et les mouvements des objets. En outre, la vue binoculaire (avec les deux yeux à la fois) nous fait distinguer les distances, c'est-à-dire la troisième dimension, ou profondeur, grâce à la superposition stéréoscopique des images. Chez aucun autre organe des sens on ne peut donner une aussi belle preuve (voir chap. I) que les sensations ont besoin d'être préalablement exercées et travaillées par le grand cerveau, avant de pouvoir devenir des perceptions d'objets. Nulle part on ne peut aussi nettement prouver que nos images psychologiques des irritations sensorielles ne sont plus du tout ce que le nerf nous a transmis primordialement, mais bien le produit, peu à peu élaboré, d'un travail cérébral combiné, considérable et fréquemment répété. L'aveugle-né, auquel on rend subitement la vue par l'opération de la cataracte, ne voit d'abord qu'un kaléidoscope de couleurs et ne se rend aucun compte de leurs rapports avec les objets qu'il connaît par le toucher. Il lui faut un long exercice pour apprendre à voir les objets.

L'ouïe de l'homme a son siège dans ce qu'on appelle le limaçon de l'oreille interne. C'est là que s'épanouit le nerf auditif. Les ondes sonores sont communiquées au limaçon par les ébranlements de la membrane du tympan et d'une chaîne de petits osselets tendue dans la cavité dite du tympan, de cette membrane à la fenêtre du limaçon. Le nerf auditif se rend du limaçon à la moelle allongée, où il forme d'abord un ganglion plein de cellules nerveuses dont les fibres centripètes se mettent en rapport avec le lobe temporal du grand cerveau, probablement au moyen des neurones du corps genouillé interne. Il a aussi des connexions avec le tubercule acoustique de la moelle allongée. A l'aide d'une extirpation bien réussie chez le lapin, j'ai démontré les vrais noyaux du nerf acoustique en 1885. Ses connexions sont extrêmement complexes et encore en partie obscures (fig. 7 et 9).

Sens de l'équilibre. — Le nerf dit du vestibule est collé au nerf auditif et se termine dans les canaux semi-circulaires du vestibule de l'oreille interne. Mach a prouvé d'une façon assez certaine que ce nerf sert à la sensation subconsciente de l'équilibre du corps, ainsi que de l'accélération et du ralentissement de ses mouvement et de son pivotement sur lui-même. Il se rend directement vers la base du cervelet. Une partie du moins de ses fibres proviennent du cylindre-axe de cellules ganglionnaires situées dans la région dorsale du 4e ventricule, sous le noyau denté du cervelet, tandis qu'une autre partie de ses neurones forment un ganglion dans l'os du rocher, où est l'oreille interne (labyrinthe).

L'odorat est placé tout en haut, caché au fond de la cavité nasale, sur sa muqueuse, et fort rapproché des bulbes olfactifs du grand cerveau, dont les neurones se relient à la muqueuse olfactive à l'aide de fibres nerveuses très courtes qui traversent un os fort mince. Le bulbe olfactif (fig. 7) est relié de son côté par un faisceau de fibres (tract. olfactif, fig. 7) à la pointe extrême du lobe temporal du grand cerveau, où il se met en rapport avec une portion transformée et fort spéciale de l'écorce cérébrale, appelée corne d'Ammon, et qui représente le centre olfactif cortical (fig. 7 et 10 Od). Les particules chimiques des corps odorants contenus dans l'air irritent les terminaisons du nerf olfactif de cent façons différentes, procurant chacune une qualité psychologique propre.

Le nerf olfactif est le seul qui soit en rapport direct avec le grand cerveau. Ceci s'explique du fait que, chez les vertébrés les plus inférieurs, ce dernier organe, encore à peine développé, est d'abord sorti du nerf olfactif sous forme d'expansion, pour en arriver finalement, chez les vertébrés plus élevés, à devenir le centre principal du système nerveux. A son origine, le grand cerveau fut le cerveau olfactif, comme le cerveau moyen (tubercules quadrijumeaux) fut le cerveau optique.

Le sens du goût, dont les terminaisons se trouvent dans le palais et à la base de la langue, nous fait connaître quelques qualités chimiques (le sucré, l'acide, le salé, l'amer et le métallique) de certaines substances qui se dissolvent dans la salive. Tout le reste de ce que nous appelons par erreur goût dans les aliments, n'est que leur odeur qui monte au nez par la cavité postérieure de cet organe, derrière le voile du palais. Le nerf gustatif ressemble aux nerfs du toucher et a le même parcours qu'eux. Il possède un ganglion spinal et se termine dans la partie de la moelle allongée qui continue les cornes postérieures de la moelle épinière. Son centre cortical est encore mal connu.

Les sens de la peau ont été confondus autrefois entre eux, parce qu'ils sont dispersés sur toute la surface du corps. C'est surtout von Frey qui a réussi dans ces derniers temps à prouver clairement que les localités cutanées qui reçoivent les impressions de chaleur, de froid, de douleur et de pression se trouvent dans des portions différentes, quoique très voisines, de la peau. Il faut donc distinguer le sens du toucher du sens de la chaleur, de celui du froid et de celui de la douleur. Il existe même certaines portions de la peau chez lesquelles l'un ou l'autre de ces sens fait défaut. Ainsi la cornée de l'œil ne ressent que la douleur. Les terminaisons nerveuses de la peau sont de diverse nature. On distingue les corpuscules de Pacini ou de Vater, ceux de Meissner (fig. 6), les massues de Krause et certaines terminaisons libres entre les cellules de la peau. Ces dernières servent évidemment au sens de la douleur, les corpuscules de Meissner au toucher, et les massues de Krause, d'après Frey, au sens de la chaleur et du froid. Mais tout cela n'est pas encore fort certain. Les centres corticaux du grand cerveau pour les sensations cutanées sont presque les mêmes que ceux de la motilité (fig. 9, J^1, B^1, V^1). Enfin des recherches récentes ont prouvé que les voies qui conduisent les sensations de douleur et de froid dans la moelle épinière sont autres que celles de la sensibilité tactile.

Sens mal ou non différenciés. — Nous avons vu que nos sens se sont évidemment différenciés peu à peu d'un sens général obscur des animaux inférieurs. Or, nous possédons nous-mêmes encore toute une série de sensations obscures, indéfinies et mal localisées, que nous avons désignées au chapitre I du terme de sensations viscérales. Nous disions même qu'elles forment la transition du domaine de la connaissance à celui du sentiment. Ces sensations nous sont certainement transmises par des terminaisons nerveuses intérieures, dont l'irritation provoque dans le champ de notre conscience des qualités sensorielles plus ou moins distinctes ou indistinctes, qu'il est impossible de différencier nettement les unes des autres comme sens. Signalons les sensations de faim, de soif, d'angoisse, de volupté sexuelle, du besoin d'uriner ou d'aller à la selle, de démangeaison, de chatouillement, de fourmillement, de réplétion, etc.

Sens musculaire. — On s'est beaucoup disputé sur la question du sens musculaire ou de la sensation des mouvements. On a aussi désigné ce sens du terme de sens de l'espace. Il est certain que nous sentons nos mouvements, et que nous les localisons dans la partie du corps où ils ont lieu. Nous sentons le mouvement actif et passif des muscles, la position du membre mû, le degré de l'effort musculaire, la fatigue qui s'ensuit, le poids et la résistance des objets, etc. Ces sensations nous sont-elles transmises par des terminaisons nerveuses spéciales du muscle ? Certaines expériences semblent le montrer. Ou s'agit-il simplement d'une forme d'irritation spéciale des nerfs tactiles ordinaires ?

Nous voyons donc que depuis longtemps on ne peut plus se contenter des cinq sens classiques. La chose est plus compliquée. Nous ne revenons pas sur la façon dont les impressions sensorielles sont travaillées par le grand cerveau.

Les quelques indications qui précèdent suffisent pour nous montrer que la physiologie des centres nerveux cérébro-spinaux (cerveau et moelle épinière) est un véritable monde, dont la connaissance laisse encore énormément à désirer. Ce monde commence seulement à s'ouvrir à nous. Disons encore qu'il existe dans le corps beaucoup de neurones disséminés qui mènent une vie assez indépendante et analogue à celle des organismes animaux inférieurs. Ils président à de petites fonctions locales et automatiques, dilatent ou contractent certains petits vaisseaux ou certaines glandes dont ils provoquent la sécrétion, etc. Parmi les plus importants, citons les neurones du muscle du cœur, qui président à ses contractions régulières et automatiques. Le grand cerveau ne peut pas s'ingérer partout avec la même sûreté et avec la même force dans l'activité de ces neurones disséminés; cela dépend des connexions qu'il a avec eux à l'aide de branches collatérales des nerfs ganglionnaires, ainsi que de la puissance avec laquelle les neurocymes cérébraux sont projetés dans ces appareils périphériques. Ainsi s'expliquent les effets presque incroyables de la suggestion chez certains somnambules, comme par exemple les stigmates qui se mettent à saigner, la cessation de l'hémorragie dans les plaies, l'éclosion de vésicules sur la peau, etc. Autrefois on considérait des choses pareilles, selon l'opinion suggestive dont on était soi-même hanté, comme des miracles ou comme des escroqueries. Il ne s'agit ni de l'un, ni de l'autre, mais simplement d'une aptitude spéciale du grand cerveau à projeter isolément par fraiement des irritations puissantes sur la périphérie du corps, en triomphant de toutes les résistances opposées grâce à la faiblesse des rameaux nerveux communiquants, ou au contraire à inhiber les fonctions des appareils nerveux périphériques en question par une puissance analogue, mais inverse, de son action.

CHAPITRE V

GENÈSE INDIVIDUELLE ET DESCENDANCE DU SYSTÈME NERVEUX

a) **Genèse individuelle ou ontogénie.** — On entend par ontogénie *l'origine et le développement de l'individu*. Comme la plupart (1) des êtres vivants, l'homme sort, on le sait, de l'union ou *conjugaison* de deux cellules germinatives microscopiques, une cellule mâle (spermatozoïde) et une cellule femelle (ovule). C'est surtout le noyau de la cellule qui sert à la conjugaison, tandis que le protoplasma de l'œuf ne sert guère que de matière alimentaire à la substance des noyaux qui se conjuguent. La conception est, par conséquent, synonyme de la conjugaison. En réalité la vie des parents ne fait donc que se continuer à l'aide de deux germes dans celle de leurs descendants et ne crée pas une vie nouvelle.

Les deux germes conjugués qui se nourrissent du vitellus (protoplasma) de l'œuf, se partagent en un nombre considérable de cellules dites embryonnaires, qui se disposent finalement en divers feuillets pour former petit à petit l'embryon. Dans le phénomène de la conjugaison, retenons surtout celui de la mitose, par lequel la substance héréditaire des noyaux

(1) Nous laissons de côté ici la reproduction par partage et la parthénogenèse des animaux inférieurs et des plantes, car elles n'existent plus chez les mammifères. Même chez les êtres les plus inférieurs, il faut néanmoins que la conjugaison vienne renforcer de temps en temps l'espèce qui, sans cela, s'éteint.

conjugués ou chromatine se partage de telle façon que chaque cellule de l'embryon se compose à peu près exactement d'une moitié de substance paternelle et d'une moitié de substance maternelle. En croissant, l'embryon subit toute sorte de curieuses transformations qui reproduisent l'une après l'autre, en partie du moins, l'esquisse des formes ancestrales de son espèce. Je cite par exemple la chenille (vermiforme) ou embryon du papillon, qui correspond au ver, ancêtre du papillon ; puis les dents caduques de l'embryon de la baleine, qui disparaissent ultérieurement et sont remplacées par les fanons, car la baleine adulte n'a pas de dents. Les dents de l'embryon de la baleine ne servent à rien ; elles constituent un témoin résidual des ancêtres dentés de ce cétacé. Citons encore les arcs branchiaux de l'embryon humain, qui proviennent de notre ancêtre poisson. Nous ne pouvons étudier ici la nature des énergies héréditaires, qui déterminent les transformations de chaque espèce animale ou végétale (voir cependant plus bas *Mnème*). Leur origine primordiale est encore une énigme, mais les lois de leur déchaînement s'éclaircissent peu à peu. Retenons néanmoins ce qui suit :

1° Pour qu'un embryon se développe normalement, il faut que les deux cellules germinatives conjuguées dont il sort soient normales, que rien ne vienne déranger son développement ultérieur, et que son alimentation soit saine et appropriée ;

2° L'embryon représente une combinaison des caractères paternels et maternels, et chez lui ce sont tantôt les énergies de la lignée paternelle, tantôt celles de la lignée maternelle qui prédominent (selon la puissance de leur ecphorie) ;

3° La fécondation de tel œuf par tel spermatozoïde, c'est-à-dire la conjugaison, représente un immense jeu où le hasard est pour beaucoup. En effet, dans les glandes sexuelles du père, se trouvent des millions de spermatozoïdes, et dans celles de la mère de nombreux ovules, alors qu'un seul spermatozoïde a la chance de se conjuguer avec un œuf. Or nous devons certainement admettre que la substance de chaque spermatozoïde possède une combinaison déterminée d'énergies de ses ancêtres différente de celle des autres, ses collègues. Il en est de même de chaque ovule. En effet, tous les frères et sœurs sont différents les uns des autres et présentent des atavismes variés. On voit par là que les caractères héréditaires de l'individu qui sort de leur conjugaison sont déterminés par la combinaison d'énergies ancestrales possédée par le spermatozoïde et par l'œuf qui viennent précisément à se conjuguer. Il s'y ajoute encore la prépondérance de l'un ou de l'autre des deux germes dans l'ecphorie des dits caractères pour chaque cas particulier, ce qui fait que le produit ressemble plutôt soit à la lignée paternelle, soit à la lignée maternelle.

Les circonstances de la nutrition dans le corps maternel sont sans doute importantes pour le développement normal et pour la santé de l'embryon. Mais elles ne déterminent nullement ses caractères individuels. Cela ressort déjà du fait bien connu que, par ses caractères, l'enfant tient en moyenne autant du côté paternel que du côté maternel, malgré la petitesse du spermatozoïde et les circonstances qui font que, dès la conjugaison de ce dernier avec l'œuf, il ne subit plus que les influences maternelles, en particulier celles de la nutrition. Ajoutons encore que chez les poissons, où la fécondation se passe dans l'eau, hors du corps de la mère, et où les embryons sont libres, ce qui supprime toute prépondérance de l'action maternelle dès la conjugaison, les produits ne ressemblent pour cela pas plus au père qu'à la mère.

Chaque embryon garde en réserve une petite provision de cellules embryonnaires indifférenciées, qui deviennent plus tard la glande sexuelle ou germinative mâle ou femelle. A l'origine, ces cellules ne sont ni mâles, ni femelles, et semblent être neutres. Mais à une certaine période embryonnaire elles se différencient et deviennent mâles ou femelles, ce qui décide du sexe de l'embryon. Dans le premier cas, elles deviennent spermatozoïdes et constituent le testicule; dans le second cas, elles deviennent ovules et constituent l'ovaire. Donc les glandes germinatrices de chaque sexe proviennent des mêmes cellules embryonnaires. Une fois que la différenciation a eu lieu, tout le développement ultérieur de l'individu, dans toutes les parties de son corps, prend, selon le cas, les caractères du mâle ou ceux de la femelle, ce qui, chez certains animaux où les sexes sont très différents l'un de l'autre (cerfs, paons, fourmis, etc.), provoque une différenciation énorme (polymorphisme sexuel) de tout le corps. Cependant cette différenciation demeure parfois incomplète, ce qui donne lieu à un hermaphrodisme plus ou moins partiel.

Le système nerveux sort du feuillet embryonnaire externe ou ectoderme, le même qui donne naissance à la peau et aux organes des sens. Sur la ligne médiane du dos, une partie de l'ectoderme s'invagine à l'intérieur en forme de gouttière. Puis la gouttière devient un cylindre, en se séparant du reste de l'ectoderme, et se transforme plus tard en moelle épinière et cerveau. D'abord les cellules de ce système nerveux central embryonnaire se mettent à proliférer énormément et à constituer des expansions correspondant aux différentes parties de la substance grise. Ce n'est que bien plus tard que les cylindres-axes ou fibres nerveuses se mettent à bourgeonner et à croître, en partant de chaque cellule, et plus tard encore, en partie après la naissance de l'enfant, que chaque fibre s'entoure d'une gaine de myéline. A l'origine, le cylindre médullaire de l'ectoderme, qui constitue le système nerveux primitif de l'embryon, se distend à son extrémité antérieure sous forme de vésicules, qui deviennent plus tard les différentes parties du cerveau. Nous avons déjà parlé au chapitre II du rapport des éléments nerveux de l'embryon avec ceux de l'adulte. His a prouvé le premier que les fibres nerveuses bourgeonnent directement de leurs cellules d'origine, dont elles ne sont donc que le prolongement. L'élément compliqué cellule-fibre qui en résulte constitue le « neurone ».

A la naissance, le cerveau est déjà fort gros. Chez l'embryon humain, sa grosseur est même disproportionnée. Ce fait montre à quelle époque hâtive de l'embryon se forme l'ébauche déjà toute prête de l'organe de notre pensée, de nos sentiments, de notre volonté et de nos mouvements. Mais chez l'enfant nouveau-né une grande partie des neurones du grand cerveau sont encore gris, sans gaine médullaire et incapables de fonctionner. Ce n'est que peu à peu, pendant la première année de la vie libre, que se développent les gaines médullaires. Dès qu'elles se forment, le neurone commence à fonctionner. Ce simple fait montre (si une observation attentive ne nous l'avait pas déjà fait connaître) que ce que l'on désigne chez le petit enfant comme produit de l'éducation, n'est fort souvent pas du tout appris. Ce sont en réalité en grande partie des instincts hérités tout d'une pièce, qui ne peuvent commencer à fonctionner que lorsque leur organe est complètement développé. Les appareils réflexes de la moelle épinière et des centres cérébraux subordonnés fonctionnent les premiers, ainsi que les automatismes tels que la succion du nourrisson. Puis les impressions du monde extérieur commencent à agir sur le tact, la vue, l'ouïe, l'odorat, le goût, etc., d'une façon plastique, c'est-à-dire qu'elles sont peu à peu transmises dans les neurones du grand cerveau, qui commencent à fonctionner l'un après l'autre. Le *papier* de ces derniers, blanc jusqu'ici, commence alors à se recouvrir d'engrammes qu'y grave le monde extérieur.

Kussmaul et Preyer ont entrepris une étude extrêmement intéressante, celle de l'observation du développement progressif de l'activité psychique chez le petit enfant. Nous renvoyons à leurs travaux, car le sujet nous mènerait trop loin. Au début, l'enfant ne peut encore adapter ses mouvements à ses perceptions sensorielles. Il n'a, du reste, pas encore de perceptions complètes, mais seulement des mélanges confus de sensations. Ce sont d'abord celles du toucher qui s'associent le mieux avec les mouvements, ce qu'on observe surtout en suivant l'activité des mains. Puis viennent l'ouïe, la vue, etc. L'enfant apprend peu à peu à prendre ce qu'il voit, puis à reconnaître ce qu'il a déjà vu. Les engrammes se fixent et s'associent, d'abord pour le même sens, puis entre différents sens. Néanmoins ils se fixent d'abord fort mal, car l'enfant de quatre ou cinq ans a en général oublié tous les événements de la première année de sa vie. Il est peut-être faux de dire que ces événements « s'oublient », car ils sont malgré tout fixés et utilisés, mais ce qui est certain, c'est que les introspections superconscientes ultérieures du grand cerveau ne s'associent plus avec celles de la première année. Les enfants sont fort différents les uns des autres, et déjà dès le début de leur vie mentale on peut distinguer leurs dispositions héréditaires, leurs forts et leurs faibles. Nous ne pouvons parler ici de l'hygiène de l'enfance ni de la pédagogie. Constatons seulement que les enfants se développent très inégalement. Le passage de l'embryon à l'homme adulte se fait graduellement, de la naissance à l'âge de dix-huit ou vingt ans chez les filles et de vingt-trois ou vingt-cinq ans chez les garçons. C'est le cas pour tout le développement de l'âme et des fonctions nerveuses, comme pour celui du reste du corps. Examinons-en les grandes lignes.

Sûrement logé par la matrice et nourri par le sang maternel dans son sac obscur, l'embryon s'y était développé jusqu'à la naissance et y avait crû, séparé du monde extérieur et de ses impressions, en demeurant en somme passif, quoique un peu mobile. Subitement arraché à ce doux repos, le voilà brutalement mis en contact avec le monde extérieur. Dès lors, et jusqu'à la mort, ce dernier agit sans cesse sur l'homme au moyen des organes des sens et de leurs nerfs, tandis que l'homme réagit à son tour sur le monde à l'aide de ses appareils moteurs. L'organe qui enregistre, coordonne et combine presque toutes les impressions du monde extérieur et qui provoque presque toutes les réactions de l'homme sur ce dernier, est le cerveau.

Je renvoie à ce qui a été dit au chapitre I sur la mémoire, ainsi qu'à tous les chapitres précédents. Il en ressort clairement que toutes les transformations opérées par nous des irritations reçues du monde extérieur, de même que tous nos engrammes moteurs et toutes nos impulsions volontaires (en un mot, que tout notre travail cérébral) provoquent dans le courant de notre vie une évolution ou transformation continuelle de la personnalité (de notre moi), c'est-à-dire de l'ensemble des dynamismes de notre cerveau. Le cerveau, c'est l'homme, disions-nous au début. La faculté réceptive formidable de chaque cerveau humain pour les phénomènes du monde extérieur, fait qu'il se développe très différemment des autres selon les circonstances dans lesquelles il vit, selon les travaux qu'il exécute et selon les hommes et les choses qui réagissent sur lui. Or ce sont les lois de l'exercice et de l'habitude qui déterminent toutes ces transformations de la personnalité, suggestion et affections mentales exceptées.

L'exercice fait le maître, chez le travailleur mental, comme chez le gymnaste et le sportsman. Plus on exerce avec persévérance ses diverses activités, plus le cerveau devient capable dans divers domaines. Mais il ne faut pas se méprendre sur le sens de cette loi. Toute activité épuise, si la nutrition et le repos ne viennent pas entre deux rafraîchir et reformer le tissu nerveux épuisé, pendant que les produits de sa combustion sont éliminés. Le sommeil est le repos du cerveau, pendant lequel les neurones épuisés se reconstruisent à l'aide du sang et de la lymphe, comme tous les autres organes du corps. Or c'est la digestion qui fournit au sang et à la lymphe leurs éléments constitutifs.

L'expérience nous confirme que la loi de l'*entraînement* ou de l'exercice s'applique au cerveau comme aux muscles. Cette loi montre que tout effort exagéré, fait en une seule fois, et suivi d'un long repos, est plutôt nuisible, tandis qu'une activité multiple, répétée avec constance, interrompue par de courtes pauses de repos et entretenue par une nutrition suffisante, fortifie tous les organes qui y participent. Pour bien comprendre cette loi de l'entraînement, il faut encore tenir compte de quelques points que la pédagogie a malheureusement scandaleusement négligés. Un entraînement sain du cerveau doit être équilibré en tout sens. La sphère du mouvement, l'exercice utile des muscles, ne doivent pas être limités aux muscles eux-mêmes, mais combinés à des buts raisonnables et utiles donnés aux impulsions volontaires, ainsi qu'à l'exercice des perceptions et de la pensée logique. Il n'est nullement indifférent de soulever cent fois l'une après l'autre et mécaniquement un certain poids, ce qui n'exerce que les muscles et les centres cérébraux inférieurs, ou d'exécuter un travail utile qui exige de l'adresse et des combinaisons mentales, c'est-à-dire une activité harmonique considérable de tout le grand cerveau. Tous les travaux exclusifs accumulés à la hâte, dans lesquels on n'exerce qu'une activité mentale ou musculaire circonscrite, vont à l'encontre du but hygiénique de l'exercice. L'harmonie du travail cérébral est donc la condition d'un entraînement sain, et ce dernier est le meilleur moyen de développer sainement le cerveau, tout en le fortifiant.

Mais il ne suffit pas d'éviter d'un côté le surmenage, surtout dans un sens exclusif, et de l'autre la paresse et la négligence. Il faut encore éliminer tout ce qui peut nuire à la substance si délicate et si finement organisée du cerveau, et surtout ce qui peut la léser directement. Les intoxications narcotiques constituent le pire danger dans ce domaine ; nous y reviendrons à propos de l'hygiène.

Examinons maintenant l'ontogénie du cerveau de l'enfant à la lumière de la loi de l'entraînement ou de l'exercice ; nous y observons une tendance toute naturelle, d'abord à s'assimiler des perceptions concrètes, puis à les coordonner, et ensuite à en provoquer de nouvelles à l'aide d'activités motrices. *L'enfant pense d'une façon concrète*, et il a soif de connaissances concrètes Comment pourrait-il avoir la compréhension des abstractions qui sont le produit compliqué de représentations travaillées et combinées pendant de nombreuses années par le cerveau de l'individu devenu adulte? Les neurones du jeune cerveau ne sont pas peuplés de vieux engrammes associés correspondants. Il s'ensuit que dès qu'un enfant a appris à parler, à lire et à écrire, c'est-à-dire dès qu'il possède les instruments du langage, monnaie de la pensée, il commence à jouer avec l'instrument lui-même, avec les engrammes concrets des mots. Il ne comprend le sens, la pensée symbolisée par le mot, que lorsqu'il s'agit d'objets ou de sentiments simples, pas ou à peine abstraits (percevables par les sens) des choses qui l'entourent, et qu'il connaît, de chiens, de chats, de tables, d'habits, de personnes, de fleurs, de cailloux, de sons, de sentiments simples, comme l'affection, le dégoût, etc. Les mots abstraits (corrélation, industrie, art, politique, etc.), l'enfant les apprend comme un perroquet. Ce sont pour lui des sons ou des lettres dessinées et vides de sens. Un pédagogue qui est (hélas !) trop souvent un pédant et qui, selon les règles de l'école, force l'enfant à apprendre par cœur toute sorte de phrases dont il ne peut saisir le sens, ce pédagogue, dis-je, se permet avec le cerveau de l'enfant un jeu cruel et même criminel. Le fameux adage d'après lequel la mémoire doit être exercée mécaniquement est foncièrement faux, contraire à la psychologie, et pousse tout au plus à faire l'éducation d'une des pires qualités humaines, celle de remplacer la pensée par les mots, par un verbiage dépourvu de sens. Ce produit pathologique de notre civilisation hante malheureusement toutes nos têtes. C'est là un méfait de l'école qui ne peut être assez blâmé ni combattu, et dont on peut observer les chinoiseries infectieuses et les résultats chez l'adulte, dans les bavardages de nos salons, de la rue, de notre presse quotidienne et d'une foule de livres copiés et compilés, chez lesquels les tours de phrases stéréotypés et répétés comme des échos remplacent la réflexion et la pensée indépendantes.

Encore une fois, l'enfant a soif de connaissances concrètes, et il faut assouvir cette soif. Il faut combattre soigneusement chez lui toutes les abstractions trop précoces ou prématurées qui sont malsaines. L'abstraction arrive plus tard d'elle-même. Elle se forme dans le cerveau par une loi toute naturelle et spontanée, à l'aide de la comparaison et de l'association des représentations concrètes, sans qu'il soit nécessaire d'accélérer son développement.

C'est une œuvre nuisible et non pas utile que de bourrer la tête des enfants de phrases et de préjugés tout faits; ils se forment assez tout seuls sans qu'on vienne en gaver artificiellement le cerveau. Les enfants diffèrent sans doute beaucoup entre eux. Il en est qui ont une tendance précoce à la pensée abstraite, par exemple aux mathématiques, tandis que d'autres tendent bien plus à la pensée concrète et inductive. Mais qu'est-ce que cela fait? Tous doivent comprendre avant d'apprendre, une fois qu'ils se sont assimilé les éléments du langage. Ce qu'on a compris demeure dans le cerveau sans aucun artifice mnémotechnique et s'y fixe d'une façon bien plus solide et bien plus utile que les phrases apprises par cœur à la façon du perroquet. Il faudrait avant tout s'appliquer à éviter l'emploi de mots incompris. Mais hélas! Le maître lui-même est souvent loin de comprendre le sens des mots qu'il emploie et qu'il enseigne.

Un pédagogue a dit : « C'est un vrai bonheur que les enfants soient si inattentifs à l'école, car sans cela le surmenage ruinerait leur cerveau. » Par cette parole imprudente, il a condamné tout notre système scolaire, car à quoi sert-il d'enseigner ce à quoi l'on ne fait pas attention? C'est en outre un aveu d'impuissance et de plus ce n'est pas vrai. Ce qui ruine le cerveau des enfants, ce n'est pas la tension de l'activité attentionnelle, mais le dégoût, l'ennui, l'effort stérile fait pour comprendre et apprendre des choses indigestes, joints à la crainte des punitions, des examens et des mauvaises notes. Ce poids écrase perpétuellement leurs sentiments, gâte leur existence et leur ôte le plaisir d'apprendre. Dès qu'on a su, comme c'est le cas dans les Landerziehungsheime ou Écoles nouvelles (voir au chapitre XI, 2, l'École de l'avenir), enlever ce poids et maintenir l'équilibre harmonique des activités psychiques par une variété suffisante dans le travail quotidien, on n'a plus besoin de s'inquiéter de l'attention. Elle ne se fatigue pas si vite, et l'enfant demeure joyeux et dispos, pour peu qu'on lui laisse un temps suffisant pour dormir et qu'on le nourrisse bien.

Il va sans dire, semble-t-il, qu'on devrait de plus exercer pendant l'ontogénie toutes les facultés bonnes et élevées de l'homme, avant tout la pitié, les sentiments de devoir et de solidarité sociale, le travail pour les autres, la sobriété et la simplicité pour lui-même, l'endurcissement corporel, le dégoût du luxe et des frivolités, la formation de résolutions utiles et leur accomplissement persévérant, etc., etc. Et pourtant c'est ce qu'on néglige le plus.

De la manière indiquée, et par des exercices bien choisis, le cerveau s'adapte plus ou moins à la vie sociale humaine. Nous pouvons donc désigner le groupe de facteurs dont nous venons de parler, et qui agissent sur le cerveau en voie de développement, du terme d'adaptation ou d'éducation, ce qui revient au même. Quand on parle d'éducation, il ne faut pas oublier que les discours de l'éducateur ne constituent nullement son influence principale. Ce qui fait principalement l'éducation de l'enfant, c'est son entourage, l'exemple, l'imitation et sa propre activité. Ajoutons immédiatement que l'influence de l'éducation ne cesse nullement avec la croissance. La loi de l'exercice continue à agir jusque dans la vieillesse, jusqu'à la mort. La vie entière est une lutte d'adaptation. Mais ici se place un phénomène particulier. En travaillant toute sa vie avec constance, énergie et persévérance, on ne renforce pas seulement son cerveau, mais encore sa faculté continue d'adaptation. Plus le cerveau travaille, plus il devient capable de s'assimiler de nouvelles impressions et de retravailler les anciennes. Par lui-même, l'âge tend à figer le cerveau et à le rendre automatique. Le vieillard se répète, tant dans ses activités motrices que dans ses pensées, ses abstractions et ses paroles, qui s'automatisent par l'habitude. Or l'homme paresseux, qui ne travaille pas ou très peu, vieillit en moyenne bien plus vite que celui qui travaille. Ce dernier demeure bien plus élastique et bien plus adaptable.

b) **Hérédité.** — Tout ce que nous venons de dire ne concerne qu'une partie des facteurs du développement ontogénique. Une seconde partie tout aussi importante se trouve déjà renfermée dans les cellules germinatives conjuguées. Ils ont une portée immense. Un musicien ne peut pas sortir de germes privés de dispositions musicales héréditaires, et un homme de génie ne peut guère plus sortir des germes d'ancêtres qui furent tous imbéciles, qu'un canard ne peut sortir d'un œuf de poule. L'exercice peut adapter et utiliser aussi complètement que possible les énergies héritées par la combinaison des deux germes conjugués ; mais ce n'est pas un magicien, et il ne peut créer des dispositions qui n'existent pas dans le germe. Nous disions que les énergies héréditaires sont une combinaison de qualités très diverses des ancêtres. On nomme *atavisme* l'ecphorie chez un individu de certaines qualités que ses parents ne possédaient pas, mais qui existaient chez tel ou tel ancêtre, par exemple chez une bisaïeule paternelle. En cas pareil, la conjugaison doit avoir été opérée par un spermatozoïde paternel qui se trouvait avoir précisément hérité en grande partie des énergies de la dite aïeule du père. Il nous est impossible de reconnaître et de calculer toutes les possibilités et complications de l'atavisme. Mais ses effets ne sont que trop distincts. Tout s'hérite : l'imagination, la conscience morale, le sentiment de l'art, la méchanceté, la disposition à l'intrigue, les appétits forts et faibles, etc., aussi bien que des cheveux noirs ou rouges ou encore qu'un nez camus ou aquilin. Or il est clair que pour l'homme les énergies héréditaires les plus importantes sont celles du cerveau. Il en ressort l'enseignement suivant.

« Dans la procréation de ses descendants, l'homme devrait faire un choix soigneux ; les hommes de valeur et les bien portants devraient se multiplier ; les incapables, les anormaux et les malades devraient s'en garder. » En effet, tous les efforts de l'éducation ou de l'adaptation échouent là où les dispositions héréditaires font défaut ou constituent de méchants antagonistes de toute éducation sociale.

Tout ce que nous venons de désigner constitue l'*hérédité* dans le sens propre du terme (voir plus bas, *Descendance*). Nous verrons bientôt que les irritations du monde extérieur qui n'influencent que les cellules différenciées du corps et laissent intactes les cellules germinatives, ne peuvent s'hériter que d'une façon infinitésimale, à l'aide de l'engraphie mnémique, et préparer ainsi sous forme latente la complication évolutive croissante des espèces. Ce n'est que quand elle agit directement sur les cellules germinatives que l'engraphie peut les transformer rapidement. On devrait comprendre que seulement ce qui modifie la structure intime, c'est-à-dire les énergies héréditaires, des cellules germinatives s'hérite immédiatement, et c'est là ce que, malheureusement, on comprend souvent le moins. On peut couper pendant deux mille ans la queue d'une espèce animale, et pourtant au bout de deux mille ans les descendants naîtront toujours avec une queue. La variabilité rapide et considérable qu'on observe souvent chez une même espèce, est due au nombre infini des combinaisons possibles entre les germes qui se conjuguent et qui proviennent d'individus fort divers. Les jardiniers et les éleveurs d'animaux le prouvent tous les jours. Ils font une sélection de graines ou d'animaux reproducteurs dans le sens des particularités qu'ils veulent fortifier, en accouplant toujours les individus chez lesquels elles sont le plus prononcées. C'est ainsi qu'ils obtiennent de nouvelles races et de nouvelles variétés.

Mais, entre l'hérédité telle que nous venons de l'expliquer et l'adaptation ou éducation individuelle, il existe une catégorie intermédiaire de facteurs qui déterminent le développement de l'individu, catégorie qu'on peut désigner du terme de *blastophthorie* ou détérioration du germe. Tout ce qui vient léser les germes avant leur conjugaison dans le corps des parents (blastophthorie proprement dite), ou l'embryon après la conjugaison, dérange l'ontogénie et peut déterminer le développement de descendants avortés ou mal faits, lors même que leurs procréateurs étaient eux-mêmes sains et capables. Exemples:

Un couple d'Indiens bien portants arrive dans une ville civilisée par les Européens avec deux enfants sains, et y apprend l'usage des boissons alcooliques. Les deux époux deviennent ivrognes et empoisonnent ainsi leurs glandes germinatrices par l'alcool. Ils procréent ensuite cinq nouveaux enfants dont l'un devient idiot, le second rachitique, le troisième épileptique et dont le quatrième meurt peu après sa naissance. Un seul demeure à peu près bien portant. C'est là ce qu'on appelle l'hérédité alcoolique. Il s'agit donc d'un empoisonnement des germes de nos descendants avant leur conjugaison, empoisonnement malheureusement endémique dans notre société européenne.

Des parents sains ont un enfant sain. Le père s'infecte de syphilis. Le second enfant vient au monde syphilitique, puis il dépérit et meurt misérablement ou devient invalide.

Deux parents sains procréent un embryon sain qui se développe d'abord normalement. La mère est atteinte pendant la grossesse de fièvre typhoïde, et avorte, ou bien l'embryon arrive à terme, mais devient parfois un enfant débile ou imbécile. Dans un autre cas, c'est pendant l'accouchement que le crâne de l'enfant est lésé et son cerveau contusionné, de sorte que plusieurs neurones sont ainsi détruits. L'enfant se développe avec des défectuosités mentales, des paralysies ou des attaques de convulsions.

Des parents bien portants procréent un enfant qui naît bien portant aussi. Mais, à la seconde année de sa vie, une maladie, disons une méningite, vient léser l'écorce de son cerveau, ou bien il tombe d'une fenêtre, ce qui produit une hémorragie cérébrale. Dans les deux cas, le cerveau endommagé ne peut se développer normalement. L'enfant devient faible d'esprit, neurasthénique, épileptique ou amoral. Il développe parfois toute sorte de mauvais instincts qui font de lui un raté pour toute sa vie.

J'ai vu moi-même un jeune homme distingué et honnête, âgé de vingt ans, se transformer à la suite d'une fièvre typhoïde qui s'était fortement portée sur le cerveau, en un mauvais sujet incorrigible et prodigue. Il fit tant de sottises qu'on dût le mettre à l'asile des aliénés. Les microbes de la fièvre typhoïde avaient agi d'une façon si fatale sur son cerveau que toute sa personnalité mentale en avait été détériorée.

Ce dernier cas constitue déjà la transition complète aux maladies mentales ordinaires. La série que je viens d'énumérer montre comme quoi il existe tous les degrés possibles entre les affections des cellules germinatives des parents d'enfants qui ne sont pas encore conçus, et les maladies des individus adultes. La série des lésions des différentes périodes embryonnaires constitue le lien intermédiaire. Cela nous fournit, en même temps, un aperçu de l'échelle des anomalies ontogéniques du cerveau humain. On peut dire que tout ce qui endommage les germes avant leur conjugaison, l'embryon et même l'enfant, provoque un arrêt plus ou moins profond et durable de la personnalité mentale, dès que le cerveau ou ses énergies embryonnaires en sont atteints. Il existe donc une pathologie de l'hérédité, qui, par l'intermédiaire de la pathologie de l'embryon et de l'enfant, passe à la pathologie de l'homme adulte. Mais tandis que les affections circonscrites, qui se limitent au système nerveux déjà formé de l'embryon ou de l'enfant, ne se transmettent pas à ses descendants, celles qui détériorent le germe entier, non encore différencié en organes, intéressent aussi ce qui deviendra ses organes sexuels, et produisent, en raison de ce fait, des déviations (anomalies) héréditaires, blastophthoriques, de ses produits futurs.

A chaque instant de son existence, l'homme est le produit de ses dispositions héréditaires combinées avec l'adaptation ou éducation, c'est-à-dire avec les résultats de l'exercice de son cerveau durant sa vie. L'hérédité et l'exercice désignent donc les deux immenses groupes des facteurs de développement du cerveau, et ces deux groupes agissent perpétuellement et mutuellement combinés en nous. Il est souvent impossible de distinguer ce qui appartient à l'un de ce qui est le fait de l'autre. Lorsque, par exemple, un enfant ment ou vole, il est souvent très difficile de dire combien, dans l'impulsion à ces actes, est dû aux facteurs hérités et combien aux résultats de l'exemple, de l'habitude et de l'autosuggestion. En allant au fond des choses, on découvre que beaucoup de particularités qui paraissent apprises ou acquises, reposent, en réalité, sur de puissantes dispositions héréditaires qui n'ont besoin que d'une chiquenaude, d'une occasion, pour se développer. Le génie musical de Mozart se montra peu après sa naissance et se développa sur le premier piano soumis à l'action de ses petits doigts. Pour juger juste, il faut donc toujours tenir compte des deux choses, de l'hérédité et de l'acquis. La blastophthorie, nous venons de le voir, constitue une catégorie intermédiaire entre les deux groupes de facteurs, mais, en pratique, elle en revient surtout à l'hérédité.

On ne peut donc commettre d'erreur plus grave que de construire artificiellement une antinomie entre les deux grands groupes des facteurs de notre moi. Quiconque attend tout de l'éducation se trompe. Mais quiconque considère les dispositions héréditaires comme prédestinant fatalement l'individu à tous égards, ne se trompe pas moins. Les gens qui, prenant des airs supérieurs et haussant les épaules, déclarent que l'hérédité n'est qu'une théorie dans la tête des savants, ne documentent par là que leur ignorance et leur manque de jugement. Nul n'est besoin d'être savant pour reconnaître les deux séries de faits que nous venons de décrire, car ils s'étalent aux yeux de tout homme qui sait observer et réfléchir.

Disons néanmoins encore que les facteurs éducatifs ont beaucoup plus de prise dans les domaines où les dispositions héréditaires sont moyennes et peu accentuées dans un sens. Là, au contraire, où elles sont extrêmes, soit en plus, soit en moins, soit dans le sens d'une déviation accentuée, l'éducation, toujours artificielle, ne peut que très peu ou rien.

c) **Descendance ou phylogénie. Darwinisme. Mnème.** — Le terme de phylogénie signifie origine ou filiation des classes ou groupes. C'est Haeckel qui a introduit ce terme en se basant sur la doctrine darwiniste du transformisme ou de l'évolution. La parenté réelle des plantes et des animaux (y compris l'homme) entre eux, le fait qu'ils se sont peu à peu transformés durant d'immenses époques géologiques, ne fait plus aujourd'hui l'objet d'aucun doute. La phylogénie cherche à fixer les ancêtres communs des espèces et groupes d'espèces aujourd'hui vivants. On discute bien encore sur le degré d'importance des facteurs de la transformation des espèces, tels que la sélection naturelle et l'engraphie. Mais la géographie zoologique et botanique, l'anatomie comparée, l'ontogénie et l'étude des fossiles ne permettent plus de douter de la filiation, c'est-à-dire de la parenté réelle des êtres vivants. On a découvert entre autres dans les cavernes (au Néanderthal, à Spy, à Agram, etc.) des restes d'hommes préhistoriques ou fossiles dont la cavité cranienne, et par conséquent le cerveau, étaient beaucoup plus petits que ceux de l'homme actuel. A Java, Dubois a découvert le crâne du pithecanthropus erectus, c'est-à-dire d'un être fossile qui tient à peu près exactement le milieu entre l'homme et les singes anthropomorphes (orang-outang, chimpanzé, gorilles, etc.). On peut donc dire sans aucun doute que l'homme descend d'êtres analogues qui eux-mêmes sont descendus de singes moins développés qu'eux; de leur côté, les singes descendent de la famille des chauves-souris, et celle-ci des didelphes et des monotrêmes, c'est-à-dire des mammifères primordiaux, descendus à leur tour des oiseaux, et ainsi de suite. Limitons-nous à la phylogénie du cerveau humain.

La capacité de la cavité cranienne permet de juger du volume du cerveau et montre que ce dernier se développe avec l'intelligence. La capacité cranienne du grand cerveau est de 570 centimètres cubes chez le pithecanthropus, tandis que celle d'un grand orang-outang est de plus de la moitié de ce chiffre, celle d'un crâne du Néanderthal ou de Spy d'environ 920 centimètres cubes, et celle d'un homme actuel (capacité de la boîte du cervelet, etc., exclue) de 1.000 à 1.200 grammes selon les cas (elle est toujours un peu plus forte que le volume du cerveau).

Dans les chapitres précédents, nous avons touché à divers points qui tiennent de la phylogénie. Voici encore ce qui nous importe au point de vue de notre sujet :

Nous avons vu que notre cerveau possède des centres subordonnés qui, comme la moelle épinière, sont relativement bien plus développés chez les vertébrés inférieurs que chez nous, et peuvent même surpasser le grand cerveau ou cerveau olfactif chez certains vertébrés inférieurs. Il est de plus indubitable que ces centres sont les organes de nos instincts et appétits inférieurs. A l'égard de ces derniers, nous pouvons donc fort bien nous comparer aux autres mammifères. Ce qui distingue surtout l'homme, c'est l'énorme développement de son grand cerveau, qui domine bien plus les automatismes que chez tous les animaux. Chez les vertébrés supérieurs, le grand cerveau joue néanmoins déjà un rôle considérable (voir plus haut le chien de Goltz et le pigeon de Flourens). Pour l'hygiène de notre cerveau, il est fort important de constater comment vivaient nos ancêtres humains plus rapprochés de nous que les singes, et de la civilisation desquels l'ethnographie nous livre des vestiges. A l'aide de ces documents, ainsi qu'à celle de l'histoire primitive, nous apprenons que l'homme primordial vivait, comme aujourd'hui encore certains peuples sauvages, en petites peuplades qui se livraient entre elles des combats perpétuels. Ce sont d'horribles hécatombes sanglantes que nous trahissent les armes meurtrières et les os brisés de ces dignes ancêtres. Ils devaient bien ressembler à nos cousins éloignés actuellement vivants, leurs descendants aussi, les cannibales. On peut donc dire que pendant des milliers, sinon des millions d'années, la nature humaine s'est adaptée phylogéniquement aux combats les plus âpres, à l'exercice musculaire, à l'adresse, à la force et finalement au travail. La victoire et la survivance des plus capables devint de plus en plus le résultat de la supériorité de leur intelligence, ce qui explique l'énorme croissance du grand cerveau. C'est sans doute le langage oral qui se forma d'abord, mais lentement, à l'aide d'interjections et de sons imitatifs. Ne pouvant se transmettre que par tradition orale, ce langage ne permit pas, au début, de civilisations ni de progrès considérables venant se surajouter aux progrès évolutifs naturels du cerveau. Les instruments, les images taillées ou inscrites, les hiéroglyphes et enfin l'écriture, vinrent par contre plus tard jeter les bases de notre culture intellectuelle, en donnant aux descendants la possibilité de tirer un usage durable des expériences de leurs prédécesseurs et de s'en servir pour étendre et compliquer leur propre développement. L'écriture, et surtout l'imprimerie, devinrent enfin les plus grands agents ou créateurs de la civilisation, et déterminèrent une perfectibilité croissante de l'humanité sans augmentation correspondante de la grosseur du cerveau, en accumulant la science et l'expérience de nos prédécesseurs dans une encyclopédie progressive, devenue de plus en plus immense. Celle-ci permet aux descendants une élaboration de plus en plus complète et approfondie du savoir, sans épuiser les forces de leurs cerveaux individuels. Déjà Schopenhauer nomme les livres « la mémoire en papier de l'humanité ». Notre cerveau actuel n'est certainement pas sensiblement supérieur à celui de nos ancêtres directs d'il y a deux ou quatre mille ans, mais les bibliothèques et les produits de l'art et de la science nous permettent de l'utiliser cent fois mieux qu'eux.

Réagissant de leur côté sur l'homme, les produits de la civilisation ont rapproché les cerveaux humains les uns des autres. Les petites communautés primitives sont devenues peu à peu des royaumes de plus en plus grands, puis des empires, et finalement des empires mondiaux, comme l'Empire britannique, la Russie et les États-Unis. Les moyens accélérés et facilités de transport ont mis les diverses races et les diverses nationalités en rapport les unes avec les autres et les mêlent de plus en plus. La guerre a totalement changé de nature. Les individus les plus forts et les plus intelligents n'y sont plus vainqueurs ; on les transforme simplement en chair à canon.

On comprendra maintenant comment il se fait que l'homme, qui aux temps primitifs était un animal véritablement féroce et doué de peu d'instincts sociaux, encore fort restreints, s'est vu obligé, dans un espace de temps relativement court, d'endiguer ses luttes mesquines et ses instincts étroits de tribu, de nationalité et de race, pour devenir plus social et surtout social d'une façon plus généralement humaine. On voit donc comment le progrès civilisateur, dû à l'encyclopédie de notre savoir, a provoqué une scission toujours croissante entre l'instinct phylogénique naturel de bête féroce du cerveau humain, et les nécessités sociales croissantes d'une humanité qui tend à l'homogénéité et à la paix. Ici gît la cause vraie et profonde des luttes sociales qui agitent notre époque.

La joie de combattre, la passion de la possession et du commandement, l'orgueil, la jalousie sont donc des particularités phylogéniques que notre protoplasma germinatif a héritées de nos ancêtres humains primitifs. Il est impossible d'en faire abstraction ou de les supprimer à l'aide de phrases, de dogmes ou de déductions théoriques. Seuls des dérivatifs énergiques appliqués à ces appétits, dirigés vers le travail social et combinés à une sélection humaine bien faite, pourront petit à petit, dans la suite des décades et des siècles, corriger la brutalité bestiale et égoïste de notre nature. Ajoutons que ce correctif est indispensable, car, pour le moment du moins, notre culture ne peut ni ne veut faire machine en arrière, tandis que l'homme n'est pas absolument incapable de s'adapter à une paix sociale universelle, tout en évitant les causes de dégénérescence qui sont la suite fatale de toute inaction ou de toute stagnation.

La connaissance des faits phylogéniques que nous venons d'esquisser est extrêmement importante, si l'on veut répondre aux exigences d'une saine hygiène du cerveau.

Certaines sociétés animales très développées (fourmis, abeilles, etc.) nous offrent des analogies fort instructives. Si éloignée que l'organisation de ces insectes soit de la nôtre, leur biologie présente, sur la base d'automatismes cérébraux très complexes, des traits si étonnants d'analogie avec les rapports sociaux des hommes, qu'on est presque obligé d'employer pour eux les mêmes termes que pour nous. Je signale ici les guerres, les alliances, l'esclavage, l'élevage d'animaux domestiques et le jardinage des champignons chez diverses espèces de fourmis. Il s'agit là probablement de ce qu'on appelle des phénomènes de convergence, dus au fait de la vie sociale des êtres vivants, et des lois générales qu'elle recèle. Ce ne sont tout d'abord, semble-t-il, que des analogies, mais on en viendra sans doute à les utiliser pour arriver à comprendre les lois communes plus profondes qui sont à la base des deux termes de la comparaison.

Nous avons vu que phylogéniquement le grand cerveau est sorti du centre olfactif des vertébrés inférieurs. L'anatomie comparée et la biologie démontrent une adaptation constante et progressive des organes sensoriels aux conditions de l'existence, des centres nerveux aux organes sensoriels et aux mouvements, et ainsi de suite. Cette démonstration illumine l'histoire phylogénique du monde vivant d'une lumière admirable pour celui qui prend la peine d'approfondir l'étude de la zoologie et de la botanique modernes. Quiconque ne craint pas de faire dès sa première jeunesse d'une branche, si petite soit-elle, de ces sciences, l'objet d'études spéciales, ne fût-ce même que comme sport ou amusement, y gagnera une compréhension des lois naturelles de la vie, qui demeurera toujours fermée aux autres hommes. Mais pour cela il ne faut pas qu'il se limite à l'étude aride de la classification. Il faut qu'il approfondisse l'anatomie, la biologie et la géographie du groupe d'êtres vivants sur lequel il a jeté son dévolu.

Darwinisme. — Le nom de Darwin est aujourd'hui dans chaque bouche. En expliquant la transformation ou évolution des espèces par le combat pour la vie et la sélection naturelle des animaux et des plantes, le grand naturaliste anglais a fait de la doctrine de l'évolution une partie constitutive de la science, et a donné à l'étude de la nature une impulsion formidable, dépassant tout ce qui l'avait précédée. Il est absolument prouvé qu'en choisissant soigneusement les porteurs de caractères déterminés et en les accouplant entre eux, on provoque artificiellement un développement toujours plus considérable de ces caractères chez leurs descendants, à mesure qu'on continue la sélection ainsi commencée. Les variétés et races obtenues par ce procédé, chez les animaux et les plantes, sont la démonstration du fait. Il est tout aussi certain qu'à l'état de nature les plantes et les animaux se livrent naturellement un combat continu et acharné, qu'ils se mangent et s'exterminent les uns les autres, et que ce sont les plus forts, les plus rusés, les plus agiles, les plus résistants, ou enfin ceux qui ont la plus grande faculté de reproduction, qui prennent peu à peu le dessus. Il suffit d'étudier attentivement la forêt et la brousse, et même nos prairies, pour s'en assurer. Une seule petite particularité avantageuse suffit souvent pour assurer la prépondérance d'un groupe. C'est là le combat pour l'existence, combat qui a pour effet une élection naturelle des individus les plus résistants. Le fait est si patent, si journalier, si général, qu'il m'est impossible de comprendre quelle suggestion baroque a pu amener certains auteurs modernes, tels que Piepers, Fleischmann et d'autres, à le nier, ou peut s'en faut. Mais, d'un autre côté, les études des dernières décades ont démontré avec tout autant de certitude que, dans la formation ou transformation des espèces, de tout autres facteurs agissent d'une façon concomitante avec la sélection, ainsi la chaleur, le froid, la nature chimique des aliments et du milieu, etc. Enfin on a pu prouver que l'évolution ne progresse pas d'une façon régulière, mais tantôt plus vite, tantôt plus lentement, qu'elle s'arrête souvent, rétrograde parfois, et que certains facteurs, encore obscurs et inconnus, doivent se trouver à la base de la formation de diverses variations et néo-formations d'espèces. Je ne fais qu'indiquer à ce propos la théorie des mutations du botaniste de Vries (1). De tous ces faits est malheureuse-

(1) D'après de Vries, certaines variations à cause intérieure et cachée surviennent subitement, quoique peu souvent, et ce sont celles-ci qui, selon lui, sont seules capables de former des espèces nouvelles. Les croisements (l'hybridation) et la sélection ne font que déployer de diverses façons les énergies potentielles préexistantes des germes, sous forme de variétés et de races ; mais elles ne sont pas capables, d'après de Vries, de développer quelque chose de fondamentalement nouveau, et elles finissent toujours par retomber plus ou moins dans le type de l'espèce. Qu'on lise ce que nous allons dire de l'engraphie, et l'on comprendra qu'ici encore, comme si souvent en pareille matière, il ne s'agit pas d'antinomie mais de combinaisons de facteurs.

Nous avons déjà défini la blastophthorie. La chaleur, le froid, la lumière, la composition chimique de l'eau ou de l'air, agissent d'une façon analogue et transforment souvent certaines énergies des germes. Si la transformation ou néoformation d'espèces ainsi obtenues est avantageuse à l'existence de l'animal dans le combat pour la vie, il se multiplie d'autant plus ; si elle est indifférente, il peut au moins continuer à exister ; si elle lui est par contre nuisible ou fatale, il s'éteint et disparaît. Aucune hypothèse ne peut infirmer ce simple fait du

ment résulté une sorte de dicton, ou plutôt de grossier sophisme, aujourd'hui fort en vogue, et contre lequel nous ne pouvons pas assez mettre en garde, car il ne tend à rien moins qu'à fausser la notion du « *darwinisme* », pour permettre la pêche en eau trouble. Intentionnellement ou non, on confond sous ce terme deux notions absolument distinctes : A) *Le fait aujourd'hui irrévocablement démontré de la transformation ou de l'évolution des espèces, c'est-à-dire de leur véritable parenté ou filiation, et* B) *l'hypothèse spécialement proposée par Darwin, et qui attribue la transformation des espèces exclusivement ou presque exclusivement à la sélection naturelle au moyen du combat pour l'existence.*

Tous les ennemis de la science et tous les prêtres du mysticisme se jettent sur ce malentendu et en profitent pour faire croire aux ignorants et aux faibles de jugement que A est inexact en disant : « Le darwinisme a passé de mode, la science elle-même n'y croit plus ; on a prouvé que c'était une erreur, etc. » La seule chose exacte dans ces affirmations est que l'hypothèse B ne suffit plus *à elle seule* à expliquer les faits A.

Mnème. — Tout dernièrement un trait de lumière s'est fait jour, et nous devons lui consacrer quelques mots. Partant d'une idée de génie exprimée et développée en quelques mots par Ew. Hering : « *L'instinct est pour ainsi dire une mémoire de l'espèce* », Richard Semon (*Die Mneme als erhaltendes Princip im Wechsel des organischen Geschehens*, Leipzig, W. Engelmann, 1904) a donné la preuve qu'il ne s'agit pas là d'une simple analogie, comme l'avait cru Hering lui-même,

combat pour la vie, quoique la dernière mode en science (car hélas ! la science elle-même ne peut se soustraire entièrement à la mode !) soit de dénigrer la sélection naturelle. Nous pouvons certes aujourd'hui assez observer la puissance de la lutte pour l'existence, en voyant par exemple la destruction de la plupart des espèces animales et végétales si intéressantes et si originales de la faune et de la flore d'une île, par les espèces continentales plus fortes et plus aguerries par le combat de la vie que nos vaisseaux y importent.

mais d'une identité profonde dans les causes qui produisent la vie organique. Pour se soustraire à l'exclusivisme de la terminologie psychologique, et en se basant sur une définition soigneuse de la notion d'« *irritation* », Semon a créé quelques nouveaux termes appropriés aux notions générales qu'il a définies.

Semon entend par irritation une action « *énergétique* » sur l'organisme, action telle qu'elle détermine des séries de changements compliqués dans la substance irritable vivante de ce dernier. L'état ainsi modifié de l'organisme, état qui dure autant que l'irritation, est désigné par Semon sous le nom d'*état d'irritation*. Avant l'action de l'irritation, l'organisme se trouve vis-à-vis d'elle dans ce que Semon appelle l'*état primaire d'indifférence* et après son action dans l'*état secondaire d'indifférence*. Mais lorsqu'une irritation a cessé entièrement, et que la substance irritable de l'organisme vivant se trouve *modifiée d'une façon durable* pendant son état secondaire d'indifférence, Semon parle d'action engraphique. Il appelle « *engramme* » la modification elle-même. La somme des engrammes héréditaires et individuels ainsi produits chez un être vivant est désignée du terme de *mnème*. Semon nomme « *ecphorie* » le rappel de l'engramme par la répétition d'une partie seule de l'irritation originale ou par la reproduction entière, mais affaiblie, de tout l'état d'irritation de l'organisme, qui s'était primitivement produit d'une façon *synchrone* (se produisant en même temps) avec l'irritation primitive.

L'ecphorie correspond, nous l'avons vu, aux phénomènes de l'association et de la mémoire consciente dans l'introspection psychologique, tandis que le terme d'engramme équivaut au terme psychologique d'image mémoriale ou de souvenir latent.

Donc, un engramme peut être ecphoré (rappelé, c'est-à-dire reproduit ou revivifié) par le retour d'une partie de la complexion d'irritations primitives qui l'avait produit. Un jeune chien, par exemple, est attaqué par des gamins qui lui jettent des pierres. Il perçoit deux sortes diverses d'irritations : 1° Il voit des gamins qui se baissent et jettent des pierres (irritation optique); 2° Il sent la douleur des pierres (irritation tactile). Dans son cerveau se produisent deux séries associées d'engrammes correspondants.

Auparavant ce chien ne réagissait pas lorsqu'il voyait les gens se baisser. Mais à présent il fuira et hurlera à ce seul aspect, sans même qu'on lui jette des pierres. Donc l'engramme tactile 2 sera ecphoré par la répétition de l'irritation originale associée 1 seule. De même l'image d'un arbre dans un paysage connu ecphorera le paysage entier, etc.

Lors de l'ecphorie d'un engramme, toute son ancienne irritation mnémique vibre simultanément avec l'état d'irritation synchrone produit par le nouvel agent irritateur. Cette vibration simultanée (synchrone) est appelée par Semon *homophonie*. Lorsqu'un désaccord partiel se produit entre la nouvelle irritation et l'irritation mnémique, l'organisme tend toujours à rétablir l'homophonie (l'harmonie), ce qui s'observe dans l'introspection psychologique sur l'activité de l'attention, dans l'embryologie sur le phénomène de la régénération, et dans la phylogénie sur celui de l'adaptation.

S'appuyant sur des faits convaincants, Semon montre que les actions irritatives ne sont localisées de prime abord et relativement que dans leur zone d'entrée (*zone primaire propre*), mais qu'ensuite elles irradient ou vibrent en s'affaiblissant graduellement dans tout l'organisme (et non pas seulement dans le système nerveux, car elles agissent aussi sur les plantes). Par cette voie, l'engraphie, quoique infiniment affaiblie, peut finalement atteindre même les cellules germinatives. Semon démontre ensuite comment les engraphies les plus faibles peuvent arriver par accumulation peu à peu à l'ecphorie, à la suite de répétitions très nombreuses (en phylogénie à la suite d'une foule de générations). Et voilà en deux mots comment le principe mnémique permet de concevoir la possibilité d'une hérédité infiniment lente de caractères acquis par les individus, hérédité résultant d'une longue répétition. Les faits invoqués par Weismann contre l'hérédité des caractères acquis ne perdent par là rien de leur force, car l'influence des croisements (conjugaisons) et de la sélection transforme les organismes d'une façon infiniment plus intense et plus rapide que les engraphies mnémiques individuelles héritées. Ces dernières, par contre, donnent l'explication des mutations de de Vries, qui me paraissent n'être que l'ecphorie subite de longues actions engraphiques accumulées dans des générations successives.

La mnème travaille à l'aide des irritations du monde extérieur sur les organismes, en les conservant et en les combinant par engraphie, tandis que la sélection élimine tout ce qui est mal adapté, et que l'homophonie rétablit l'équilibre pour le reste.

Ce sont donc les irritations du monde extérieur qui fournissent le véritable matériel de construction des organismes. J'avoue avoir été converti par Semon à cette façon enfin compréhensible de concevoir l'hérédité des caractères acquis. Au lieu de plusieurs inconnues obscurément définies, nous n'en avons plus qu'une par devers nous : la nature de l'engraphie mnémique. À l'avenir de découvrir ses racines dans les lois physiques et chimiques.

Revenons-en à A et B (évolution et doctrine de la sélection). On comprendra maintenant que ce qui n'était pas possible à la sélection seule s'explique sans peine lorsque son action se combine à celle de l'engraphie mnémique. Il faut pour cela seulement un temps considérable. Quant aux lois mécaniques de la vie elle-même, nous ne pouvons que les supposer. Nous ne les connaîtrons pas avant d'avoir transformé nous-mêmes une substance inerte en organisme vivant. Les « mécanistes » devraient donc mettre de côté leurs hypothèses sur la mécanique vitale, tant que la base indispensable pour les établir leur manque, et les « néo-vitalistes », de leur côté, devraient nous épargner leurs hypothèses absurdes sur les forces vitales (par exemple les « dominantes » de Reinke), hypothèses qui ne reposent que sur des mots vides de sens. Donc A, c'est-à-dire l'évolution ou la transformation des espèces, est un fait démontré. Les faits C de la sélection artificielle et naturelle, D du combat pour l'existence, E de l'engraphie mnémique, avec les facteurs physiques et chimiques de l'évolution et les mutations qui s'y rapportent, sont aussi indiscutables. De tout cela résulte que B n'explique pas tout et ne peut plus être considéré aujourd'hui que comme l'un des facteurs principaux de l'évolution. Mais il n'en demeure pas moins vrai — et ceci a pour nous une immense importance — que c'est B qui est *pour la formation des races et des variétés dans le domaine d'une même espèce* le facteur fondamental, comme de Vries le reconnaît lui-même. La sélection artificielle suffit pour le prouver, et les phénomènes de blastophthorie le confirment. Grâce à ce fait, nous sommes mis avec certitude en état, d'un côté de combattre victorieusement les facteurs qui détériorent et font dégénérer notre propre espèce humaine, et de l'autre de conserver et de développer les qualités qui la font prospérer. Vouloir négliger, taire ou nier à l'aide de sophismes (je dirais presque escamoter) des résultats aussi importants de la science, pour l'amour d'hypothèses fort discutables, s'appelle commettre une véritable mauvaise action sociale. Par la sélection que nous demandons dans les procréations humaines, nous ne pouvons ni ne voulons penser à une transformation de l'*espèce* (à la création d'une sorte de surhomme), et nous ne prétendons nullement connaître ni dominer *tous* les facteurs de notre évolution cérébrale. Par contre, nous pouvons éliminer à son aide à coup sûr des germes certainement mauvais, et améliorer petit à petit ceux qui sont de meilleure qualité. Cela nous suffit complètement. L'engraphie mnémique travaille avec nous pour les millénaires futurs et nous fournit l'espoir d'un développement ultérieur plus élevé de nos énergies cérébrales dans un avenir éloigné de notre race, en supposant néanmoins que nous ne détruisions pas auparavant son travail infinitésimal de fourmi par une sélection à rebours et par une blastophthorie allant à la vapeur.

SECONDE PARTIE

PATHOLOGIE NERVEUSE

CHAPITRE VI

PSYCHOPATHOLOGIE ET NEUROPATHOLOGIE GÉNÉRALES NOTIONS ET SYMPTOMES

Basé sur un vieux préjugé dualiste, d'après lequel l'âme serait quelque chose d'autre que le cerveau, on a séparé les psychoses ou maladies mentales des névroses ou maladies nerveuses. Ce fut là une erreur désastreuse, et l'on peut bien dire encore aujourd'hui que le public identifie souvent encore plus ou moins la notion des maladies mentales avec celle du trousseau de clés d'un gardien d'asile d'aliénés. On voit alors les parents de malades qui sont complètement aliénés les désigner avec une naïveté incroyable du terme de « nerveux » et s'indigner profondément lorsqu'on leur déclare qu'ils sont fous. Il va sans dire qu'il ne nous vient pas à l'idée de prétendre que toute maladie nerveuse ait le caractère de la folie ou maladie mentale dans le sens restreint, proprement dit et courant du terme. Les chapitres précédents auront néanmoins fait comprendre à chaque lecteur attentif que toute lésion du système nerveux central et même les simples lésions des organes des sens, comme celles de l'œil et de l'oreille, dérangent directement ou indirectement les fonctions mentales, mais que seule une lésion généralisée de l'activité du grand cerveau est capable de modifier sérieusement et dans son ensemble le moi, c'est-à-dire la personnalité. La proposition inverse : « *Toute aliénation mentale repose sur un trouble des fonctions cérébrales,* » est encore moins discutable ; c'est un fait évident et acquis. Tout autre est la question de savoir si le trouble en question est assez fort pour rendre le malade irresponsable au sens juridique du terme, et s'il exige l'internement dans un asile d'aliénés, soit dans l'intérêt de la société, soit dans celui de la guérison du malade. C'est là une question purement administrative qui n'a rien à voir avec la notion scientifique des lésions du cerveau et de leur côté psychique. Beaucoup d'aliénés se promènent en liberté et n'ont besoin d'aucun internement, tandis que certaines anomalies de la volonté et du sentiment peuvent laisser l'intellect fort lucide, tout en exigeant impérieusement l'internement dans un asile fermé.

Il ressort en outre clairement des cinq premiers chapitres que les maladies ne concernant véritablement que les nerfs périphériques ou les ganglions disséminés dans le corps, ne sont pas ou sont à peine considérées dans le public comme maladies nerveuses, car elles ne peuvent occasionner qu'une douleur très locale ou un trouble très circonscrit du mouvement. Les lépreux souffrent d'une quantité de tumeurs des nerfs périphériques; on ne les considère cependant pas comme malades nerveux, mais bien comme infectés. Le *zona* consiste dans l'inflammation d'un nerf périphérique; il produit sur la peau un groupe de vésicules et des douleurs. On l'a longtemps considéré comme une simple maladie de peau, avant de savoir qu'il s'agissait d'une névrite périphérique.

Les maladies de la rétine sont des affections typiques d'un nerf des sens ; on les compte néanmoins parmi les maladies de l'œil et non parmi les affections nerveuses, etc. Là où on parle de maladies nerveuses, les nerfs périphériques sont presque toujours absolument sains. Le nom est donc complètement faux. La plupart des soi-disant maladies des nerfs consistent même en affections du grand cerveau, et seules quelques catégories spéciales d'entre elles concernent les lésions ou troubles de la moelle épinière ou des centres cérébraux subordonnés. Dans cette dernière catégorie de maladies, les fonctions mentales elles-mêmes demeurent absolument intactes, tant que le grand cerveau n'est pas atteint. Le « *nervosisme* », tout ce qu'on entend aujourd'hui sous le nom de « *neurasthénie* », même la plupart des « *névroses* », reposent exclusivement sur des troubles fonctionnels du grand cerveau, et ces affections sont bien plus proches parentes des psychoses ou maladies mentales que des maladies des centres nerveux autres que le grand cerveau.

Mais tous les troubles du grand cerveau se reflètent dans l'activité des sens et des muscles, puisque nous avons vu que nous ne connaissons les images de nos sens que lorsqu'elles sont transmises à notre grand cerveau et que les activités principales de nos muscles sont directement commandées par lui. L'erreur et la confusion dans les notions sont donc surtout venues du fait que le grand cerveau (notre âme) projette et localise ses sensations et perceptions (voir l'amputé cité plus haut) au dehors ou à la périphérie des organes de nos sens, et que nous jugeons de l'activité cérébrale des autres aux mouvements de leurs muscles qui seuls nous sont perceptibles. Voilà comment on en vient partout, tant pour soi-même que pour les autres, à localiser à la périphérie du corps ce qui en réalité se passe, en majeure partie du moins, dans le cerveau. Mais, comme d'autre part le cerveau reçoit ses impressions par les nerfs sensibles et communique ses ordres aux muscles par les nerfs moteurs, toute division des maladies du système nerveux en maladies du cerveau, de la moelle épinière et des nerfs périphériques, est et demeure plus ou moins artificielle et arbitraire. Nous éviterons donc en somme ici de faire cette division. Sans doute les lésions et les troubles locaux sont fréquents dans le système nerveux. Mais leur action se propage dans tous les neurones ou toutes les continuations de neurones qui sont en rapport fonctionnel avec la partie détruite ou troublée.

Ce qui est beaucoup plus important, c'est de distinguer la nature du trouble. Il n'est pas indifférent qu'il s'agisse de la destruction des neurones ou seulement d'un trouble fonctionnel de l'onde nerveuse, du neurocyme, dans une substance nerveuse du reste saine. Il est de plus fondamental de savoir si un trouble est passager ou chronique. Les causes définies et indubitables de troubles nerveux, telles que les intoxications et les infections microbiennes, sont en outre fort nécessaires à connaître. Puis il est extrêmement important de constater si le mal a oui ou non sa racine dans la vie embryonnaire, dans le germe, ou même peut-être chez les procréateurs du malade, etc. Nous ne diviserons donc pas les maladies nerveuses d'après un système quelconque, mais selon les faits tangibles et les groupes les moins inconstants que nous observons. Il est amusant de voir comme certains manuels de maladies mentales d'une part et de maladies nerveuses de l'autre traitent en grande partie des mêmes états morbides et des mêmes formes de maladies, en se plaçant, les premiers au point de vue du psychiâtre, et les seconds à celui du neurologiste. On devrait bien nous dire une fois clairement pourquoi le même syndrome pathologique est considéré ici comme psychose et là comme névrose (par exemple l'hystérie, l'hypochondrie, les obsessions, les phobies, l'aphasie, le bégaiement, etc.).

Nous désignerons du terme d'*organiques* les altérations pathologiques accompagnées de destruction du système nerveux ou tout au moins d'une affection des neurones anatomiquement reconnaissable (au microscope ou même à l'œil nu). Pareille lésion ou destruction peut être en forme de *foyer*, c'est-à-dire intéresser seulement une portion circonscrite du cerveau, de la moelle épinière ou d'un nerf, ou bien elle peut être diffuse et plus ou moins généralisée. Dans les affections organiques diffuses ou plutôt disséminées, on trouve un peu partout, soit dans tout le cerveau, soit dans une de ses grandes provinces, çà et là certains neurones ou des parties de neurones malades ou atrophiés. Les affections organiques diffuses sont en somme beaucoup plus graves que les affections en foyer, bien qu'on les remarque moins facilement à l'œil nu sur le cadavre, à l'autopsie. La chose est facile à comprendre, car elles troublent plus ou moins les fonctions de tous les neurones, tandis qu'un foyer circonscrit peut laisser normale la fonction de tout le reste des centres nerveux. Nous avons vu qu'une fois détruits, les neurones du système nerveux central sont incapables de se régénérer pendant le reste de la vie. Voilà pourquoi les lésions nerveuses organiques sont si graves et en général incurables.

Elles ne peuvent se guérir que lorsqu'elles reposent sur des infections microbiennes passagères ou sur des épanchements séreux ou autres qui tiraillent ou compriment les neurones sans les détruire. Elles peuvent être en partie curables, lorsqu'à leur début ont lieu des phénomènes de pression ou de tiraillement des provinces cérébrales qui entourent le foyer malade, ou même de simples phénomènes purement fonctionnels d'autosuggestion. Ces phénomènes provoquent un trouble des fonctions beaucoup plus considérable que celui qui est dû à la seule perte des neurones détruits. L'amélioration ou guérison partielle qui se produit ultérieurement repose alors seulement sur la cessation des phénomènes de pression ou de tiraillement, ou encore d'autosuggestion, consécutifs à la lésion.

Nous désignerons du terme de *fonctionnel* tout trouble nerveux qui ne repose sur aucune lésion anatomique (c'est-à-dire matérielle) reconnaissable du système nerveux central. C'est là au fond une expression malheureuse. Il est certain en effet qu'à tout trouble fonctionnel correspond pour le moins un trouble du mouvement moléculaire du neurocyme, et ce trouble dynamique ne peut évidemment exister sans que l'état chimique ou physique de la substance nerveuse vivante ne soit au moins légèrement modifié. On ferait donc peut-être mieux de dire « réparable » au lieu de « fonctionnel ». Mais le plus exact serait de parler directement de troubles neurocymiques, ce qui indiquerait clairement que la structure anatomique du tissu nerveux demeure intacte.

Ce qui complique encore beaucoup la question, c'est que mainte maladie nerveuse, ayant d'abord des caractères purement fonctionnels, peut devenir finalement organique, c'est-à-dire incurable ou résiduale, après un long cours chronique, et déterminer des phénomènes, fort peu apparents il est vrai, mais indubitables, d'atrophie des neurones. Alors se pose une question qui n'est pas encore résolue : « La longue durée de la maladie fonctionnelle a-t-elle été la cause de l'atrophie finale des éléments, ou bien ne s'est-il pas agi dès l'abord d'une modification anatomique extraordinairement fine du tissu nerveux, modification que le microscope n'a pas même permis de reconnaître au début et qui n'est devenue visible qu'au bout d'un temps considérable, à la suite d'une atrophie plus appréciable ? » Cette dernière opinion paraîtrait sans doute la plus probable, si dans nombre de cas des guérisons inattendues ne se produisaient, même au bout de plusieurs années, et ne venaient ainsi rendre la première hypothèse beaucoup plus vraisemblable. L'avenir finira bien par éclaircir la question. Nous emploierons donc dans l'exposition qui va suivre les termes d'organique et de fonctionnel dans le sens que nous venons d'indiquer, et nous prions le lecteur de ne pas leur donner une autre signification que celle qui vient d'être expliquée.

Troubles des sensations. — Toutes les qualités des sensations peuvent être troublées de trois façons :

1° La réaction sensorielle à une irritation est affaiblie (*hypesthésie*), ou même annulée jusqu'à l'*insensibilité complète* ou *anesthésie* ;

2° La réaction sensorielle à l'irritation est augmentée (*hyperesthésie*), ou même il se produit une sensation sans irritation périphérique (*hallucination élémentaire*) ;

3° Des sensations singulières, anormales, pathologiques se produisent (*paresthésies*).

Ces phénomènes peuvent se passer dans le domaine de tous les sens et reposer tout aussi bien sur des troubles fonctionnels que sur des troubles organiques. Exemples : On ne sent plus des piqûres d'épingles réelles (anesthésie cutanée). Un petit bruit est fortement et douloureusement ressenti (hyperesthésie de l'ouïe). On ressent des fourmillements dans un membre, ou ce membre fait l'effet d'être recouvert d'une pelisse (paresthésie du toucher), ou encore on a des bourdonnements d'oreilles (paresthésie de l'ouïe). Tous ces phénomènes peuvent avoir, soit une cause organique, soit une cause fonctionnelle. Les douleurs de toute espèce, sans cause organique correspondante, sont du domaine de l'hyperesthésie ou de la paresthésie. Le bourdonnement d'oreilles et la vue d'étincelles (qui n'existent pas !) peuvent être désignés du terme d'hallucinations élémentaires, quand ils ne sont causés par aucune irritation extérieure. Mais la différence n'est guère que théorique ; il est rare que les paresthésies soient dues à une irritation périphérique.

Troubles des perceptions, ou hallucinations et illusions. — On fera bien de désigner ces troubles, avec Kræpelin, du terme général de *perceptions illusoires*. Quand le malade voit ou sent des objets, ou entend des complexions articulées de sons, sans qu'en réalité aucun complexus correspondant d'irritations extérieures ne vienne atteindre sa rétine, sa peau ou son oreille, on parle d'*hallucination.* C'est par exemple le cas quand il entend la voix d'une personne connue qui, en réalité, ne parle pas et n'est pas là. Par hallucination négative on entend inversement, avec Bernheim, la non-perception d'irritations qui en réalité viennent affecter nos organes sensoriels. Si, les yeux ouverts, en plein jour, sans être du reste aveugle, je ne vois pas un homme placé devant moi, je l'hallucine négativement (il disparaît pour mon esprit). Ce phénomène est facile à produire par l'hypnotisme, mais on l'observe aussi chez certains aliénés. Par *illusion* (positive ou négative), on entend une hallucination incomplète, dans laquelle, par exemple, on voit un homme qu'on connaît et qui est bien réellement là, avec un visage noir, des yeux flamboyants, peut-être même avec des cornes sur la tête. Ici, l'illusion des attributs du diable n'est qu'une hallucination superposée à la vue d'un objet réel. Un aliéné qui vit subitement disparaître devant lui tous les fusils d'une compagnie bien réelle de soldats, nous donna par là un bon exemple d'illusion négative. Citons encore les illusions de l'ouïe, dans lesquelles le malade, qui entend des bruits réels, par exemple les pas des passants ou le chant des oiseaux, les perçoit combinés avec des voix humaines hallucinées qui l'insultent.

Par *perceptions illusoires réflexes* (hallucinations ou illusions réflexes), on entend celles d'un sens qui sont évoquées par les perceptions normales d'un autre sens. C'est ainsi qu'une de mes malades hallucinait régulièrement des coups de bâton reçus par elle, chaque fois qu'une clé venait à tourner dans la serrure de la porte.

On peut aussi halluciner des mouvements, par exemple percevoir des mouvements de son propre corps, lorsqu'on ne les a pas exécutés.

Ceux des sens qui, normalement et à eux seuls, ne fournissent aucune association distincte dans l'espace ni dans le temps, et, partant, aucune perception définie (l'odorat, le goût et les sensations viscérales), sont incapables d'évoquer des *perceptions* illusoires proprement dites ; ils ne réagissent que sous forme de paresthésies ou d'hallucinations élémentaires, c'est-à-dire non coordonnées sous forme de perceptions. Et pourtant ce sont précisément les sensations viscérales qui donnent lieu aux plus singuliers phénomènes, dans lesquels le malade ressent ou s'imagine posséder, dans la tête ou dans le ventre, les choses les plus incroyables. Cela vient de ce qu'il associe des idées délirantes ou des hallucinations d'autres sens (toucher, vue) aux paresthésies indéfinies qui le tourmentent.

Idées délirantes et illusions du souvenir. — L'idée délirante (en allemand Wahnidee) n'est au fond qu'un jugement maladif. Mais elle s'associe la plupart du temps avec des émotions pathologiques, des paresthésies, des perceptions illusoires, etc. Ce qui caractérise l'idée délirante, c'est l'incapacité du malade de la corriger. En cela elle se distingue bien de l'erreur normale, mais pas toujours nettement de la superstition.

Elle est causée par des troubles pathologiques profonds de l'activité du grand cerveau, troubles qui font dévier les bases mêmes du moi, de la personnalité mentale, et la transforment du plus au moins. Un aliéné voit la photographie du tsar. Tout à coup il est assuré que c'est son père, et maintenant il se croit l'héritier du trône de Russie. Aucune raison ne peut le détourner de cette puissante révélation intérieure intuitive. Il part pour Saint-Pétersbourg et veut voir son père le tsar. Telle est l'idée délirante typique. Un homme bien portant a une vision (hallucination de la vue). Il se lève, s'assure que c'est une illusion, et se dit que son système nerveux est excité ; il corrige la chose. Si c'est par contre un aliéné, il croit à la réalité de la vision et se l'explique à l'aide d'une idée délirante qui se fixe chez lui sous forme de croyance maladive (folle). Mais ce dernier cas peut aussi se produire chez les gens mystiques, spirites ou superstitieux, simplement par voie suggestive, sans qu'ils soient le moins du monde malades du cerveau (citons les hallucinations autosuggestives de Jeanne d'Arc). Donc, pour s'assurer qu'une croyance reposant sur des perceptions illusoires ou sur des idées qui paraissent délirantes, est maladive ou ne l'est pas, il est nécessaire d'étudier les autres symptômes concomitants et avant tout les causes qui l'ont produite. Néanmoins, 95 fois sur 100 les idées délirantes ont un caractère obsessionnel et répété qui trahit aussitôt leur nature morbide.

Autosuggestion obsessionnelle paraissant étrangère. — Parfois les aliénés racontent avoir été subitement assaillis ou terrassés par une idée qu'ils attribuent à une puissance étrangère, surnaturelle, et qui devient alors le point de départ de tout un système délirant.

Un de ces malades me disait qu'une puissance occulte lui avait fait un certain jour *éclater* une sentence prophétique dans la tête (pas sous forme de perceptions auditives). Dès lors, cette sentence était devenue pour lui l'évangile.

Par *illusion ou falsification du souvenir*, on entend le souvenir de quelque chose qu'on n'a jamais perçu, ni ressenti. C'est une sorte d'hallucination du souvenir. Des enchaînements entiers d'événements, qui sont en réalité représentés à l'instant même au cerveau, le sont comme souvenirs qu'on a vécus, et les malades jurent avec la plus profonde persuasion que toutes ces choses leur sont arrivées, tandis qu'en réalité pas un mot de ce qu'ils racontent n'est vrai. L'illusion peut être totale ou partielle; dans ce dernier cas, un souvenir réel n'est que faussé par des compléments illusoires. Une variété de ce phénomène se produit quand on a le sentiment d'avoir déjà éprouvé une fois dans le passé un ensemble de perceptions actuelles réelles, par exemple l'aspect d'un paysage. Les illusions du souvenir sont beaucoup plus fréquentes qu'on ne le croit et jouent un grand rôle dans le délire des aliénés. Mais elles sont fréquentes aussi chez les gens bien portants, surtout les illusions partielles. Seulement l'homme normal peut les corriger, tandis que le malade n'en démord pas. Les hommes désignent très ordinairement les illusions partielles ou totales du souvenir, chez leurs semblables, du terme de mensonges, tandis qu'ils ne se rendent pas compte de leurs propres erreurs dans le même domaine. Ce fait donne lieu à une foule de malentendus, de disputes et de gestes indignés, qu'on s'épargnerait en étant un peu plus psychologiste.

Les troubles du déchaînement de la pensée sont aussi fort importants. Nous observons le ralentissement du cours des idées ou même son inhibition (son arrêt) plus ou moins complète, surtout dans la mélancolie (lypémanie) et son accélération ou fuite des idées, surtout dans la manie aiguë. La première s'accompagne d'une inhibition générale de l'activité cérébrale, et la seconde de son irritation et de son accélération générales aussi, ce qui se répercute pour les deux cas dans la sphère motrice.

Les troubles de l'association des idées sont extrêmement variés et compliqués ; les analyser en détail nous conduirait trop loin. Dans certains troubles légers, le manque d'association logique peut se trahir par le simple fait que les idées sont associées plutôt au son des mots qu'à leur sens (*allitération*). Quand on parle par exemple de guerre, le malade répondra par terre ou verre, à cause du son ou de la rime (le cas est fréquent dans les manies aiguës). On appelle *négativisme* la tendance de beaucoup de malades à tout nier ou à s'opposer passivement à tout ce qu'on veut leur faire faire. Il suffit ainsi de leur prendre la main pour qu'ils la retirent, etc. Lorsqu'il est combiné à une clarté intellectuelle complète, le négativisme devient tantôt un esprit absurde d'opposition sans rime ni raison, tantôt (chez les personnes intelligentes) une analyse stérile et obsessionnelle de soi-même, c'est-à-dire de toutes ses pensées et de celles des autres, analyse arrivant toujours à un résultat négatif ou dubitatif. On entend par *stéréotypie* les répétitions perpétuelles et automatiques de certaines phrases ou tournures de pensées, ou de certains gestes. Par *obsession*, on entend des représentations qui s'imposent avec puissance et persévérance à l'attention, et poursuivent le malade nuit et jour, sans qu'il puisse les écarter, c'est-à-dire les oublier ou s'en détourner. Il existe des troubles de l'association qui se rapportent plutôt aux mots qu'aux pensées. Alors il se forme un galimatias, un bavardage dénué de sens, même des langues inventées par l'aliéné, composées d'allitérations absurdes et ne répondant à aucune pensée, sans pourtant que les idées elles-mêmes du malade soient nécessairement confuses ; le langage seul constitue en ce cas un chaos de mots.

Dans les degrés les plus intenses des troubles de l'association des idées, la pensée de l'aliéné devient complètement confuse, ce qui se trahit alors par tous ses actes, ses gestes, ses regards, et non pas seulement par une salade de mots comme dans le cas précédent. Dans la *perturbation mentale* ou *dissociation complète*, ce ne sont pas seulement les idées, mais aussi les sentiments et les volitions, qui forment un chaos, et le malade erre avec des yeux hagards, comme un esprit perdu dans ses rêves. Cet état de dissociation mentale plus ou moins complète est effectivement, au point de vue psychologique, fort voisin du rêve, quoique sa signification soit tout autre, c'est-à-dire pathologique, et qu'il soit impossible d'en secouer le malade.

Il est avant tout très important de distinguer la dissociation mentale qui repose sur des troubles anatomiques ou organiques du cerveau, de la perturbation purement fonctionnelle, chez laquelle la dissociation ne porte que sur le dynamisme neurocymique. La *dissociation organique* est en effet quelque chose de tout différent. Tandis que dans la dissociation fonctionnelle (*perturbation mentale*) c'est principalement et presque uniquement le contenu de la superconscience qui constitue un chaos, et que tous les automatismes subconscients demeurent normaux, bien associés, et continuent à fonctionner sans trouble, nous trouvons inversement dans la dissociation organique un état chaotique de la vie cérébrale subconsciente, tandis que les associations supérieures (superconscientes) offrent encore une coordination relativement supportable. Le dissocié organique (ainsi le paralytique général) sera par exemple capable de suivre une conversation lente et de parler avec une certaine logique plus ou moins pesante. Mais en même temps il oubliera où il se trouve, où est la porte de la chambre, ou bien qu'il se trouve par exemple en bonne société, dans un salon. Il sera capable alors de se déshabiller et de faire ses besoins devant les personnes présentes, ou de trahir un secret qu'il avait tenu profondément caché jusqu'ici, ou encore de conclure une affaire absurde, qui lui paraît très avantageuse, parce qu'il n'a pas l'intuition instinctive de ses dessous principaux, etc. Inversement, le dissocié fonctionnel évitera instinctivement toutes ces sottises, de même que le somnambule ne se laisse pas choir du bord d'un toit, que nous nous recouvrons sans erreur pendant le sommeil, etc. Toute la machinerie instinctive, y compris une partie des habitudes ou automatismes secondaires, n'est pas ou est beaucoup moins dérangée chez lui. Par contre, il ne fera attention à rien de ce qu'on lui dit et divaguera avec un regard fixe, sans donner une seule réponse juste. Chez le dissocié organique, on peut mettre pour ainsi dire le doigt sur les lacunes des associations des neurones. Le travail cérébral se fait, il est vrai, sommairement d'après les règles ordinaires, comme à l'état de veille, mais il trébuche à chaque instant sur les lacunes des associations subconscientes qui, chez l'homme normal et chez le dissocié fonctionnel, marchent au contraire automatiquement d'elles-mêmes. Ce sont partout des déchirures et des cahots ; le malade ne voit pas ou oublie précisément ce qui n'échappe à personne d'autre que lui, parce qu'il s'agit d'automatismes qui vont sans dire. En outre, la dissociation organique se combine ordinairement avec des incertitudes et des troubles de la coordination des mouvements intentionnels et du langage, troubles qui proviennent de la même cause, c'est-à-dire des destructions disséminées du tissu cérébral. Quand par exemple un paralytique général dit ou écrit *Conisople* pour *Constantinople*, et qu'il trébuche à tout instant dans son langage d'une façon analogue sur les syllabes et sur les mots, ce langage nous donne une sorte de phonogramme ou de graphique de la dissociation organique de son cerveau. Il va sans dire que, selon le degré d'avancement de l'atrophie des neurones, la dissociation organique présente tous les échelons, depuis les troubles les plus imperceptibles jusqu'à une ruine ou à un chaos complet de la vie cérébrale. A ce dernier degré, non seulement tous les automatismes de la pensée, des sentiments et du mouvement, mais aussi tout le contenu psychologique de l'âme, sont réduits à des décombres et deviennent méconnaissables.

Troubles de la mémoire. — Ceux-ci sont très rapprochés des précédents, surtout de la dissociation organique, avec laquelle ils sont très souvent combinés. *L'amnésie* (perte de mémoire) *organique* porte surtout sur les engrammes les plus récents qui s'effacent rapidement et complètement, c'est-à-dire ne peuvent plus se fixer. Ce qui est plus particulier, ce sont par contre les *amnésies fonctionnelles. Amnésie* signifie perte du souvenir. Les amnésies fonctionnelles peuvent être partielles ou totales. On peut par exemple perdre entièrement la mémoire et l'usage d'une langue, ou encore de toute une époque de son existence. Plus fréquemment, par exemple dans ce qu'on appelle l'épilepsie psychique, on n'a qu'un souvenir sommaire d'une certaine période de la maladie, souvenir analogue à celui du rêve.

Par le terme de double conscience, on a désigné certains cas fort rares où un homme mène deux existences différentes qui alternent l'une avec l'autre et qui ne sont associées l'une à l'autre par aucun souvenir, par aucun pont superconscient. Les cas les plus curieux sont ceux de Macnish et d'Azam, chez lesquels les malades en question tombaient alternativement de l'état α à l'état β. Dans l'état β ils ne savaient plus rien de ce qu'ils avaient pensé et fait dans l'état α, et inversement. Dans le cas de Macnish, les périodes duraient environ deux ans, et la malade avait dû recommencer toutes ses études scolaires au début de l'état β. Je renvoie ceux qui s'intéressent à la question à mon livre sur l'hypnotisme (Stuttgart, chez Enke). J'ai observé moi-même un cas très instructif d'amnésie dite rétrograde qui avait duré huit mois. Le malade avait fait pendant ce temps un voyage et un séjour en Australie. Il n'en avait plus gardé le moindre souvenir. Dans mon livre précité se trouve une description complète de ce singulier cas, dans lequel je fis revenir tous les souvenirs par la suggestion, preuve que les engrammes ne sont que latents par inhibition, et non effacés, dans l'amnésie fonctionnelle.

Troubles du sentiment. — Chez les aliénés les troubles du sentiment jouent un rôle éminent. La mélancolie se distingue surtout par la tristesse pathologique sans cause adéquate. Ce symptôme se combine très ordinairement avec une inhibition profonde du déchaînement de la pensée et des volitions. Il se distingue en outre de la tristesse normale par son association avec d'autres symptômes, tels que l'angoisse et l'oppression précordiales, et surtout par la durée et la continuité de l'état émotif. La joie pathologique se trouve surtout dans la manie aiguë et dans la paralysie générale progressive ; elle se combine le plus souvent avec la fuite des idées. Ce qui est plus important encore, c'est l'émotion mixte, la colère avec ses deux variantes : la tristesse irritable et l'exaltation irritable. Dans les deux cas, le moi réagit activement contre le déplaisir qu'il éprouve, cherchant ainsi à se procurer une émotion agréable à l'aide d'une impulsion à l'action. L'humeur colérique pathologique peut s'exalter jusqu'à la fureur. Elle offre autant de variétés que les passions normales qui sont ses dérivés, telles que la jalousie, la vengeance, la méfiance, la susceptibilité, etc. Tous ces états affectifs s'associent à de fausses suppositions, à des idées délirantes et à d'autres symptômes cérébraux maladifs corrélatifs. Ils se déchargent en général sur des innocents, auxquels le malade peut faire subir de véritables martyres. Les aliénés de cette dernière catégorie sont souvent extrêmement rusés, très persévérants dans la poursuite de leurs résolutions, ainsi qu'habiles et perfides dissimulateurs. Ils commettent fréquemment des crimes épouvantables sous l'empire de leurs idées délirantes combinées à leurs passions morbides.

Sur une base cérébrale pathologique, on voit encore surgir toute une série d'autres sentiments et d'autres passions sans cause normalement adaptée, et avec des impulsions ou appétits correspondants. Citons l'angoisse, les sensations de pression et de brûlure, les appétits sexuels pervers, la faim anormale, etc.

On entend par *apathie* l'absence des réactions normales du sentiment. C'est là un symptôme assez régulier de toute psychose qui a duré longtemps. Ce qui est très important et caractéristique, c'est l'affaiblissement du sens moral, c'est-à-dire des sentiments de sympathie, d'altruisme et de devoir, qu'on observe tôt ou tard chez la plupart des aliénés, et qui peut aller jusqu'à une amoralité complète.

Les troubles de la volonté et du mouvement sont fort variés. On entend par *aboulie* la prostration de la volonté, et par *impulsivité* la transformation rapide, irréfléchie et irrésistible, des émotions et des pensées en actes ordinairement déraisonnables, qui n'ont ni constance, ni persévérance dans leur suite. Dans la manie aiguë, on observe une excitation et une accélération continues des mouvements volontaires, dont l'enchaînement est souvent plus ou moins dissocié. *Par impulsions pathologiques* ou *actes obsessionnels*, on entend des impulsions absolument anormales et dénuées de sens qui poussent le malade à l'action avec une violence irrésistible. J'ai connu une malade qui avait sans raison l'impulsion à donner une volée de coups à d'autres personnes ou à les étrangler. Dans son désespoir, elle mettait elle-même ses victimes en garde contre elle. Chez les aliénés, on observe encore une foule d'autres actes absurdes, soit automatiques ou stéréotypés, soit en rapport avec des idées délirantes.

La caractéristique générale de l'aliéné est son incapacité de se rendre compte que son état est maladif. C'est là ce qui le distingue le plus nettement de l'homme relativement sain d'esprit. L'illusion du malade relativement à lui-même repose sur la transformation de toute sa personnalité, et cette transformation est causée par la modification diffuse et généralisée de l'activité de son grand cerveau, qui ressent son propre changement comme transformation du monde extérieur et des autres hommes. En effet, le monde extérieur et les semblables du malade, en particulier ses proches, se reflètent autrement en lui que précédemment, alors qu'il était encore sain d'esprit. Les engrammes eux-mêmes se modifient plus ou moins. Nous n'avons absolument aucun autre critère pour distinguer l'aliéné proprement dit de l'homme normal ou des personnes dont le cerveau n'est que partiellement, localement ou légèrement lésé. Il saute aux yeux que ce critère n'est que relatif. Tout comme le trouble de l'activité cérébrale, le sentiment de la maladie et la faculté de s'en rendre compte peuvent être partiels ou incomplets. Il n'y a là aucune limite distincte, pas plus, moins même peut-être, que dans les autres phénomènes physiologiques. D'autre part, on voit que certains troubles partiels de l'activité mentale, troubles qu'improprement on ne désigne pas du terme de maladies mentales, peuvent être exactement ressentis et compris par le malade, qui souvent se dissèque lui-même avec une clarté impitoyable. Il s'agit là de troubles qui ne concernent pas le raisonnement logique.

Troubles nerveux qui ne sont pas des maladies mentales. — Plusieurs des symptômes déjà décrits peuvent être circonscrits et se produire à côté d'une santé mentale générale assez complète. Mais il nous faut en outre décrire en quelques mots les troubles qui n'intéressent le grand cerveau que localement, partiellement ou même pas du tout comme tels. En principe, au point de vue de la manière dont le tissu nerveux et ses fonctions sont lésés, ils concordent avec ceux dont nous avons parlé.

Des douleurs, des paresthésies et même des perceptions illusoires, peuvent avoir leur cause dans des états d'irritation des centres cérébraux inférieurs, de la moelle épinière ou des nerfs sensoriels. Des névrites (inflammations des nerfs périphériques) peuvent par exemple causer des douleurs atroces qui ne sont naturellement senties que grâce à leur transmission au grand cerveau. La même douleur peut avoir une cause organique ou une cause fonctionnelle, ainsi le mal de dents, qui peut être causé par une inflammation de la pulpe dentaire, ou, dans la névralgie, avoir une origine purement centrale et fonctionnelle. J'ai traité un malade qui avait eu à Constantinople, pendant quinze jours, une inflammation infectieuse (gonorrhée) extrêmement douloureuse de l'urètre, avec suppuration. Deux ans plus tard, il fut atteint d'une légère crise d'aliénation mentale, compliquée de nombreuses hyperesthésies et même de quelques hallucinations. Pendant sa convalescence, il visita une maison publique, ce qui aurait pu facilement lui attirer une nouvelle infection de l'urètre. Le lendemain, la crainte d'avoir été infecté lui suggéra à tel point la répétition de son ancienne maladie, que pendant quinze jours il en ressentit toutes les douleurs et tous les stades, quoique l'examen le plus minutieux de notre part (nous étions plusieurs médecins) ait prouvé l'intégrité absolue de son urètre ! Après sa guérison, ce jeune homme, très cultivé, très bien élevé et très honnête, nous déclara de la façon la plus positive que la seconde « gonorrhée » qu'il venait d'avoir, et qui était en réalité une autosuggestion cérébrale fonctionnelle, l'avait fait au moins autant souffrir que la première, qui avait été due à une véritable inflammation purulente. Théoriquement, du reste, il comprit et accorda que nous avions raison. Ce cas démontre plus clairement que toute dissertation savante que, dans le domaine de la sensation et de la douleur, une irritation fonctionnelle du cerveau peut produire exactement le même effet que les pires déchirures, compressions ou brûlures des nerfs périphériques. Inversement je souffre moi-même depuis huit ans de bourdonnements d'oreilles causés par un catarrhe sec de l'oreille moyenne. Or j'ai réussi à distraire si complètement mon attention de ces bourdonnements, qu'au bout de six mois je suis arrivé à ne plus les entendre du tout, excepté lorsqu'une association d'idées vient m'y faire penser.

Les maux nerveux fonctionnels sont d'ordinaire bien plus douloureux, plus difficiles à supporter, et tourmentent bien plus le malade que les maux organiques. Le degré d'une douleur, d'une souffrance, n'est, d'une façon générale, nullement adéquat à l'intensité de l'irritation périphérique correspondante ; il dépend bien plus de l'état du grand cerveau. Suis-je rendu « nerveux » par l'insomnie ou le surmenage intellectuel, c'est-à-dire devenu un peu « *psychasthénique* », la plus petite irritation devient douloureuse et me tourmente déjà. Suis-je au contraire rendu obtus et « *hypesthétique* » par de longues marches ou par d'autres fatigues musculaires de longue durée, les plaies, les inflammations, les démangeaisons même, me font peu souffrir, et je puis supporter avec une indifférence relative des lésions corporelles considérables, qui me font effectivement beaucoup moins souffrir que dans mon état ordinaire normal.

Les nerfs vaso-moteurs (nerfs des vaisseaux sanguins), dont les cellules se trouvent dans les ganglions dits sympathiques, peuvent provoquer la pâleur en irritant les muscles circulaires qui entourent les petits vaisseaux, et la rougeur en étant paralysés par inhibition. De simples idées ou représentations peuvent faire rougir ou pâlir en provoquant une inhibition ou une irritation des ganglions sympathiques par un influx de neurocymes moteurs lancés au travers du grand cerveau et de la moelle épinière. Beaucoup de troubles nerveux, tels les troubles des menstrues des femmes et de l'érection des hommes, le froid aux pieds, les engelures, la transpiration, l'hémorragie nasale, le frisson ou au contraire diverses congestions, sont souvent déterminés par des effets analogues, purement fonctionnels, de l'action neurocymique sur les vaisseaux sanguins. Lorsque ces troubles ont un caractère permanent, ils provoquent facilement des dérangements secondaires dans la nutrition des parties du corps desservies par le groupe de vaisseaux dont il s'agit.

On a longtemps attribué ces troubles de nutrition à l'action directe de nerfs hypothétiques, dits trophiques, qui évidemment n'existent pas.

Il y a aussi des appareils ganglionnaires périphériques qui président aux muscles lisses de l'intestin, à la sécrétion des glandes, etc. Ces nerfs peuvent être influencés par les puissants neurocymes du grand cerveau (par des émotions, etc.), comme les précédents, au moyen de rameaux communiquants. Voilà comment la constipation et une foule d'autres troubles fonctionnels de la digestion, des menstrues, etc., se trouvent le plus souvent être occasionnés directement par certains états de l'activité cérébrale et n'ont nullement leur cause à l'endroit du corps où ils se produisent, comme on le croyait autrefois. C'est là la raison pour laquelle la suggestion hypnotique (qu'elle soit provoquée intentionnellement et verbalement, ou à l'insu du malade par quelque procédé médical ou autre) est le seul remède efficace direct à la cause de toute cette catégorie de troubles.

La destruction de tout nerf sensible périphérique provoque une anesthésie, et celle de tout nerf moteur, non seulement la mort de son tronçon périphérique, mais encore la dégénérescence et l'atrophie complètes des muscles qu'il dessert et qui meurent aussi. La destruction de la cellule d'origine de tout neurone musculaire a le même effet. Lorsque, par contre, on détruit les neurones intermédiaires du grand cerveau qui innervent les neurones musculaires, on obtient une simple paralysie du mouvement volontaire. Les muscles du domaine auquel ils aboutissent, peuvent encore être contractés par les réflexes spinaux (1) dont nous avons parlé. Ils demeurent en vie, mais incapables alors d'accomplir aucun mouvement intentionnel.

Les *convulsions* ou *crampes* sont des contractions musculaires involontaires. Par crampe *tonique* on entend une contraction musculaire constante ou du moins un peu durable, telle que celle du tétanos ou de la crampe bien connue du mollet. Par crampe clonique ou convulsion, on entend au contraire une série rapide de secousses musculaires subséquentes, comme on les observe dans l'épilepsie, dans certains accès hystériques et dans beaucoup d'autres états d'irritation du cerveau et de la moelle épinière. Les crampes peuvent être locales ou générales, organiques ou fonctionnelles. Elles sont dues à des états d'excitation des neurones moteurs ou centrifuges et peuvent être aussi bien déterminées (déclanchées) par une hémorragie, une inflammation et une atrophie du cerveau ou de la moelle épinière, que par une simple représentation, par un « orage du neurocyme », comme c'est le cas dans l'hystérie. J'espère que mes lecteurs comprendront maintenant la chose avec facilité, grâce à la première partie de ce livre.

Une autre forme de troubles moteurs est la *catalepsie*. Dans ses légers degrés (flexibilité de cire), on voit chaque membre du corps conserver passivement toutes les positions qu'on lui donne et y demeurer, tandis que les représentations ou volitions ne sont plus capables de déterminer un mouvement. A un degré plus élevé, le corps entier devient raide et froid comme un cadavre. Il existe aussi une forme de catalepsie flasque, dans laquelle tous les muscles sont résolus et

(1) Spinal veut dire de la moelle épinière.

où tout membre retombe comme une masse. Ce dernier état, de même que la raideur complète des muscles, se combine parfois à un état de sommeil léthargique profond (léthargie), qui peut être confondu avec la mort lorsque les muscles sont raides et lorsque les mouvements du cœur sont devenus très faibles. Ces états peuvent être soit purement fonctionnels, soit provoqués par la compression du cerveau due à de l'œdème ou à des hémorragies.

Il existe en outre des *troubles de la coordination des mouvements*, c'est-à-dire de la rapidité et de la sûreté des combinaisons de leur enchaînement. On appelle ces troubles *ataxie*. Lorsque l'ataxie est rythmique (ainsi dans le délire des ivrognes), on l'appelle tremblement. L'ataxie proprement dite est au contraire arythmique, c'est-à-dire irrégulière. Le tremblement est souvent purement fonctionnel; l'ataxie arythmique l'est plus rarement. Chacun connaît l'ataxie locomotrice (*tabes dorsalis*) due à l'atrophie des cordons postérieurs de la moelle épinière par suite de la syphilis. Nous observons beaucoup de troubles de ce genre dans le langage parlé ou écrit, qui est le plus fin des réactifs moteurs. Le bégaiement et la crampe de l'écrivain sont des crampes fonctionnelles du langage parlé ou écrit en rapport avec des représentations. Une série d'atrophies des neurones dans le cerveau et la moelle allongée provoquent *l'ataxie du langage*. Ces exemples suffiront. Dans la chorée ou danse de Saint-Guy, on observe encore des mouvements fonctionnels involontaires, irréguliers, qui viennent déranger tout mouvement intentionnel, mais qui ont un autre caractère que l'ataxie.

Deux mots encore pour terminer : comme dans tous les autres domaines de la pathologie, tous les phénomènes de celle du système nerveux prennent leurs racines dans les fonctions normales. Tout ce que nous avons décrit repose sur des augmentations, des diminutions, des suppressions et des déviations ou désagrégations des fonctions normales.

L'homme normal hallucine dans le sommeil (rêve). La psychologie nous a fait connaître la base de toute illusion du souvenir. De fortes émotions peuvent provoquer passagèrement des obsessions chez l'homme sain. Le surmenage des muscles peut amener le tremblement, etc. Ce qui est pathologique est donc dû à ce que les réactions ne sont plus exactement adaptées à l'irritation, ou à ce qu'elles cessent d'avoir lieu (paralysie), ou, au contraire, à ce que des activités exagérées se produisent sans cause normale qui leur soit adaptée, ou à ce qu'elles durent trop longtemps, ou enfin à ce que les neurones qui président à ces activités sont modifiés ou même détruits.

On comprendra donc que, selon leur nature et le genre de leur cause, les troubles nerveux et psychiques pourront être *aigus*, *chroniques*, *embryologiques* ou *héréditaires*.

Ils sont *aigus* lorsqu'un système nerveux, jusque-là sain, est atteint plus ou moins subitement par un agent irritateur qui vient le troubler soit dans ses fonctions, soit dans sa structure organique. Sa disparition, ou l'élimination artificielle de cet agent, provoque la guérison s'il n'a pas déterminé préalablement de lésions irréparables.

Ils sont *chroniques* quand l'agent irritateur qui rend malade agit d'une façon lente ou répétée, quand il est tenace, quand ses causes continuent à agir, ou encore quand il laisse après lui des résidus, des défectuosités ou des irritations durables qu'on ne peut plus ou qu'on ne peut que très difficilement faire disparaître. Tout ce qui est chronique devient facilement en tout ou en partie incurable. Tout ce qui est aigu peut facilement devenir chronique en laissant des traces durables.

Ils sont *embryologiques* ou *ontogéniques* (arrêtant le développement) quand ils atteignent l'individu pendant son développement, soit comme embryon, soit comme enfant, et quand ils arrêtent ce développement, soit par leur intensité, soit par le fait qu'ils sont chroniques ou encore organiques. Les affections passagères de l'enfant et de l'embryon n'appartiennent pas à ce groupe, mais à celui des formes aiguës, par le fait qu'elles n'arrêtent pas le développement.

Ils sont enfin *héréditaires* ou *constitutionnels* (phylogéniques), quand ils se trouvent déjà sous forme de dispositions héréditaires dans la mnème du protoplasma germinatif des cellules ou de l'une des cellules qui se conjugueront plus tard pour former l'individu. Lorsqu'ils concernent les dispositions héréditaires du grand cerveau, il en résulte que le caractère de l'homme qui naît d'une pareille conjugaison est anormal ou maladif. Lorsque la maladie ou déviation anormale d'un germe (disposition héréditaire) se rapporte au contraire à d'autres parties du système nerveux, le moi, la nature mentale de l'individu, n'en souffre pas ou n'en souffre qu'accessoirement. Il peut néanmoins en souffrir indirectement, quand il s'agit par exemple des sens supérieurs, comme dans la surdi-mutité ou dans la cécité congénitales. On a vu pourtant Laura Bridgeman, qui était née aveugle, sourde-muette et presque anosmique, grâce aux facultés héréditaires supérieures de son cerveau, jointes à une éducation très soignée à l'aide du toucher, se développer hautement au point de vue mental. D'autres cas analogues ont encore été observés. Nous avons déjà parlé de la *blastophthorie* qui crée des tares héréditaires en empoisonnant les germes de celui qui les porte lorsqu'il s'intoxique.

CHAPITRE VII

COUP D'ŒIL SUR LES FORMES DES MALADIES OU ANOMALIES MENTALES ET NERVEUSES

PREMIER GROUPE

Maladies embryogéniques (troubles de l'ontogénie).

Les états anormaux dont il s'agit ici se distinguent tous par le trouble ou l'arrêt de la vie mentale ou nerveuse dans son développement ontogénique, de l'embryon à la fin de la croissance, de sorte qu'elle demeure stationnaire au seuil d'une période inférieure, ou plus ou moins infantile. Les agents nocifs qui agissent ici sont en partie les mêmes que ceux que nous trouvons dans les autres groupes; l'hérédité et la blastophthorie y prennent néanmoins une place particulièrement importante. Mais, par suite de l'arrêt de développement, leur résultat est fort différent et justifie la fondation d'un groupe spécial, quoique fort indistinctement délimité. Il est évident que l'arrêt de développement de l'embryon dans le corps maternel aura un effet bien autrement considérable que celui d'un adolescent de 15 ans. Chez ce dernier, en effet, la lésion atteint un cerveau déjà rapproché de celui de l'adulte. Bien que notre premier groupe renferme des états très divers, dont le pronostic est par conséquent fort différent, nous y voyons toujours le fait commun que la gravité du cas dépend du degré auquel le développement mental ou nerveux est arrêté ou dévié par la lésion. Selon le point de vue subjectif auquel on se place, on peut distinguer deux ou trois degrés dans l'arrêt du développement mental :

1er degré : idiotisme ou démence congénitale profonde.

2e degré : imbécillité (degré moindre d'arrêt mental).

Kraepelin distingue encore comme troisième degré la débilité mentale, qui comprend les formes les plus légères de l'imbécillité. Le public étant bien rarement disposé à les considérer comme pathologiques, la définition de la débilité mentale est peut-être pratiquement justifiée.

La faiblesse mentale congénitale, ou l'arrêt de développement congénital du système nerveux, peut en outre avoir des causes, soit organiques, soit fonctionnelles, dans le sens que nous avons donné à ces deux termes.

A. **Idiotisme. Maladies nerveuses congénitales organiques.** Toute sorte d'inflammations, de défauts de conformation, d'hémorragies, d'infections chroniques du germe (syphilis, etc.), peuvent provoquer des destructions, soit plus ou moins diffuses, soit circonscrites en foyers, dans le cerveau, dans la moelle épinière et dans les nerfs périphériques de l'embryon ou de l'enfant, et offrir, selon les cas, des formes complètement différentes les unes des autres, d'arrêt organique du développement. Nous nommons dans ce domaine :

a) Le crétinisme. — Certaines causes encore obscures (qualité de l'eau potable, hérédité, etc.) provoquent une maladie de la glande thyroïde qu'on appelle goître, maladie qui, quand elle attaque toute la glande, donne de son côté naissance au myxœdème, c'est-à-dire à un trouble général de la nutrition de tout le corps, y compris le cerveau. C'est là le crétinisme. Chacun connaît l'image du crétin, avec l'aspect congénital si caractéristique de son squelette, de tout son corps, et aussi de son cerveau. Il peut être simplement imbécile ou profondément idiot. C'est la base du crâne qui chez lui est rétrécie, qui enfonce les orbites et qui lui donne un air réfléchi et vieillot. Dans certaines contrées, le crétinisme est endémique, héréditaire et lié à certaines particularités sur lesquelles on n'est pas encore au clair.

b) *La microcéphalie* repose sur de fortes défectuosités embryogéniques du grand cerveau, qui peut parfois demeurer aussi petit que le poing. Alors le crâne demeure aussi fort petit et pointu (profil d'oiseau). L'idiot microcéphale est en général vif et méchant, tandis que le crétin est triste et apathique. Confondant la cause avec l'effet, Lannelongue a cru pouvoir guérir l'idiotisme par la trépanation (l'enlèvement d'un morceau du crâne), pensant ainsi fournir au cerveau le moyen de se développer. Or ce n'est pas le crâne trop petit qui cause la petitesse du cerveau, mais bien au contraire, l'arrêt de développement de ce dernier qui empêche celui du crâne. L'expérience prouve que dans la croissance, c'est toujours l'organe le plus pauvre en vaisseaux (ici le crâne), qui cède le pas et se retire devant l'organe dont le réseau vasculaire est le plus riche (ici le cerveau). Je renvoie du reste à von Gudden (*Recherches expérimentales sur la croissance du crâne*, Paris, Adrien Delahaye).

c) *Porencéphalie.* — Lorsqu'une inflammation, une hémorragie ou une autre cause destructrice vient annihiler une partie du tissu cérébral si délicat de l'embryon, la masse détruite forme une bouillie, qui se résorbe peu à peu dans le sang à l'aide des vaisseaux sanguins. Il en résulte ensuite une vésicule remplie de sérum liquide. C'est là ce qu'on appelle *porencéphalie*. D'après ce que nous avons vu dans l'anatomie, les résultats seront différents selon la portion du cerveau qui est détruite. Si ce sont, par exemple, dans un hémisphère cérébral, les circonvolutions centrales (fig. 9, JJ^1 BB^1) ou le faisceau pyramidal qui les relie à la moelle épinière, la faculté psychomotrice ou cérébromotrice de la jambe ou du bras du côté opposé du corps ne pourra se développer que partiellement ou pas du tout, selon que la destruction sera complète ou incomplète. Or il se produit en pareil cas un phénomène singulier. Les membres ainsi paralysés demeurent à l'état infantile, c'est-à-dire raccourcis et petits dans toutes leurs dimensions et dans tout le détail de leurs organes. Quand l'individu en question devient adulte, il a d'un côté par exemple un bras normal et de l'autre un petit bras d'enfant ou tout au moins un bras plus petit que l'autre et partiellement ou complètement paralysé. Si, par contre, le foyer a détruit le centre cortical visuel (Vue, fig. 10) ou le centre cortical auditif (A, fig. 9), il se produit pour toute la vie des lésions correspondantes dans la faculté mentale de voir ou d'entendre (voir plus haut).

d) *L'hydrocéphale* est la suite d'une sécrétion exagérée de liquide dans les ventricules (cavités intérieures) du cerveau. Le cerveau se trouve par là distendu, et à sa suite les os du crâne. Un hydrocéphale léger laisse les facultés mentales intactes, lorsque la substance cérébrale n'en souffre pas. Mais dès qu'il atteint un degré supérieur, l'arrêt de développement et l'imbécillité s'ensuivent. On reconnaît aussitôt les personnes hydrocéphales à leur énorme crâne.

e) *Autres défectuosités cérébrales.* — Il existe encore beaucoup de variétés de défectuosités cérébrales, défectuosités qui reposent tantôt sur des malformations primordiales du protoplasma des germes, tantôt sur des maladies du cerveau embryonnaire. Quand elles sont très petites et très localisées, elles peuvent passer inaperçues. Mais dès qu'elles sont plus grandes, elles provoquent un degré plus ou moins considérable d'idiotisme, de même que la porencéphalie dont nous avons parlé. Selon la localité du cerveau qui est atteinte, des paralysies ou des affections des fonctions sensorielles peuvent s'associer à ces lésions. Certaines lésions ne sont pas visibles à l'œil nu, parce qu'elles reposent sur des modifications microscopiques de la substance des neurones, mais le résultat n'en est pas moins le même, car il importe peu qu'un groupe de neurones soit entièrement détruit ou que ses fonctions soient complètement supprimées par des lésions microscopiques.

f) Idiotisme de cerveaux qui semblent normaux. — Il existe enfin des idiots, même extrêmement déments, dans le cerveau desquels on ne découvre aucune anomalie, ni macroscopique ni microscopique. Il est cependant certain qu'elles existent, et que, si nous ne les voyons pas, cela tient aux difficultés toutes spéciales de l'examen microscopique du cerveau. Il est presque impossible d'examiner exactement tout le cerveau à chaque autopsie, parce qu'on ne peut reconnaître la texture intime des cellules ganglionnaires et des neurofibrilles qu'à l'aide de méthodes extrêmement compliquées et difficiles de conservation, de coloration et de durcissement. Et même avec ces méthodes on n'y arrive pas toujours d'une façon certaine. Ce serait presque le travail d'une vie humaine que d'examiner de cette façon chaque centimètre carré des myriades de coupes nécessaires à la réduction d'un seul cerveau entier. Ce que nous découvrons dans nos examens sommaires, ce ne sont ordinairement que les lésions les plus grossières.

L'idiotisme est une notion fort vague et générale. Selon les cas, les diverses facultés de l'âme demeurent stationnaires à différents degrés de leur développement. L'idiotisme du sentiment est très important. Il se trahit tantôt par une apathie générale, tantôt par une irritabilité passionnée, limitée aux sentiments égoïstes. Dans ces syndromes très fréquents, tous les sentiments les plus fins, en particulier les sentiments altruistes de sympathie, et surtout le sens moral, font défaut. L'idiot est en général amoral, c'est-à-dire d'un égoïsme crasse et brutal. L'idiotisme de la volonté peut s'exprimer par l'aboulie (état passif et indifférent, sans impulsions) ou par l'impulsivité des volitions (faiblesse irritable). La forme impulsive est la plus perfide. L'idiot impulsif de la volonté transforme rapidement un sentiment émotif ou une représentation, en actes. Mais il manque de persévérance dans l'accomplissement de la série d'actes nécessaires à mener une résolution à bien. Ses impulsions volontaires ne sont que des produits de l'instant présent. Dans le domaine de la connaissance, l'idiot trahit avant tout sa faiblesse intellectuelle par la pauvreté de sa pensée, par son incapacité à former des associations compliquées, par la faiblesse de son jugement et de sa faculté d'assimilation, et de combinaison d'engrammes complexes, etc. Selon le degré de sa faiblesse mentale, il apprendra facilement, incomplètement ou pas du tout, à parler, à écrire, à compter, etc. La mémoire de l'idiot est souvent mauvaise, parfois bonne, parfois même hypertrophiée (énorme). Ce qui est surtout caractéristique, c'est son incapacité d'associer raisonnablement des engrammes de mots parlés ou écrits avec les représentations complexes qu'ils symbolisent. Il y a beaucoup de variétés d'idiotisme. D'ordinaire on reconnaît un enfant idiot déjà très tôt, du moins lorsque le degré de l'idiotisme est considérable. L'enfant est inconstant, inattentif et regarde dans le vide. Il est sauvage et excitable, ou au contraire apathique et obtus, avant tout agité, souvent gâteux et ayant des impulsions à tout détruire. Mais les parents ne veulent pas croire à une anomalie sérieuse, et espèrent toujours un développement intellectuel qui n'arrive pas.

Le traitement des idiots est extrêmement ingrat. Dans les asiles d'idiots, on se donne souvent une peine immense pour apprendre à ces malheureux de petites inutilités manuelles, ainsi qu'à lire et à écrire. Il vaudrait mieux se contenter de leur enseigner les occupations manuelles pratiques et utiles les plus simples, et de les habituer à l'ordre et à la propreté. Dans leur traitement, le principal demeure de protéger l'idiot contre le public et contre lui-même et de protéger la société contre les idiots. Ce dernier point est extrêmement important, car les idiots sont souvent très brutaux et très dangereux, surtout par leurs excès sexuels. Le langage des idiots est fort caractéristique, à la fois enfantin et mal articulé, souvent spasmodique, mal combiné avec la respiration. Les mêmes destructions du tissu nerveux qui conduisent à l'idiotisme quand elles concernent le grand cerveau, produisent toute sorte de paralysies, de troubles réflexes, de défectuosités dans l'articulation du langage et d'autres automatismes compliqués, lorsqu'elles sont localisées dans les centres cérébraux inférieurs ou dans la moelle épinière. Celui qui en est atteint, c'est-à-dire son grand cerveau, les ressent comme maladies ou anomalies nerveuses et s'en rend naturellement parfaitement compte, quoiqu'elles soient congénitales et par conséquent incurables.

La surdi-mutité vient d'une lésion organique et congénitale des centres de l'audition ou du nerf auditif ou acoustique. Le sourd-muet ne parle pas, parce qu'il n'entend pas et ne peut par conséquent pas former d'engrammes ou symboles acoustiques. Mais, s'il est intelligent, on peut lui apprendre, à l'aide de ses autres sens, à comprendre aux mouvements des lèvres ce que disent les autres et même à parler. L'atrophie des nerfs optiques chez l'embryon ou le nouveau-né entraîne une cécité congénitale incurable. Les aveugles-nés guéris par des opérations, même ceux qui apprennent à voir à l'aide des rayons du radium, ont un nerf optique et une rétine intacts. Leur cécité ne provient que de l'obscurcissement des milieux réfringents de l'œil (cornée, cristallin et corps vitré).

Pareil aveugle-né, rendu capable de voir par une opération, n'avait jamais vu d'objets auparavant et ne possédait par conséquent aucun engramme visuel associé, aucune perception. Lorsque tout à coup il voit, il ne perçoit qu'un mélange informe de couleurs qu'il ne peut associer aux objets déjà connus de lui à l'aide du toucher et de l'ouïe. Il faut donc que l'exercice vienne lui apprendre à associer les couleurs et les formes des objets entre elles, puis avec les symboles des autres sens, et enfin à se servir de la vue stéréoscopique binoculaire pour juger des distances. Si son cerveau est normal, il y arrive peu à peu.

B. **Imbécillité ou faiblesse d'esprit.** — Par imbécillité, on désigne, disions-nous, un degré de faiblesse mentale congénitale moindre que l'idiotisme. Ici, il est plutôt exceptionnel qu'on puisse démontrer des lésions anatomiques de la substance du cerveau. Des foyers destructeurs du cerveau peuvent cependant provoquer l'imbécillité. L'imbécillité peut s'étendre à tous les domaines de l'âme, mais elle peut les affecter d'une façon très inégale. Il n'y a pas de limites entre la débilité mentale, moins accentuée encore, et la stupidité ou l'incapacité, qui rentre plus ou moins dans les limites flottantes de la normalité. Ce fait est extrêmement important, précisément parce qu'en général on ne le comprend pas et qu'on n'en tient pas compte. Tout le monde reconnaît l'irresponsabilité d'un idiot ; on le considère comme un malade et on le traite en conséquence. Il n'en est pas de même de l'individu modérément imbécile, qu'on n'excuse le plus souvent que lorsqu'il présente en même temps d'autres infirmités et que sa faiblesse est purement intellectuelle. Or, l'imbécillité peut se porter surtout sur un autre domaine mental, et alors on la considère ordinairement comme un vice qu'on a le droit de reprocher à celui qui en est atteint. L'imbécillité repose le plus souvent sur une défectuosité héréditaire des germes et appartient donc plutôt à notre second groupe qu'au premier.

L'imbécillité intellectuelle se trahit surtout par la faiblesse du jugement, l'étroitesse de l'horizon mental et la pauvreté des idées. Souvent doté d'une bonne mémoire et même d'une bonne faculté d'assimilation, l'imbécile trompe par là ses maîtres et ses éducateurs, et ce n'est qu'à l'âge où l'homme devient indépendant qu'il trahit ses défectuosités par son incapacité d'agir avec raison et de se conduire lui-même dans la vie. Il ne fait alors que des sottises, succombe de la façon la plus niaise aux premières tentations les plus grossières de Vénus, de Bacchus et de l'argent. Malgré toutes ses connaissances acquises, malgré ses diplômes de bachelier et autres, il se ruine souvent, lui et sa famille, par des entreprises et des spéculations insensées, dans lesquelles il devient la proie de tous les exploiteurs aux aguets de pareille aubaine.

L'imbécillité du sentiment se trahit par l'apathie, par l'indifférence et avant tout par l'absence de sens moral, en particulier de sympathie et de sentiment du devoir (de conscience morale). Cela s'allie souvent avec des appétits égoïstes, brutaux et éminemment antisociaux. Dans cette catégorie des imbéciles purement ou principalement amoraux (surtout dans celle des idiots moraux complets), il faut ranger les criminels-nés et toutes les autres variétés d'animaux féroces à forme humaine, pour l'égoïsme effréné et passionné desquels la société des hommes n'est qu'un champ d'exploitation. Doué souvent d'une ruse raffinée, l'idiot ou l'imbécile dans le domaine moral sait se draper dans une vertu de façade, accompagnée de belles phrases et souvent même d'actes humanitaires hypocrites, cachant ses appétits criminels égoïstes sous le manteau d'une charité feinte. L'amoralité peut souvent même se joindre à un haut degré d'intelligence. C'est ce qu'on voit chez les grands monstres et criminels que l'histoire nous fait connaître. Plus ordinairement, l'imbécillité morale peuple les maisons de force et de correction, ainsi que les maisons de prostitution, de récidivistes dont les passions égoïstes résistent autant à la bonté et à l'éducation qu'aux châtiments, et les pousse toujours invinciblement de nouveau au crime, ou tout au moins aux conflits avec la société. Plus fréquente encore est l'imbécillité moins accentuée du sentiment, dans laquelle on observe simplement une tendance irrésistible à des actes méchants et pervers et une prépondérance anormale des passions communes et basses.

Dans le domaine de l'esthétique, l'imbécillité est représentée par l'absence totale du sens artistique, absence qui, certes, n'est pas rare. Il existe, par exemple, des idiots musicaux qui ne distinguent pas un son musical d'un bruit.

L'imbécillité de la volonté s'exprime, comme son idiotisme,

par l'aboulie et l'impulsivité. Si l'aboulique ou l'impulsif est à côté de cela normalement ou même bien doué dans le domaine de l'intellect et du sentiment, ces dons ne lui servent de rien ou de presque rien. La paresse et le flegme de l'aboulique l'empêchent d'une façon générale de travailler et de s'intéresser à quoi que ce soit. Quant à l'impulsif, fils de l'instant et de ses caprices, ses actes sont si incohérents, faute de la persévérance la plus élémentaire dans l'accomplissement de ses résolutions, qu'il gâche et détruit tout ce qu'il fait, à mesure qu'il le fait.

Dans la plupart des cas, l'imbécillité se porte sur plusieurs domaines à la fois et livre à notre société un nombre immense d'individus incapables ou de non-valeurs humaines. Néanmoins, beaucoup d'individus dont la faiblesse mentale n'est qu'intellectuelle ou qui sont seulement apathiques et, du reste, bons enfants, peuvent être utilisés à de simples travaux mécaniques agricoles ou autres, et s'y montrer fort utiles, si leur volonté et leur amour du travail sont suffisants, et si leurs passions sont modérées.

Il existe encore une faiblesse de développement ontogénique, l'*asthénie* ou *faiblesse irritable*, qui se combine à toute sorte de troubles nerveux, à la tendance aux convulsions, à l'hyperesthésie, aux paresthésies, aux angoisses, à une précocité anormale dans divers domaines, etc., et qui entrave le développement de l'enfant. Il s'agit là plutôt d'une faiblesse mentale fonctionnelle, combinée à une irritabilité héréditaire extrême des centres nerveux. Une saine éducation peut beaucoup corriger en pareil cas.

On observe aussi chez les enfants de véritables psychoses ou maladies mentales, analogues à celles des adultes. Elles mettent très fréquemment en danger le développement mental subséquent. L'épilepsie et l'hystérie jouent ici un rôle prépondérant, parfois aussi l'hypochondrie.

Dans le domaine des centres nerveux subordonnés et des nerfs périphériques s'observent aussi des faiblesses et des anomalies du développement ontogénique qui entravent ce dernier et ses fonctions. Citons ici certains défauts périphériques de l'articulation du langage, des centres et des nerfs moteurs en général, certains troubles des organes des sens, la surdi-mutité, le daltonisme, bref toute sorte d'infirmités et d'infériorités des fonctions nerveuses qu'on peut observer sur soi-même et sur ses connaissances, et qu'il serait trop long d'énumérer ici.

Quand un individu se montre constamment maladroit de ses mains, est incapable de tout travail artistique, de tout exercice physique, c'est son grand cerveau qui est malade.

SECOND GROUPE

Maladies mentales et nerveuses héréditaires (lésions de la phylogénie récente).

Les maladies de ce groupe, qu'on peut désigner du nom d'*anomalies constitutionnelles*, font, en partie, transition à celles du précédent, en particulier à l'imbécillité, sans limites distinctes. Koch les a appelées « moins valeurs » psychopathiques. Parmi elles, il existe cependant quelques « plus-values » dans certaines directions spéciales. Disons d'emblée, pour éviter des répétitions, que nous comprenons dans cette catégorie toutes les formes de faiblesse mentale congénitale qui ne sont pas dues à des maladies de l'enfance ou de la période embryonnaire, mais à des anomalies héritées par les dispositions des germes. Il est, du reste, presque impossible de séparer dans chacun de ces cas ce qui est purement hérité de ce qui est acquis dans l'ontogénie. Les deux groupes de facteurs agissent ordinairement combinés pour créer un produit généralement manqué tant au point de vue individuel qu'au point de vue social. Ce qui est anormal ici, c'est donc la prédisposition pathologique. Par l'éducation et les circonstances de la vie, elle peut être renforcée, c'est-à-dire empirée, ou, au contraire, quand elle n'est pas trop puissante ni trop exclusive, combattue et endiguée avec un certain succès. Examinons, en quelques mots, les plus importants de ces « caractères pathologiques », car c'est là ce dont il s'agit.

L'imbécillité caractérisée dans l'un des trois domaines principaux de l'âme, l'intelligence, le sentiment ou la volonté, détermine un caractère pathologique correspondant. Nous avons déjà appris à connaître, à propos de l'imbécillité, ses formes intellectuelles, amorales, abouliques et impulsives, ainsi que la faiblesse asthénique de la volonté et du sentiment.

Une disposition pathologique particulière, opposée à l'idiotisme moral, est l'hypertrophie de la conscience morale ou de l'altruisme, le scrupule de conscience exagéré, le désintéressement maladif. Il y a des hommes dont le sentiment du devoir s'exagère d'une façon maladive au point de négliger abominablement tous leurs devoirs envers eux-mêmes, dans l'anxiété perpétuelle de ne pas remplir ceux envers leur prochain. Pour faire du bien aux autres, ils se maltraitent eux-mêmes de corps et d'esprit, ne se permettent plus de dormir ni de manger et s'abaissent souvent devant d'autres individus qui en profitent généralement pour les exploiter et les ruiner. Ils sont les victimes de leur altruisme pathologique. D'autres dégénèrent en fanatiques de la religion et de la morale, sacrifient leur santé et leur fortune à un idéal mal placé ou inaccessible à l'homme, et finissent, soit par l'aliénation mentale, soit par la ruine économique. A l'occasion, l'altruisme de ces derniers dégénère en intolérance crasse. Ils appliquent aux autres leur sévérité exagérée envers eux-mêmes. Et voilà comment, par une ironie du sort, l'altruisme pathologique peut se transformer inconsciemment, et sans qu'on s'en aperçoive, en perversion morale. Chez certains individus, par exemple, qu'on tient d'ordinaire à tort pour des hypocrites conscients, l'ascétisme exagéré envers soi-même et l'altruisme pathologique se combinent parfois avec des perversions et même avec des excès de certains appétits qu'ils veulent réfréner, en particulier de l'appétit sexuel.

On désigne du terme de déséquilibrées les mentalités pathologiques auxquelles l'équilibre de l'âme fait défaut à certains égards ou à tous les égards, et qui sont incohérentes et inconstantes dans leur manière de penser, de sentir et de vouloir. On peut leur appliquer aussi le néologisme de « psychasthénie » (faiblesse irritable de l'âme).

Les *anomalies sexuelles* ne dépendent que dans les cas les plus rares de troubles des organes sexuels eux-mêmes (spécialement des glandes sexuelles). Leur siège ordinaire est le cerveau, avec ses dispositions héréditaires sexuelles plus ou moins normales et plus ou moins fortes, et avec ses habitudes acquises dans l'accomplissement de l'acte sexuel. Sans doute, quand on enlève les glandes sexuelles du nouveau-né (castration), le développement de l'appétit sexuel corrélatif dans le cerveau en est entièrement arrêté ; mais ce n'est plus le cas quand la castration a lieu après la puberté. Les individus châtrés comme enfants prennent dans leur développement un caractère féminin, conservent une voix haute d'enfant, ne deviennent que peu ou pas barbus, etc. Il existe un grand nombre de dispositions sexuelles anormales héritées ; en voici les groupes principaux :

a) *Exaltation et précocité de l'appétit sexuel* (*chez l'homme et la femme*). — En cas pareil, on voit se développer très tôt, même chez des enfants de sept à neuf ans, des représentations sexuelles intenses et un appétit sexuel correspondant.

b) *Absence ou faiblesse de l'appétit sexuel* (*anesthésie sexuelle*). — Malgré l'existence d'organes sexuels entièrement normaux, il arrive qu'aucun appétit correspondant ne se développe. En pareil cas, il ne se produit pas de représentations (d'engrammes) correspondantes dans le cerveau. Chez l'homme, le fait est rare. Chez la femme, naturellement passive dans l'acte sexuel, le cas est fréquent et peut à peine être taxé d'anormal.

On désigne du terme de *perversions sexuelles* les cas dans lesquels l'objet de l'appétit sexuel est anormal. Citons en première ligne l'amour homosexuel (l'amour d'un individu d'un sexe pour un autre du même sexe), puis l'appétit dirigé sur toute sorte de fétiches (tresses de femmes, mouchoirs de poche, bottines, etc.), puis les anomalies dans la manière de satisfaire l'appétit sexuel, comme par exemple celle de se satisfaire en se faisant maltraiter et humilier, ou au contraire en humiliant et maltraitant les autres (masochisme et sadisme) ; puis l'appétit dirigé sur des enfants, sur des animaux, celui qui pousse à l'exhibition des organes sexuels, etc.

La *masturbation* ou *onanisme* ne repose pas toujours sur une anomalie ; elle n'est le plus souvent qu'une compensation à l'appétit sexuel, compensation provoquée par l'imitation ou par une mauvaise habitude, lorsque l'occasion de satisfaire normalement cet appétit fait défaut. Bien plus rarement elle repose sur des instincts pathologiques héréditaires, surtout homosexuels.

Toutes les anomalies et tous les faibles dans l'accomplissement de l'acte sexuel (par exemple les érections incomplètes) ont une forte tendance à se renforcer par l'habitude et la répétition. Ils peuvent même naître sous l'influence de l'usage et de la séduction, par l'excitation de l'érotisme. L'irritation sexuelle exagérée a des suites bien plus néfastes que la faiblesse ou l'absence de l'appétit sexuel. Il s'ensuit qu'il est de bonne règle hygiénique de réprimer autant que possible l'appétit sexuel, de le satisfaire avec modération et d'en détourner autant que possible son activité cérébrale, en la dirigeant sur des objets plus utiles.

Il va sans dire que nous ne nions pas l'action concomitante de certaines lésions du mécanisme des centres nerveux inférieurs des organes sexuels et de ceux-ci eux-mêmes ; mais il s'agit là de cas exceptionnels, sauf les lésions des glandes sexuelles.

L'*hypocondrie* se greffe sur une tendance héréditaire

obsessionnelle à l'observation anxieuse et agitée de soi-même, en particulier de son propre corps. Il en résulte une foule d'autosuggestions qui font ressentir au malade les symptômes d'affections qu'il n'a pas. L'hypocondriaque s'occupe perpétuellement de sa santé et de ses sensations. Son cerveau crée ainsi des produits morbides artificiels propres, des engrammes de l'activité neurocymique, sous forme de douleurs, de paresthésies de toute espèce, d'inhibitions des mouvements, de crampes, bref de troubles dans tout le domaine de l'activité nerveuse. Il croit être atteint de toute sorte de maladies corporelles, parce qu'il sent ces symptômes et les vit, tout comme si une affection organique existait réellement (voir au chapitre VI, *Troubles nerveux*, etc.). Tout traitement spécial des symptômes particuliers que ressent l'hypocondriaque, les renforce et les fait empirer en concentrant l'attention du malade sur eux. Un seul pourrait avoir un effet curatif : faire dériver l'activité cérébrale sur une occupation agréable, utile et intéressante. Lorsque l'hypocondrie n'est pas trop ancienne, ni trop profondément héréditaire, on peut par ce moyen l'améliorer ou, plus rarement, la guérir. Malheureusement, l'agitation anxieuse de l'hypocondriaque l'entraîne sans relâche d'un sanatorium à un autre, d'un système curatif au suivant, de sorte qu'il devient la vache à lait la plus docile de tous les charlatans, patentés ou non. L'hypocondrie constitue la pièce de résistance du pêle-mêle nosologique qu'on jette aujourd'hui dans un même sac sous le titre commode de neurasthénie. C'est une maladie éminemment héréditaire, reposant sur des dispositions pathologiques des germes, lors même qu'elle ne se déclare souvent complètement qu'à un âge plus ou moins avancé.

Obsessions et phobies. — Certaines idées ou représentations s'imposent parfois avec persistance au cerveau d'un homme, du reste raisonnable, et viennent le tourmenter jusqu'au dégoût de l'existence ; telle l'idée d'avoir mis sa signature en blanc sur un papier qui s'est perdu, celle de poils qui le dégoûtent et qui s'attachent à ses habits, telle encore l'obsession de certaines mélodies ou chansons dont il ne peut se débarrasser, etc. S'il s'agit de représentations motrices, l'idée obsédante devient impulsion ou acte impulsif ; tel le besoin impérieux de briser des objets, de souffleter quelqu'un, etc. S'il s'agit d'un sentiment de frayeur ou de vertige, on le désigne du nom de phobie (peur des places vides ou agoraphobie, terreur des araignées, des souris, etc.). J'ai connu une malade qui avait la phobie des poupées et s'enfuyait en criant dès qu'elle en voyait une, comme si c'eût été le diable en personne. D'une façon plus générale, lorsqu'il s'agit de dégoûts ou de désirs individuels, relatifs à certains objets, et ayant un caractère moins maladif, on se sert du terme d'idiosyncrasie. L'idiosyncrasie peut consister en dégoût ou en réaction nerveuse subconsciente, sans angoisse ni obsession.

Émotivité constitutionnelle. — Beaucoup de personnes sont perpétuellement sous l'influence prépondérante d'une humeur ou d'un sentiment tel que la tristesse, le dégoût pessimiste de l'existence, l'irritabilité, la haine, la jalousie, la méfiance, ou au contraire l'exaltation, la joie exagérée jusqu'à l'optimisme le moins fondé, etc. Ces sentiments émotifs reposent sur une disposition héréditaire pathologique; ils sont tout à fait exagérés, ne répondant pas à une cause adéquate, c'est-à-dire n'étant la plupart du temps nullement motivés par des événements extérieurs ou intérieurs correspondants. Ils ne sont en un mot pas adaptés à la réalité. Quiconque rit au moment d'un profond malheur et n'en est nullement affecté ; quiconque soupire d'un air soucieux et chagrin, pleure même ou se désespère au milieu du plus grand bonheur ; quiconque répond à l'affection et à l'amabilité par une méfiance ou par une jalousie perpétuelles, n'est pas un homme normal. Dans l'émotivité constitutionnelle, de pareilles réactions font partie du caractère et en constituent principalement la pathologie. Il existe en outre une simple exagération de l'émotivité à tous les égards, exagération qui s'exprime entre autres par une grande susceptibilité. Inversement, nous observons une indifférence apathique que nous avons déjà signalée à propos de la symptomatologie générale. Enfin l'on observe souvent une périodicité régulière d'états opposés du sentiment, périodicité qui ressemble beaucoup à celle de la maladie mentale appelée folie circulaire, sans que l'exaltation et la dépression qui se succèdent en arrivent à empêcher le malade de se conduire raisonnablement. Pendant six mois par exemple il est gai, optimiste, entreprenant et actif, pendant les six mois suivants inhibé, triste, pessimiste et inactif. Nous pourrions citer encore toute une série d'anomalies du caractère qui sont plus ou moins répandues et bien connues dans la société humaine. Lorsqu'elles sont peu accentuées, elles ne sortent pas encore du domaine élastique de la vie mentale dite normale, mais elles deviennent pathologiques dès qu'elles s'exagèrent et s'accentuent dans un sens exclusif. Je citerai le prodigue, l'avare, le fanatique, l'ombrageux, le jaloux, l'enthousiaste, le raisonneur entêté qui dit « non » par esprit d'opposition, l'irascible, le flegmatique, le vagabond, le médisant, le fauteur d'intrigues, le poseur vaniteux, le snob, etc. La liste pourrait être encore fortement allongée, si l'on voulait y ajouter tous les travers accentués de caractère qui nous entourent.

L'escroc pathologique ou menteur par imagination mérite une mention spéciale. L'homme qui se ment à lui-même est celui qui ment le mieux, car il confond les produits de son imagination avec la réalité. Il croit à ses mensonges, en tout ou en partie, durablement ou passagèrement, comme le célèbre Tartarin de Tarascon d'Alphonse Daudet. Les illusions du souvenir viennent perpétuellement troubler les engrammes de sa mémoire et leur reproduction. Comme toute son attention, tout son moi, s'identifient avec les mirages trompeurs créés par son imagination, au point qu'ils deviennent pour lui réalité, il impose ses fanfaronnades et ses impostures aux autres avec un tel aplomb, avec une telle assurance, avec un tel naturel, avec une expression si naïve et si honnête, avec un enthousiasme de si belle allure, qu'il réussit toujours de nouveau à convaincre ses semblables là où un menteur conscient, qui mesure ses paroles froidement et calmement et qui a toujours peur d'être attrapé en se contredisant, éveille instinctivement la défiance. Dans l'âme consciente du menteur normal ordinaire, deux chaines de pensées se pressent alternativement ou même à côté l'une de l'autre, celle de la vérité et celle du mensonge, et elles se dérangent, se troublent mutuellement. Dans la conscience, c'est-à-dire dans le cerveau du menteur par imagination, tout s'unifie au contraire. L'escroc pathologique ou menteur par imagination peut se rendre coupable des escroqueries les plus formidables en y mettant un art, une persuasion et un enthousiasme qui déroutent même les limiers les plus madrés du barreau. Il entraîne à sa suite toute une foule d'âmes crédules et les conduit à leur ruine. Le public croit aveuglément à ses descriptions enthousiastes, à ses élégies poétiques jusqu'à ce que finalement un hasard quelconque ou la réflexion de quelque personne de sens plus rassis, vienne subitement hâter le dénouement fatal, souvent tragi-comique, de tous ses châteaux en Espagne. Ce dénouement est fréquemment un procès à sensation (1). Comme au réveil d'un rêve, l'escroc pathologique s'affaisse alors d'ordinaire presque aussi accablé momentanément que ses victimes. Mais cela ne dure pas, et bientôt après il recommence, car il ne peut pas faire autrement. Pendant toute son existence, un mirage remplace l'autre dans l'heureux paradis de son introspection subjective, si bien dépeinte par Daudet (*l. c.*).

Mentionnons en terminant l'hystérie qui n'a rien de commun avec la matrice, mais au contraire tout avec les dispositions héréditaires du cerveau. L'hystérique est l'homme (des deux sexes) dont les associations psychiques, d'ordinaire très

(1) La célèbre Thérèse Humbert, dont tout le monde se souvient encore, appartient sans aucun doute à ce groupe pathologique d'individus.

variées, et du reste équilibrées, se dissocient avec une facilité maladive. Il en résulte que le neurocyme de chaque représentation dissociée devient capable de s accumuler puissamment et de provoquer en conséquence des inhibitions et des décharges ou fraiements extraordinaires. C'est ainsi que des représentations et des sentiments isolés peuvent provoquer, même d'une façon durable, diverses paralysies, convulsions, anesthésies, hyperesthésies, douleurs et toute sorte d'autres phénomènes morbides, tels qu'anomalies sexuelles, accès de fureur, inhibition ou agitation violente, crimes, intrigues, mais inversement aussi la guérison de tous ces symptômes maladifs, l'enthousiasme pour le bien, le dévouement, les actions héroïques et même des productions de génie, en un mot tout ce que le cerveau humain est capable de produire ou au contraire d'inhiber. L'hystérie constitue donc pour ainsi dire, en tant que disposition héréditaire du cerveau, une épée à deux tranchants. Elle crée beaucoup de mal et beaucoup de malentendus, déchaîne une foule de passions, et bien peu de médecins la comprennent entièrement. Mal dirigés ou doués d'autres mauvaises qualités, les hommes hystériques peuvent devenir de véritables diables. Bien dirigés ou doués d'instincts nobles, ils peuvent devenir des anges ou des héros, tels que Jeanne d'Arc. L'hystérie est presque un monde spécial. Malheureusement, elle se combine très ordinairement avec beaucoup des autres anomalies que nous avons décrites et devient alors une véritable plaie pour l'entourage du malade, plus encore que pour le malade lui-même. L'hygiène des hystériques consiste en une utilisation rationnelle de leur dissociabilité ou suggestibilité pathologique pour le bien. Mais, pour la mettre en pratique, il ne faut pas se méprendre sur le vrai caractère de l'hystérie, et ne pas désigner de ce terme, comme on le fait si souvent, une foule d'affections mentales constitutionnelles qui n'ont rien ou n'ont que très peu de chose de commun avec elle.

Comme on le voit, toutes les anomalies mentales héréditaires font plus ou moins transition à l'état normal. Ce qui est incurable chez toutes, c'est la disposition elle-même. Cette disposition n'est cependant d'ordinaire pas assez forte pour ne pouvoir être en partie combattue, endiguée, affaiblie ou dirigée dans de meilleures voies par de bonnes habitudes exercées en sens inverse. Quand il s'agit d'un symptôme négatif, d'un défaut de disposition, il faut au contraire fortifier et exercer ce côté faible. Parfois même — spécialement dans l'hystérie — on peut utiliser le symptôme morbide pour suggérer au malade l'accomplissement d'œuvres sociales utiles et même grandioses. La psychothérapie ou thérapeutique suggestive, c'est-à-dire l'action directe sur les fonctions du cerveau, remplace donc ici l'hygiène du système nerveux, ou plutôt elle est l'agent thérapeutique souverain, dont l'hygiène subséquente ne devient plus que le complément.

Il existe aussi des faiblesses constitutionnelles héréditaires ou au contraire des états d'excitation héréditaires dans les organes des sens, dans la moelle épinière, etc.; tels la faiblesse visuelle et autres anomalies constitutionnelles de l'œil, les tics, l'irritabilité spinale (de la moelle épinière) avec secousses musculaires, les troubles constitutionnels des réflexes tels que le blépharospasme, etc. Ces troubles fonctionnels des centres inférieurs s'allient du reste souvent avec des anomalies des fonctions cérébrales.

TROISIÈME GROUPE

Maladies mentales et maladies nerveuses acquises.

Pour autant que les maladies de ce groupe ne sont pas exclusivement dues à des blessures, à des intoxications, à des infections microbiennes ou à des atrophies, elles se développent ordinairement sur la base d'une disposition héréditaire. Elles sont donc parentes du groupe précédent et lui font souvent transition. La différence fondamentale consiste en ce que, chez les affections décrites comme second groupe, ce qui est morbide concerne la disposition héréditaire elle-même, tandis que les maladies que nous avons à décrire maintenant surgissent d'une façon aiguë dans le courant de la vie, soit provoquées par des actions nocives venant du dehors, soit sur la base de l'activité cérébrale elle-même, maltraitée par les effets de dispositions héréditaires anormales. Dans ce dernier cas, l'action sourde et répétée des dispositions morbides du cerveau a préparé la catastrophe de longue date, et l'on peut désigner cette dernière du terme de *cataclysme neurocymique*.

L'état actuel de nos connaissances ne nous permet en outre pas toujours de délimiter nettement et sûrement ce qui est fonctionnel de ce qui est organique.

A. **Épilepsie**. — L'épilepsie ou haut mal est connue de tous. Comme disposition, elle est extrêmement héréditaire, éclot très ordinairement dans la jeunesse, et se rapproche par conséquent beaucoup des deux groupes précédents. Outre les attaques ordinaires de haut mal, dans lesquelles le malade tombe subitement en perdant connaissance et où il est pris de convulsions cloniques, on voit souvent arriver dans le cours de la maladie des accès de psychoses allant jusqu'à la folie furieuse, accès dont les malades perdent tout, ou à peu près tout souvenir (amnésie). On entend par « épilepsie larvée » ou petit mal épileptique, des accès de vertige ou d'absence qui ne durent que quelques secondes à peine, et dans lesquels le malade ne tombe pas et n'a pas de convulsions, mais où il perd un instant connaissance. Lorsqu'elle commence dans la jeunesse, l'épilepsie arrête très ordinairement le développement mental et conduit souvent à une défectuosité morale et à une démence plus ou moins accentuée. Chez les vieux épileptiques, on trouve une sclérose ou durcissement de la couche la plus superficielle de l'écorce du grand cerveau. On ne sait encore si cette sclérose est la cause ou l'effet de la maladie. D'autres formes spéciales d'épilepsie sont dues à des foyers inflammatoires ou à d'autres lésions du cerveau (épilepsie dite jacksonienne). L'abus et même l'usage de l'alcool renforcent l'épilepsie et provoquent ses accès. Ils peuvent parfois à eux seuls la produire chez les prédisposés. Traitée à temps et avec persévérance, l'épilepsie peut être guérie plus souvent qu'on ne le croit par l'emploi rationnel et persévérant des sels de brome. L'insensibilité complète de la cornée de l'œil, l'écume, la cyanose et les morsures que se fait le malade, distinguent l'attaque épileptique dite de haut mal, des crises hystériques, etc.

B. Psychoses fonctionnelles ou vésanies. Névroses fonctionnelles. — Sous le terme de *folie maniaque dépressive*, Kraepelin désigne les accès aigus d'excitation psycho-motrice avec fuite des idées et gaîté (manie aiguë), et inversement d'inhibition générale avec tristesse et souvent avec angoisse (mélancolie ou lypémanie). Les accès de manie aiguë et de mélancolie sont curables, mais ils ont, surtout les premiers, une grande tendance à se répéter ou à devenir périodiques. Lorsque des accès de manie alternent régulièrement avec des accès de mélancolie, on désigne le cas du terme de folie circulaire.

On entend par *paranoia ou délire systématisé des persécutions et des grandeurs*, une maladie presque incurable, composée d'idées délirantes de persécution et de grandeur, qui se développent peu à peu systématiquement et se combinent à une perte progressive du sens moral, ainsi qu'à une conservation relative de la clarté intellectuelle et de l'enchaînement normal des idées. Les malades atteints de paranoia sont à la fois dangereux et capables de travail. Ceux qui ne les connaissent pas les croient souvent sains d'esprit, parce que leurs actes sont bien ordonnés et qu'ils s'entendent admirablement à dissimuler leurs idées délirantes. Les *processifs* sont des malades de cette catégorie chez lesquels le délire de la persécution conserve le caractère du possible et se combine avec une obsession maladive à se croire lésés dans leurs droits. Cette obsession les pousse à poursuivre avec une ténacité inimaginable ce qu'ils considèrent comme leur droit, devant toutes les instances des tribunaux. Leur vie se passe ainsi en procès interminables, dans lesquels ils se ruinent en calomniant les autres. Parfois leur délire a pour point de départ quelque petite injustice réelle qu'ils ont subie. Par le terme de *paranoia originaire*, on désigne l'état d'individus plus ou moins disposés dès leur enfance au délire de la persécution et des grandeurs. Cette dernière forme aurait pu tout aussi bien être traitée dans notre second groupe, auquel elle fait passage. Certaines sortes d'individus plus ou moins anormaux, désignés souvent dans le public du terme d'originaux, sont parents du paranoia originaire. Il y a en effet des variétés de paranoia dont les délires se singularisent et perdent plus ou moins le caractère des persécutions ou des grandeurs.

Démence aiguë acquise ou démence précoce (Kraepelin). — Il existe une quantité considérable de maladies mentales acquises qui présentent dès leur début des symptômes alarmants, tels qu'hallucinations, idées délirantes, souvenirs illusoires, dissociations, catalepsie, etc. Accompagnées ou non de dépression ou d'exaltation du sentiment, elles développent bientôt souvent des symptômes de stéréotypie et de négativisme. Après un cours plus ou moins prolongé, elles conduisent le plus souvent à une démence profonde et incurable. Les cas de ce genre remplissent les asiles d'aliénés. Kahlbaum, Hecker et Kraepelin ont distingué dans ce groupe, bien caractérisé par le dernier de ces auteurs :

L'*hébéphrénie* (désuétude rapide et démence profonde chez des adolescents) ; la *catatonie* (forme présentant surtout des phénomènes de catalepsie, de négativisme, de stéréotypie et de perturbation mentale) ; la *démence aiguë simple* et la *démence paranoïde*, maladie qui présente des délires analogues à ceux du paranoia, mais qui conduit rapidement à la perturbation mentale et à la démence, etc. Il y a cependant certains cas, surtout de catatonie, qui se guérissent, et d'autres qui font transition aux deux premiers groupes de formes indiqués sous la lettre B.

Névroses fonctionnelles. — Il existe une série de maladies douloureuses et de troubles moteurs, de nature purement fonctionnelle, sans affection mentale, et dépendant néanmoins en tout ou en majeure partie du grand cerveau. Tels sont les migraines et bien d'autres maux de tête, d'autres névralgies et douleurs telles que la sciatique, le lumbago, le torticolis, l'akinesia algera. On pourrait désigner plusieurs d'entre elles du terme de pseudo-rhumatisme. Dans le domaine moteur, on peut nommer ici le blépharospasme, la crampe de l'écrivain, le bégaiement, la danse de Saint-Guy ou chorée, l'athétose (une forme particulière du tremblement, qui repose souvent du reste sur une affection organique des centres nerveux), la tétanie (attaques de crampes toniques), l'apraxie, l'astasie-abasie, etc. La constipation, les troubles fonctionnels des règles, l'impuissance psychique, les perversions sexuelles, l'énurèse, etc., troubles qui peuvent être produits ou, au contraire, guéris par la suggestion ou l'autosuggestion, sont bel et bien, et quoi qu'on en dise, des névroses fonctionnelles cérébrales. Le nombre des névroses fonctionnelles dans le domaine de la sensation (de la douleur) et du mouvement est considérable. Elles reposent le plus souvent sur des irritations du grand cerveau, et c'est par la suggestion hypnotique seule, soit directe, soit indirecte (provoquée par les procédés thérapeutiques les plus divers, tels que l'électrothérapie, le massage, etc., agissant suggestivement), qu'on peut les faire disparaître. Mais ce n'est pas toujours le cas. Elles sont souvent très tenaces, et il est fréquemment fort difficile de découvrir le joint par lequel elles ont été déclanchées. Le point de départ de l'irritation peut se trouver à la périphérie du corps. Il y a par exemple des migraines provoquées par une anomalie de la forme de la cornée (astigmatisme), le trouble visuel surmenant les nerfs sensibles et moteurs de l'œil et irritant ainsi par voie réflexe le trijumeau, qui est le nerf sensible du visage. En sens inverse, des émotions, l'effroi, des autosuggestions, etc., peuvent par la voie centrale, c'est-à-dire par le grand cerveau, provoquer des migraines identiques ou d'autres troubles nerveux. Les psychoses purement fonctionnelles (les cataclysmes neurocymiques généraux du grand cerveau) évoquent de même souvent, par voie réflexe, des troubles nerveux localisés, et, inversement, quoique plus rarement, sont provoquées par eux.

C. Intoxications du système nerveux. — Nous pouvons désigner du terme d'aliments toutes les substances qui, absorbées par le corps, se combinent chimiquement avec le protoplasma vivant et contribuent, soit à le construire, soit à fournir l'énergie nécessaire à ses fonctions. On avait autrefois érigé en dogme qu'une partie des aliments ne faisaient que brûler dans le corps pour produire de l'énergie, sans devenir jamais, même passagèrement, partie intégrante du protoplasma vivant. Plus nous avançons dans la connaissance de la vie, plus ce dogme semble être erroné, car on peut démontrer partout les produits de décomposition du protoplasma, ainsi que l'emploi des aliments à sa composition, tandis qu'on ne peut prouver nulle part qu'une simple combustion se passe, sans que les substances brûlées (oxydées) aient été employées précédemment comme matériel cellulaire (Kassowitz). Ce qui est en tout cas certain, c'est qu'une substance ne peut être décorée du titre d'aliment si, en brûlant, elle lèse ou détériore du même coup d'une façon quelconque le protoplasma vivant. Toute substance qui brûle dans le protoplasma et lui nuit en même temps, est ce qu'on appelle un poison. Il existe des poisons qui viennent du dehors. Les expériences récentes ont montré qu'en outre d'autres poisons appelés toxines se forment dans le corps lui-même par l'accumulation de produits de décomposition des cellules. La chimie des tissus animaux n'a pu néanmoins nous livrer jusqu'ici que des corps composés que nous tirons des tissus morts ou que des produits de décomposition des cellules (excrétions ou sécrétions). La chimie de la vie est encore pour nous une énigme, pour la solution de laquelle nous ne possédons que des hypothèses fort douteuses. Il s'ensuit que nous n'avons pas d'autre définition exacte de ce que c'est qu'un aliment, que celle qui résulte de ses effets pratiques et qu'on peut formuler comme suit :

Les aliments sont toutes les substances servant à bâtir les éléments du corps humain et à entretenir leurs fonctions, dès qu'elles se sont montrées propres à ce but par suite d'une longue adaptation phylogénique, l'expérience ayant prouvé qu'elles font prospérer la vie et la santé du corps, sans y provoquer d'effets toxiques. Parmi les aliments, nous devons compter avant tout l'eau, la plupart des corps protéiques, l'amidon, la graisse, le sucre, les sels végétaux, la chlorophylle, etc., tels qu'ils sont contenus dans les fruits, les légumes, les racines, les céréales, le lait, la viande, etc. L'affirmation qu'un poison peut être en même temps un aliment, n'est qu'un jeu sur les mots. Certains poisons, la plupart même, peuvent sans doute, par leur décomposition dans le corps, y développer des calories, parfois de la graisse et quelques autres effets analogues à ceux des aliments. Mais du moment qu'ils lèsent passagèrement ou d'une façon durable les fonctions vitales ou la structure anatomique du protoplasma, on n'a plus le droit de les décorer du titre d'aliments, car le mal qu'ils font au corps dépasse de beaucoup leur utilité, et rien n'est plus facile que de les remplacer par de véritables aliments qui n'offrent aucun danger. Le phosphore et l'arsenic poussent à la graisse, et la glycérine brûle dans nos tissus, ce qui ne donne pourtant aucun droit d'attribuer à ces substances toxiques le titre de matières alimentaires. D'autre part, sans doute, plusieurs des meilleurs aliments peuvent produire des toxines et agir ainsi indirectement d'une façon toxique, lorsqu'on les prend en trop grande quantité et qu'on en sature ainsi nos tissus. Mais il s'agit là d'une chose à laquelle il est facile de se soustraire en évitant la gloutonnerie et en prenant un exercice musculaire suffisant. Certains corps chimiques sont en outre toxiques pour certains animaux et pas pour d'autres. Ici, l'on pourrait encore penser à la possibilité d'une adaptation graduelle. Mais ce n'est jamais le cas des substances qui, comme l'acool, agissent sur tous les organismes vivants comme poisons protoplasmiques. Quelles sont donc les substances que l'expérience nous prouve être les poisons principaux du système nerveux ?

Il existe deux sortes d'intoxication : *a)* celle par les poisons facilement solubles ou décomposables qui disparaissent bientôt du corps. L'action de ces poisons peut néanmoins provoquer des lésions durables et même irréparables par sa répétition. Ils occasionnent donc deux sortes d'intoxication, premièrement l'intoxication aiguë (c'est-à-dire subite, plus ou moins violente, mais passagère) lorsqu'on les prend en une seule fois, et secondement l'intoxication chronique (c'est-à-dire lente, tenace, souvent incurable, causée par une accumulation de résidus et d'effets non corrigés). *b)* La seconde sorte d'intoxication est celle par les poisons difficilement solubles et non décomposables, tels que surtout les métaux, poisons dont l'action est d'emblée très chronique et lentement progressive.

a) Poisons facilement solubles. — Citons d'abord une série le poisons qui agissent plus ou moins rarement sur nous par suite d'accident ou d'erreur, tels que les gaz toxiques (oxyde de carbone et gaz à éclairage, certains champignons, etc.), et dont la plupart provoquent, soit une paralysie fonctionnelle, soit une excitation, soit plus rarement une action destructive sur le système nerveux. Leur effet ne se répète pour ainsi dire jamais, car on les évite dès qu'on les aperçoit. On les emploie souvent aussi pour assassiner ou se suicider, et l'on meurt ou l'on se guérit de l'empoisonnement aigu qu'ils provoquent. Il est rare qu'on en ressente un effet durable. Tout au plus certaines paralysies ou psychoses (la plupart du temps des états comateux ou des perturbations mentales, qui durent quelques semaines) se développent-elles parfois à la suite de leurs effets immédiats. Leur importance est fort médiocre, les cas étant rares, car l'homme en a très peur et les évite avec le plus grand soin.

Les poisons *narcotiques* sont par contre d'une importance capitale, et c'est tout particulièrement le cas de ceux dont l'usage habituel s'est développé au point d'entrer dans les mœurs des peuples. Les plus terribles sont l'alcool, l'opium, la morphine, le hachisch, l'éther et la cocaïne. Tous provoquent d'emblée une intoxication cérébrale dont l'effet est agréable, parce qu'elle paralyse, c'est-à-dire rend obtuses, les sensations douloureuses, parce qu'elle fournit ainsi l'illusion du bonheur, excite au début plus ou moins légèrement l'action motrice, chatouille agréablement les sensations et les appétits inférieurs, et entrave les associations mentales complexes, le jugement, la réflexion, l'accomplissement des résolutions sérieuses, et enfin les sentiments moraux et esthétiques. L'homme ressent agréablement tout ce qui émousse l'activité de son cerveau. Tous ces poisons ont en outre la particularité commune de développer à la longue une passion plus ou moins forte, c'est-à-dire un désir pathologique, plus ou moins accentué selon les individus, de s'intoxiquer à nouveau et à dose plus forte. Illusionnant ainsi l'homme sur lui-même et l'attirant comme une sirène, l'action de ces poisons sur son cerveau tend perpétuellement à répandre leur usage dans la société humaine et à accentuer leur effet sur un nombre toujours croissant de ses membres. Ils entraînent de véritables épidémies ou endémies toxiques des peuples. En même temps leur usage répété provoque une dégénération lente du système nerveux central ainsi que d'autres tissus, et par là un dépérissement graduel.

Tant que leur usage demeure modéré, l'effet de leur action chronique est si difficile à reconnaître et les troubles durables qu'ils provoquent sont si peu apparents, que la société s'y habitue et ne s'aperçoit pas à quel point sa valeur mentale générale en diminue. Lorsque, par contre, les doses employées sont plus fortes, l'intoxication chronique transforme le caractère au point de provoquer des psychoses complètes et même la démence. Les narcotisés chroniques (alcooliques, morphinomanes, opiophages, éthéromanes, etc.) deviennent, selon la nature du poison qui les passionne, plus ou moins lâches, brutaux, amoraux, somnolents, etc., tandis que l'intoxication aiguë ou ivresse ressemble plutôt à un accès passager de folie. Le pire de tout est néanmoins le fait qu'en particulier l'intoxication alcoolique aiguë et chronique détériore aussi les glandes sexuelles et les germes qu'elles contiennent, de sorte que la descendance en dégénère par blastophthorie sur une échelle plus ou moins considérable selon le degré social de l'intoxication (voir plus bas). C'est là un fait aujourd'hui absolument démontré. Une grande partie des maladies et anomalies du système nerveux décrites dans les groupes I, II et III sont sans aucun doute le produit indirect de l'intoxication aiguë et surtout chronique des germes de nos ancêtres. On peut prouver la chose d'une façon éclatante pour l'idiotisme et l'épilepsie, mais aussi pour le groupe des psychoses et des névroses héréditaires. Dans le monde civilisé, c'est l'alcool qui joue ici de beaucoup le rôle le plus important, sauf en Chine et en Inde, où c'est l'opium.

L'intoxication alcoolique aiguë s'appelle ivresse, l'intoxication chronique alcoolisme chronique. Le délire alcoolique est une psychose intercurrente qui se déclare souvent dans le cours de l'alcoolisme chronique. Il existe aussi une épilepsie alcoolique, des paralysies alcooliques, des névralgies, atrophies du nerf optique, mélancolies, manies, délires systématisés et même des atrophies cérébrales suivies de démence, à la suite de l'intoxication alcoolique. Une *poly-*

névrite (inflammation multiple des nerfs) accompagnée d'une psychose grave, dite *psychose de Korsakov*, se développe presque toujours sur une base alcoolique. Au moins la moitié des crimes et délits (plus des trois quarts des crimes contre les personnes, en particulier des délits sexuels), se perpètrent sous l'influence de l'alcool. L'alcoolisme occasionne souvent des anomalies, de l'appétit sexuel. Dans les quinze plus grandes villes de la Suisse, un tiers des suicides et plus d'un dixième des cas de mort chez les hommes au-dessus de vingt ans, sont dus directement ou indirectement à l'action de l'alcool. De 20 à 35 p. 100 des admissions masculines dans les asiles suisses d'aliénés sont des cas d'alcoolisme. Dans une statistique reposant sur un nombre limité, mais bien étudié de cas, le docteur Jung a trouvé, parmi les recrues suisses dont plus de 50 p. 100 ont dû être renvoyées pour inaptitude au service militaire, 9 p. 100 d'imbéciles, et, chez les réformés provisoirement, revenant entre 20 et 30 ans à l'examen médical, 12,9 p. 100 d'alcooliques. C'est le même composé chimique, l'alcool éthylique, qui donne à l'eau-de-vie, au vin, à la bière et au cidre leur action toxique et qui provoque les effets pathologiques d'intoxication sociale que nous venons de résumer en deux mots. Jusqu'ici, on n'a guère su faire officiellement autre chose que de prêcher la modération et la tempérance et de laisser s'exercer du plus au moins l'intempérance, au lieu de faire la seule chose rationnelle, c'est-à-dire de lutter pour obtenir la suppression radicale de l'usage de ce poison social. Dès que l'homme se laisse aller à l'usage d'un narcotique, il en est malheureusement ébloui ; il demeure dans l'illusion, et la dégénérescence générale lui reste en grande partie voilée, parce que chaque individu ne l'observe le plus souvent sur lui-même que lorsqu'il en ressent *fortement* les effets sur sa santé, et parce qu'il ne ressent pareils effets que quand ils sont déjà fort avancés ; il est alors le plus souvent trop tard pour les guérir. Un singulier cercle vicieux se forme entre l'alcoolisme et les psychopathies constitutionnelles (la disposition héréditaire aux maladies nerveuses et mentales de notre groupe II) : ces dernières sont créées à un haut degré par l'hérédité blastophthorique du premier; mais en même temps le psychopathe constitutionnel a une forte tendance à l'ivrognerie, c'est-à-dire à se passionner de l'alcool, et tombe dans l'alcoolisme plus facilement que l'homme normal. Voilà pourquoi les gens s'imaginent que, parce que les psychopathes supportent moins bien l'alcool que les autres, l'ivrognerie n'est que « le vice de quelques ratés ou déséquilibrés! » Le cerveau de l'homme normal est relativement plus résistant, et d'autres organes internes, tels que le cœur, le foie et les glandes sexuelles, sont ordinairement alcoolisés avant lui ; le malade meurt alors souvent d'alcoolisme sans être devenu ce qu'on appelle communément un ivrogne, parce qu'il n'a pas fourni les symptômes de l'ivresse grossière, mais il n'en fait pour cela pas moins dégénérer la race. Tous ces faits, le public les ignore, les oublie ou s'en moque.

Les chiffres suivants montrent mieux que tout le rôle direct de l'alcool dans les maladies du système nerveux. De 1870 à 1900, 7.720 aliénés ont été internés à l'asile de Burghölzli à Zurich, dont 972 intoxications du système nerveux (femmes comprises). Dans 925 cas (95,2 p. 100 des 972, ou 12 p. 100 de toutes les admissions), il s'agissait d'alcoolisme, et dans 38 cas (3,9 p. 100 des 972) d'intoxications morphiniques. Ajoutons 3 cas d'intoxication saturnine (plomb), 1 cas de bromisme, 1 cas de cocaïnisme, 1 cas de chloralisme, 1 cas d'éthéromanie, 1 cas d'intoxication par l'oxyde de carbone et 1 cas d'intoxication par le gaz d'éclairage, qui constituent entre eux tous le 0,9 p. 100 restant des intoxications du cerveau. Quant aux intoxications par la nicotine (tabac), le thé et le café, dont on bavarde tant pour faire croire au public que les anti-alcoolistes font preuve d'un exclusivisme fanatique, aucun cas n'en a été observé, quoique l'usage de ces substances soit très répandu en Suisse et que nous soyons les premiers à déconseiller à tout le monde au moins l'usage du tabac. En 1900, les asiles suisses d'aliénés ont admis tous ensemble 1.424 hommes (admissions masculines seules), d'après la statistique fédérale. Sur ce nombre, 294 (20 p. 100) étaient atteints de psychoses alcooliques, et 9 cas seulement concernaient d'autres psychoses par intoxication, surtout la morphinomanie. On ne sentira toute l'importance de ces chiffres que quand on aura suffisamment compris qu'une proportion, impossible à fixer par la statistique, des autres aliénés doivent leur maladie non pas à leur propre intoxication, mais à celle de leurs ancêtres, et que beaucoup d'autres facteurs d'aliénation mentale et de névroses (en particulier la syphilis) s'acquièrent avant tout pendant l'ivresse alcoolique.

Lorsqu'on enlève leur poison (surtout la morphine, mais aussi d'autres) aux narcotisés chroniques, ils souffrent d'abord cruellement de ce qu'on appelle les phénomènes d'abstinence. Et pourtant la suppression absolue de l'usage du poison constitue leur seule possibilité de guérison. La santé et la force normale ne leur reviennent que lorsqu'ils ont surmonté les souffrances initiales de l'abstinence. Néanmoins un reste ou déficit chronique incurable demeure fréquemment. De toutes les intoxications narcotiques connues en médecine, c'est l'alcoolisme qui présente le moins de symptômes d'abstinence. On peut supprimer subitement l'usage de l'alcool, sans que le malade en souffre en général d'une façon notable. Quiconque a une tendance à la passion d'un des narcotiques indiqués, succombe facilement aussi à l'un des autres. Donc la seule règle d'hygiène qui lui convienne est l'abstinence de tous les narcotiques. Cette règle devrait du reste être celle de chacun.

b) Poisons difficilement solubles et demeurant dans l'organisme. — C'est surtout le plomb (en particulier chez les peintres en bâtiment) qui détermine des intoxications chroniques du cerveau, de la moelle épinière et même des nerfs périphériques, intoxications qui provoquent des atrophies du tissu nerveux, puis des paralysies graves et même l'aliénation mentale chronique. En somme, ces cas ne sont pas extrêmement fréquents. Plus rares encore sont les intoxications par le mercure et l'argent. Les poisons métalliques ne provoquent aucune passion. Ils affectent les personnes occupées dans certains métiers, lorsqu'on ne prend pas les précautions nécessaires.

D. **Infections du système nerveux**. — Les bactéries et d'autres microbes provoquent, on le sait, beaucoup de graves maladies, et le système nerveux peut aussi souffrir de leurs atteintes. On observe des psychoses, dont le pronostic est en général mauvais, après la fièvre typhoïde, à la suite de l'invasion du cerveau par le bacille typhoïde; il en est de même après la vraie grippe infectieuse, la malaria, la fièvre jaune, le choléra, la variole, etc. La plus grave des infections du système nerveux central est due à la syphilis. Cette maladie peut déterminer directement toute sorte d'inflammations, de néoplasmes, d'ulcérations, d'atrophies, etc., dans le cerveau, la moelle épinière et les nerfs, affections qui donnent lieu à des paralysies, des douleurs, des convulsions, des psychoses, etc. D'autre part, et c'est là de beaucoup le pire, on voit éclore de cinq à vingt-cinq ans après l'infection syphilitique, sur le terrain morbide qu'elle crée dans le corps humain, mais à une époque où on la croit généralement guérie, la perfide et mortelle *ataxie locomotrice* (*tabes dorsalis*) et la *paralysie progressive des aliénés*, maladie plus terrible encore. Toutes deux (nous ne parlons pas de maladies plus ou moins analogues qu'on a souvent confondues avec elles) ne se produisent que chez les syphilitiques, mais elles paraissent être plutôt des effets secondaires d'atrophie que des produits directs de la syphilis. Le cerveau des paralytiques généraux s'atrophie à un tel point que toutes les fonctions nerveuses et mentales tombent petit à petit dans un état complet de désagrégation organique et que les malades présentent finalement l'image la plus affreuse de la décomposition de l'être humain. Il est curieux d'observer que chez les peuplades abstinentes, en particulier chez les islamites, la syphilis ne produit presque jamais la paralysie générale, mais bien plutôt la destruction de la peau et des os, tandis que chez les peuplades qui boivent, l'ataxie locomotrice et la paralysie générale sont très fréquentes. Le fait vient probablement de ce que la syphilis s'attaque surtout aux organes malmenés et affaiblis; l'Européen malmène et alcoolise son cerveau; l'Arabe et le Turc, au contraire, le laissent dans un doux repos et malmènent d'autant plus leur peau et leurs os. C'est dans la paralysie générale qu'on peut le mieux observer les dissociations organiques de tout genre, de la pensée, des sentiments, de la volonté et du mouvement; c'est aussi là que l'on peut le mieux toucher du doigt le monisme psychophysiologique et observer pas à pas l'identité de l'âme et du neurocyme.

La *lèpre* développe particulièrement des tumeurs des nerfs périphériques, tumeurs appelées neuromes, et qui provoquent des anesthésies et des paralysies locales. En Italie, l'usage exclusif d'un maïs gâté détermine souvent l'explosion de la pellagre, maladie mentale grave, accompagnée d'un dépérissement de tout le corps. Dans les pays tropicaux, il existe encore diverses infections, dont plusieurs s'attaquent aussi au système nerveux. Citons la maladie africaine du sommeil, due à une larve de mouche, la fièvre dengue de l'Extrême-Orient, etc.

E. Psychoses et autres affections nerveuses accompagnant les foyers cérébraux. — Toute affection organique circonscrite du tissu cérébral, spinal et nerveux en général, détermine d'abord des symptômes dits locaux, dépendant de la lésion, c'est-à-dire de l'irritation ou de la destruction de la portion circonscrite dont il s'agit. Qu'on se reporte aux localisations cérébrales décrites dans les chapitres II et IV, ainsi qu'aux figures 9 et 10. Une lésion ou destruction de la portion BB' de la figure 9, à gauche, aura par exemple pour conséquence une paralysie des mouvements volontaires du bras droit ; une destruction de la corne antérieure droite de la moelle épinière lombaire tuera les neurones musculaires de la jambe droite et fera atrophier ses muscles, tandis qu'un névrome lépreux d'un nerf sensible le tuera et rendra toute la portion de la peau desservie par lui absolument insensible, non seulement pour le grand cerveau, mais aussi pour la subconscience subordonnée de la moelle épinière qui transmet ses impressions aux simples réflexes. Lorsque, chez un malade atteint d'endocardite (maladie des parois des cavités du cœur), une parcelle de sang caillé dans le cœur ou de fibrine se détache et, lancée dans les artères (on appelle cela embolie), vient se ficher dans une petite artère cérébrale qu'elle oblitère ainsi, la partie du cerveau que cette artère pourvoyait de sang s'en trouve tout à coup privée et meurt, faute de nutrition. La partie morte ou nécrosée se ramollit, et il s'ensuit, selon la localité atteinte, des paralysies du langage (aphasies), de la face, du bras, des troubles visuels, etc. Il en est de même à la suite des apoplexies ou épanchements de sang dans le cerveau, épanchements qui se produisent lorsqu'une artère malade se rompt. Citons en outre les tumeurs cérébrales, toute sorte d'atrophies dans divers domaines des centres nerveux, telles que les scléroses localisées ou multiples, les abcès du cerveau, les ramollissements dus à l'obturation des vaisseaux sanguins, les inflammations du cerveau ou de la moelle épinière (encéphalites ou myélites), tous accompagnés de symptômes correspondants, la plupart du temps chroniques. Lorsqu'une grande portion du cerveau est détruite, les facultés mentales en souffrent plus considérablement, cela va sans dire. Très souvent aussi, les tiraillements et la pression exercés par le foyer morbide sur le tissu cérébral environnant, déterminent des phénomènes généraux d'irritation ou au contraire d'arrêt, et provoquent des psychoses généralisées, des convulsions, des paralysies, des douleurs, des troubles du langage, etc., ou même une perte complète de connaissance. Les méningites ou inflammations des membranes qui entourent le cerveau et sont contiguës à son écorce, à l'organe de notre âme, provoquent des troubles mentaux divers qui se généralisent très vite. Il m'est impossible d'entrer dans le détail de ce domaine immense et compliqué. Rappelons seulement que les symptômes secondaires de pression et de tiraillement peuvent se guérir lorsque le foyer se localise et se circonscrit, surtout lorsqu'ils étaient dus à la pression de l'œdème (hydropisie momentanée du tissu cérébral). Comme exemple d'une affection nerveuse locale et périphérique, nous citons encore l'éruption cutanée en vésicules appelés zona, qui repose sur l'inflammation d'un nerf et cause souvent de fortes douleurs névralgiques. Il est évident que chaque foyer organique nerveux a ses causes spéciales. Les tumeurs sont probablement produites par une infection due à des organismes très inférieurs encore inconnus. D'autres foyers proviennent de blessures (fractures ou enfoncement du crâne), contusions des nerfs, déchirures du cerveau par suite d'ébranlement violent, etc.; les microbes de la tuberculose et les streptocoques provoquent des abcès et des tubercules dans le cerveau, les méninges, etc.

F. Maladies générales de la nutrition. — Certaines psychoses sont dues à des affections générales de la nutrition des tissus, telles que la goutte (intoxication par l'acide urique), l'urémie (intoxication par l'urée), l'anémie, le diabète, le myxœdème (voir ci-dessus : *Crétinisme*), etc. Mais ces psychoses sont en somme rares, sauf le crétinisme.

G. Épuisement. — L'inanition aiguë, la faim chronique, et tout épuisement du système nerveux occasionnent parfois des délires et des psychoses qu'on peut désigner du terme d'*asthénie*. Ce serait là la vraie « *neurasthénie* » ou « psychasthénie » qu'on voit parfois aussi se produire dans certains cas, à la suite de surmenage intellectuel, lorsque le sommeil est systématiquement empêché. L'asthénie nerveuse occasionne parfois des symptômes analogues à ceux de l'hystérie. On voit aussi se produire des psychoses caractérisées par une perturbation mentale complète ou par une faiblesse irritative intense, compliquée d'hyperesthésie et de symptômes analogues à ceux de l'hypochondrie. Mais toutes ces affections, suites d'un simple épuisement nerveux, se guérissent bien plus facilement que celles, infiniment plus fréquentes, qui se développent sur la base de dispositions héréditaires pathologiques et que nous avons décrites dans notre second groupe. On a exagéré jusqu'à l'absurde l'importance de la neurasthénie ou psychasthénie prétendue acquise. Chez les natures saines, elle est d'une rareté extraordinaire, pour ne pas dire qu'elle ne puisse se produire. On se complaît à attribuer une importance infiniment exagérée aux causes acquises et épuisantes qui n'ont dans la règle que la signification de la goutte d'eau qui fait déborder le verre, et l'on néglige ou tait les causes fondamentales: la prédisposition héréditaire, les intoxications, etc., qui agissent avec une puissance élémentaire. Accordons cependant que beaucoup de prédisposés aux affections nerveuses peuvent demeurer indemnes des affections dont nous parlons, s'ils sont extrêmement prudents et mènent une vie très saine. Voilà pourquoi il est nécessaire d'accorder précisément chez eux une grande attention à tout ce qui épuise le système nerveux. Nous y reviendrons à propos de l'hygiène. Chez l'homme normal, l'épuisement nerveux produit un sommeil irrésistible qui le répare.

QUATRIÈME GROUPE

Maladies mentales et nerveuses par évolution rétrograde ou sénile.

De même que les fonctions mentales et nerveuses se développent dans l'ontogénie de l'enfance, de même aussi elles se désagrègent dans l'atrophie de la vieillesse. Ce sont surtout les atrophies et les dégénérescences des parois des vaisseaux sanguins qui provoquent l'atrophie des neurones dans le cerveau qui vieillit. Lorsqu'elles sont plutôt diffuses, elles produisent la démence sénile ordinaire, accompagnée d'affaiblissement et de dissociation organique. Elles commencent souvent par les symptômes de la mélancolie, quelquefois aussi avec une excitation gaie. Un égoïsme répugnant, un entêtement tenace, souvent aussi la brutalité, sont de fréquents symptômes concomitants, surtout du sénilisme très chronique et peu accentué. Un symptôme caractéristique du sénilisme cérébral sont des excitations et des perversions fréquentes de l'appétit sexuel, qui poussent le vieillard à commettre des attentats sur des enfants ou à s'amouracher subitement de filles toutes jeunes. Lorsqu'il meurt peu de temps après, on attribue sa mort à ses excès sexuels et aux vices dont on l'accuse, tandis qu'en réalité le tout, y compris la mort, n'est que le résultat de l'atrophie cérébrale sénile. Bien des hommes honnêtes et travailleurs ont ainsi perdu leur bonne réputation sur la fin de leur vie, à cause de la dégénérescence de quelques misérables artères cérébrales. L'âge n'est cependant pas seul la cause de l'atrophie sénile du cerveau. La syphilis, l'intoxication alcoolique, et certaines dispositions héréditaires individuelles, causent fort souvent une dégénérescence précoce (présénile) des artères cérébrales et du tissu du cerveau. On peut l'observer déjà vers cinquante ans et fort souvent vers soixante ans, tandis que les personnes très saines, exemples de syphilis et abstinentes d'alcool ou du moins extrêmement sobres, peuvent arriver à quatre-vingt-dix et même à cent ans avec une lucidité d'esprit complète. J'ai connu une dame morte à plus de cent ans et demi d'un érysipèle, et dont la clarté d'esprit, l'intelligence, la chaleur de sentiments, le sens moral et le jugement élevés ne laissèrent rien à désirer jusqu'à son dernier soupir et faisaient honte à bien des jeunesses; elle fut toujours d'une sobriété exemplaire et abstinente d'alcool par nature, à part quelques prescriptions insignifiantes de vin en cas de maladie ou d'indisposition.

Les nerfs périphériques et les centres nerveux subordonnés ont aussi une tendance à l'atrophie dans la vieillesse. C'est le cas, par exemple, du nerf optique et du nerf acoustique. Tous les organes du corps ont du reste cette tendance.

CHAPITRE VIII

CAUSES DES MALADIES MENTALES ET NERVEUSES

A. **Hérédité et Blastophthorie.** — Autrefois on bavardait beaucoup sur ce chapitre et l'on s'avouait finalement qu'on n'y comprenait pas grand'chose. Peu à peu cependant la science s'en est emparée et a éclairci la question à bien des égards. On peut dire que beaucoup de causes agissent ensemble pour provoquer la plupart des cas de maladies mentales. Chaque fois qu'on examine à fond les causes d'un cas particulier, on en arrive le plus souvent à trouver que la disposition héréditaire est la principale. C'est du moins le cas de toutes les affections qui ne sont pas produites directement par des blessures du cerveau, des infections microbiennes ou des intoxications. Mais ce qu'on oubliait autrefois beaucoup trop de se demander, c'est : « D'où provient la prédisposition héréditaire ? Pourquoi tant d'hommes arrivent-ils au monde avec une forte disposition aux troubles nerveux et mentaux ? » La réponse : « Parce que leurs parents ou leurs ancêtres étaient aliénés ou nerveux », ne satisfait pas, car on demande immédiatement : « D'où provenait donc la maladie et la disposition des dits ancêtres ? » Il faut bien que la prédisposition morbide ait un début, que quelque chose vienne l'insinuer dans la mnème héréditaire normale que les organismes ont acquise par l'engraphie et qui a été sélectionnée par le combat pour la vie. On est donc obligé de se demander quelles sont les causes qui, dans un groupe ou une génération donnée d'animaux ou d'hommes, créent ou entretiennent la disposition des descendants à devenir névrosés ou aliénés. *Comme seul ce qui modifie ou altère le protoplasma des germes* (voir chapitre V) *est capable de s'hériter, les maladies locales purement acquises du système nerveux ne peuvent comme telles créer de dispositions pathologiques héréditaires.* Comme, en outre, les dispositions *pathologiques* héréditaires ont une tendance à disparaître au bout de quelques générations par ce qu'on appelle la régénération, lorsque les organismes qui en sont atteints vivent dans des conditions saines, une dégénération progressive suppose nécessairement des causes progressives aussi, ou tout au moins des causes agissant toujours à nouveau ; on ne peut pas la construire à la seule aide de dispositions ancestrales pathologiques, héritées à l'infini.

C'est surtout dans les asiles d'aliénés qu'on a étudié l'hérédité nerveuse. Selon les statistiques, on trouve des tares nerveuses chez les procréateurs et les parents les plus proches dans les 40 à 80 p. 100 des cas d'aliénation mentale. Ces statistiques reposent néanmoins sur des données si peu exactes et sur des bases si peu sûres, qu'on ne peut pas en faire grand cas. J'ai engagé dans le temps Mlle J. Koller, docteur en médecine (actuellement Mme Thomann), à faire dans sa thèse de doctorat une comparaison soigneuse entre l'ascendance de 400 aliénés et celle de 400 personnes normales. Les personnes normales se trouvèrent aussi fortement tarées d'hérédité que les aliénés (surtout sous forme d'affections mentales et nerveuses) dans les lignes collatérales et dans l'ascendance indirecte. L'apoplexie, la démence sénile, la destruction organique du cerveau en général, accusèrent même une fréquence aussi grande dans l'ascendance directe des gens normaux que dans celle des aliénés. Par contre, l'ascendance directe (père et mère) des aliénés se trouva bien plus fortement atteinte d'idiotisme, de caractères singuliers, de maladies mentales et d'alcoolisme. Si l'on réfléchit à ce qui vient d'être dit, on voit que notre statistique n'a pu mettre au jour qu'une seule cause productrice de nouvelles tares mentales et nerveuses chez les germes sains : l'alcoolisme. Il en existe d'autres sans aucun doute. La statistique récente de O. Diem, basée sur les mêmes principes que celle de J. Koller, arrive au même résultat. Il existe sans doute d'autres causes, mais elles ne sont pas assez fréquentes, ou trop peu claires, du moins chez nous en Suisse, pour s'exprimer par des chiffres, si nous en exceptons toutefois le crétinisme, endémique dans certaines contrées.

Quoi qu'il en soit, il est déjà suffisamment triste de voir les dispositions nerveuses anormales des procréateurs, acquises préalablement par leurs ancêtres, se transmettre à leurs descendants. Les anomalies qui viennent très tôt au jour, comme l'idiotisme et l'épilepsie, sont d'ordinaire l'expression d'une dégénérescence profonde des engrammes héréditaires du système nerveux. Il en est de même des psychopathies constitutionnelles ou caractères anormaux (notre second groupe). Les chiffres prouvent aussi que ce sont ces affections qui existent le plus souvent chez les parents des aliénés. L'enseignement fort simple qui découle de ces faits est que les hommes dont la mentalité et le système nerveux sont fortement anormaux, et surtout ceux chez lesquels ils sont de valeur inférieure, ne devraient pas procréer d'enfants. Sauf l'alcoolisme, les maladies mentales dites acquises tarent un peu moins les descendants ; elles proviennent néanmoins elles-mêmes en majeure partie d'une prédisposition héréditaire, récidivent très fréquemment et disloquent ordinairement la vie de famille à un tel point, que quiconque a été aliéné ne devrait jamais procréer d'enfants, à l'exception de certains cas spéciaux dus à des causes purement extérieures.

Bien peu de gens comprennent encore pourquoi un individu

déséquilibré ou fou provient parfois de parents et d'ancêtres apparemment sains, sans que l'alcoolisme de l'un d'eux soit venu créer une nouvelle tare. Et l'on ne comprend guère mieux pourquoi les enfants des fous et des ivrognes ne sont pas *tous* fous ou déséquilibrés. Ce point mérite un éclaircissement, car de pareils cas sont tout aussi bien le produit de l'hérédité que ceux chez lesquels on reconnaît facilement et directement cette dernière. Jamais deux frères ou deux sœurs ne sont absolument identiques. De même, le fait que par exemple douze enfants des mêmes parents, provenant de races différentes, diffèrent extrêmement entre eux, surtout quand il s'est produit de forts croisements pendant plusieurs générations dans leur ascendance, prouve indubitablement la variété qualitative des combinaisons mnémiques ancestrales dans la provision des cellules germinatives de chaque individu mâle ou femelle qui viennent à se conjuguer. Certaines de ces cellules contiennent plus d'engrammes ou des engrammes plus forts de tel ou tel ancêtre ou lignée ancestrale que d'autres, chez lesquelles en revanche prédominent les engrammes d'autres lignées.

Il est donc évident que les caractères d'un individu dépendent énormément des combinaisons particulières de la mnème héréditaire de chacune des deux cellules (mâle et femelle) qui se sont par hasard et précisément conjuguées pour lui donner naissance. Or il peut arriver qu'une combinaison malheureuse accumule ou combine précisément les côtés faibles ou les tares pathologiques de certains ancêtres de façon à faire naître une anomalie complète ou une valeur absolument inférieure, tout aussi bien qu'inversement, d'ancêtres fort ordinaires ou même assez défectueux, peut naître un descendant fort remarquable par une heureuse combinaison et accumulation d'engrammes ancestraux bien choisis. Ce sont là des faits si patents et si journaliers qu'ils sont indéniables. Nous sommes même obligés d'admettre que les différents organes et les diverses qualités d'un individu sont combinés en proportions fort diverses d'engrammes de différents ancêtres, et qu'ils les développent ou les ecphorent très inégalement. Un homme peut par exemple combiner la forme du nez d'un bisaïeul paternel avec l'imagination de sa grand'mère maternelle, et ainsi de suite. On tomberait néanmoins dans une grave erreur en déduisant de ces faits un dogme métaphysique faisant tout remonter au « hasard » ou au contraire à la « fatalité ». Plus le nombre des facteurs de mauvaise valeur ou pathologiques et de certaines prédispositions néfastes de l'énergie des ancêtres et des procréateurs directs est considérable, plus grande est la probabilité de la naissance de descendants défectueux, anormaux, détraqués ou aliénés. Plus au contraire les ancêtres et les procréateurs directs se composent d'hommes normaux et supernormaux, c'est-à-dire fortement doués à tous les égards, plus le nombre des produits de valeur sera grand. L'hérédité simple en revient donc à un calcul des probabilités. Un cas particulier ne prouve rien du tout. Il s'agit là d'approximation, et l'on peut seulement dire que les descendants de procréateurs normaux et capables à la fois, quand ces derniers n'empoisonnent et ne maltraitent pas les germes de leurs glandes sexuelles, sont composés en grande majorité d'individus normaux et capables, tandis qu'au contraire les descendants de cerveaux décidément inférieurs et pathologiques seront en majeure partie aussi des incapables et des individus pathologiques. Ce n'est qu'au bout de plusieurs générations qu'une vie normale et saine peut améliorer petit à petit la qualité d'une race ainsi dégénérée.

Il n'est pas difficile de voir que, dans nos procréations et nos mariages contemporains, nous transgressons misérablement les lois naturelles de l'hérédité, et que les hommes de la pire qualité sont précisément ceux qui souvent se reproduisent le plus. Nous ne voulons certes pas dire qu'il faille chercher à ne procréer que des génies! Mais au moins devrait-on s'efforcer de favoriser la procréation d'individus utiles, sains, animés de sentiments de sympathie et de devoir, persévérants et travailleurs, enfin doués d'un bon équilibre mental. Dans son histoire de la science et des savants, Alphonse de Candolle a prouvé par les faits que l'esprit scientifique et les hautes facultés mentales en général s'héritent, et combien il est faux de prétendre le contraire. Les descendants d'hommes distingués sont en moyenne bien plus distingués que ceux des imbéciles, et inversement. Notre sélection sociale est déplorable et crée perpétuellement une foule d'individus pathologiques et incapables. Voir aussi Fr. Galton.

Toute influence qui empoisonne ou lèse les germes, et qui vient par conséquent poser la base de la dégénérescence héréditaire dans un groupe vivant jusqu'ici sain, peut être désignée du terme général de *blastophthorie* (détérioration du germe), et la façon dont elle agit sur ses descendants immédiats, de celui de *fausse hérédité*. Fausse, parce que ce ne sont pas les qualités préexistantes d'un ascendant qui se transmettent à un descendant, mais parce que, de la détérioration des éléments ou engrammes mnémiques du germe procréateur, naissent pour la descendance des qualités pathologiques ou inférieures, par déviation des déterminantes du germe. Une fois développées, ces qualités, fixées provisoirement dans la mnème, se perpétuent dans les générations subséquentes par hérédité ordinaire ou vraie. La blastophthorie (1) est donc la pire forme de l'hérédité, parce qu'elle donne toujours de nouvelles impulsions tendant à une dégénérescence progressive de l'espèce. En outre elle ne se contente pas de créer des maladies du système nerveux ; elle fait dégénérer tous les organes du corps (voir chapitre V,

(1) Cette notion répond à des faits pathologiques. Les expériences de Standfuss et d'autres chez les papillons ont, par contre, fait connaître une transformation physiologique phylogénique de la mnème des germes, transformation obtenue à l'aide d'agents physiques comme la chaleur et le froid, et qu'on pourrait désigner, pour la distinguer de la blastophthorie, du terme de « blastométaplasie ». Toute véritable hérédité est blastogène.

Ontogénie). Le type principal de la blastophthorie dans nos pays civilisés est l'alcoolisme héréditaire, et c'est lui qui est certainement la cause primordiale d'un nombre immense, sinon du plus grand nombre, des anomalies et maladies mentales. Les preuves expérimentales sont là pour le prouver ; citons-en quelques-unes :

1° Diverses sociétés d'assurances sur la vie en Angleterre, en Écosse et en Australie, assurent les abstinents d'alcool dans une classe spéciale, les séparant de ceux qui consomment cette substance ; elles n'assurent jamais les buveurs immodérés. Eh bien ! si l'on représente par 100 p. 100 le nombre des morts prévues par le calcul des probabilités basé sur la mortalité générale, la section des abstinents n'accuse que 70 p. 100 de morts, sur 90 p. 100 à 99 p. 100 dans la section des modérés. Comme ces sociétés sont mutualistes, il en résulte que les abstinents reçoivent un dividende qui diminue leur prime à payer du 15 au 20 p. 100. Ce résultat ne varie guère depuis 50 ou 60 ans.

2° Environ la moitié ou les trois quarts des idiots et épileptiques proviennent de parents ou du moins de pères alcooliques (voir par exemple la statistique de Bicêtre). Je ne répète pas celle de Mlle J. Koller, docteur en médecine.

3° Les expériences faites sur les animaux par Hodge, Combemelle, Marillier et Laitinen prouvent à n'en plus douter que les descendants d'animaux artificiellement alcoolisés se composent en grande partie d'avortons ou d'individus dégénérés ou non viables (hydrocéphales, rachitiques, mort-nés, etc.).

4° Demme, à Berne, et d'autres ont obtenu des résultats semblables en étudiant les descendants de familles d'ivrognes. Demme, médecin célèbre de l'hôpital des enfants de Berne, a étudié la postérité de dix familles nombreuses dont le père et une partie des ancêtres s'étaient adonnés à la boisson, et l'a comparée à celle de dix autres familles dont l'ascendance, sans être abstinente, avait au moins été sobre.

Le premier groupe (buveurs) engendra 57 enfants, dont 12 moururent peu après la naissance de faiblesse générale, 8 devinrent idiots, 13 furent atteints d'épilepsie ou d'autres convulsions, 3 de diverses infirmités corporelles, 2 de surdi-mutité, 5 devinrent ivrognes avec complication d'épilepsie et de chorée, 5 devinrent nains. 9 seulement sur 57 se développèrent normalement, tant de corps que d'esprit. Chez 7 de ces derniers, le père seul avait été ivrogne, tandis que la mère et l'ascendance paternelle n'avaient présenté aucun cas d'alcoolisme. Parmi les 37 enfants dont la mère était buveuse et dont l'ascendance paternelle avait aussi présenté des cas d'ivrognerie, 2 seuls demeurèrent normaux.

Le second groupe (gens sobres) engendra 61 enfants, dont 3 moururent de faiblesse générale et 2 de gastro-entérite peu après la naissance. 2 de ces enfants furent atteints de chorée, 2 autres de difformités corporelles, et 2 d'un retard de développement intellectuel, sans cependant être idiots. 50 se développèrent d'une façon entièrement normale.

Ajoutons que les dix familles d'ivrognes ne présentaient pas de tares héréditaires prononcées au point de vue de l'aliénation mentale et des maladies nerveuses. Chez l'une d'elles seule, 2 frères du père étaient épileptiques et un troisième était un homme exalté. Chez une autre 1 frère du père était aliéné. Chez un troisième, la mère se suicida à la suite de l'ivrognerie et de l'inconduite du père. Voilà tout. Nous venons de voir par la statistique Koller que l'ascendance de dix familles saines prises au hasard présentera tout autant de tares.

5° Se basant sur les résultats du dernier recensement suisse qui a constaté la présence de 9.000 idiots dans notre pays, Bezzola a calculé pour eux deux courts maxima de conceptions, l'un à l'époque de la vendange et de ses suites immédiates, et l'autre à celle du carnaval, tandis que le maximum général des conceptions normales se trouve en été et dure longtemps. Dans les cantons viticoles, le maximum des conceptions d'idiots est considérable et presque uniquement concentré sur l'époque des vendanges. L'époque de la conception a été calculée en remontant neuf mois en arrière de celle de la naissance qui est indiquée sur les cartes de recensement.

6° Le physiologiste von Bunge, à Bâle, a entrepris une statistique considérable pour rechercher les causes de l'incapacité croissante des femmes à allaiter leurs enfants. Les résultats en sont frappants, et montrent que l'alcoolisme des parents y joue le rôle principal. Il en est de même des résultats d'une statistique analogue entreprise par lui pour reconnaître les causes de l'aliénation mentale, de la disposition à la tuberculose, de celle à la carie dentaire, etc. Partout on voit l'alcool tarant les descendants au premier chef.

7° Tout dernièrement, H.-E. Ziegler et H. Fühner ont prouvé que moins de 1 p. 100 d'alcool éthylique dissout dans l'eau de mer suffit pour ralentir le développement des embryons d'oursins, que 2 p. 100 causent déjà des monstruosités et des arrêts considérables de développement, et que 4 p. 100 empêchent tout développement ultérieur des cellules conjuguées.

8° Enfin les autopsies des cadavres démontrent à tout médecin qui veut ouvrir les yeux l'action destructive de l'alcool sur les tissus du corps, de même que l'étude des malades lui fournit les mêmes preuves sur les tissus vivants. Ajoutons qu'en Suède et en Norvège, pays qui étaient les plus alcoolisés et les plus dégénérés pendant la première moitié du dix-neuvième siècle, la réforme anti-alcoolique énergique qui a eu lieu il y a cinquante ans environ n'a pas eu seulement pour effet d'arrêter la progression des maladies mentales et de diminuer considérablement le nombre des crimes, mais aussi, et spécialement en Suède, où les deux périodes sont mieux tranchées, de faire augmenter considérablement le nombre des jeunes hommes propres au service militaire. Ce fait s'est accentué dans le courant des dernières années sur les générations nées d'hommes plus sobres, depuis la réforme, et cela si bien, que, malgré l'emploi du même étalon, le nombre des recrues inaptes au service, qui était de 29 p. 100 il y a cinquante ans, est tombé maintenant à 19 p. 100. Dans nos pays de l'Europe centrale, l'augmentation de l'alcoolisme produit au contraire une augmentation du nombre des recrues incapables ou inaptes. La chose se voit plus distinctement encore chez les peuplades sauvages, autrefois robustes, et actuellement dégénérées par suite de l'usage de l'eau-de-vie qui leur a été octroyée par les Européens. Tels sont les Indiens et les nègres d'Amérique, les Malais, etc.

Mais d'autres intoxications, telles que celles de divers narcotiques, de la syphilis, de la tuberculose, etc., peuvent aussi provoquer la blastophthorie des germes. Il en est de même de la vie de fabrique, de l'emprisonnement dans un mauvais air, de la nutrition insuffisante et de tous les genres de vie exclusifs ou malsains. A cet égard, les chiffres concernant spécialement le système nerveux nous font défaut. Ce dernier dégénère toutefois avec les autres organes du corps, tout aussi bien que l'intoxication alcoolique ne se limite pas au système nerveux, mais fait aussi dégénérer les autres tissus.

A propos de l'hérédité des anomalies mentales, signalons encore celle de la disposition au crime, déjà citée au chapitre VII à propos de l'imbécillité du sentiment et spécialement de l'imbécillité morale. Le célèbre « criminel-né » de Lombroso n'est autre que l'amoral ou imbécile moral à tous ses degrés et dans toutes ses variétés. La majorité de nos civilisés qui commettent des crimes est plus ou moins disposée héréditairement au crime, ce que la jurisprudence ignore encore ou feint d'ignorer le plus souvent dans la pratique, quand même en théorie elle commence à se rendre à l'évidence des faits. Si l'on pouvait rendre la société abstinente d'alcool et empêcher les natures criminelles de se reproduire, on obtiendrait un résultat social bien supérieur à celui de toutes nos lois pénales et civiles. C'est là un fait qui est du ressort de l'hygiène, mais dont l'étude nous mènerait trop loin. Je renvoie donc à mes ouvrages sur la *Question sexuelle* (1) et sur le *Crime et les anomalies mentales constitutionnelles* (2), ce dernier fait avec la collaboration du professeur Mahaim.

B. Causes générales prédisposantes de l'évolution ontogénique. — L'âge et le sexe comportent la prédisposition à certains troubles mentaux. L'enfance tend, nous l'avons vu, aux psychoses et aux névroses ontogéniques (1er groupe du chapitre VII), ainsi qu'à l'épilepsie. Les psychoses et névroses du 4e groupe sont au contraire particulières à un âge avancé, tandis que l'âge fort et moyen est surtout disposé à celles du 3e groupe. Mais ce sont principalement certaines causes d'affaiblissement qui, survenant à certains moments de la vie de la femme, ont la particularité d'éveiller les prédispositions héréditaires pathologiques latentes, de les envenimer, ou même de faire éclater des psychoses aiguës. Les couches, la ménopause (l'âge de la cessation des règles), les menstrues elles-mêmes et la grossesse agissent toutes dans ce sens. Beaucoup de psychoses s'exacerbent chaque fois pendant les règles, ou même se reproduisent périodiquement chaque fois à leur retour. La plupart des accès morbides neurocymiques, ainsi causés chez les femmes, sont aigus et curables. Ceux de la ménopause offrent néanmoins un pronostic en somme moins bon que les autres, sans être mauvais.

C. Causes acquises. — 1° CAUSES PUREMENT CORPORELLES ET MATÉRIELLES. — Telles sont :

a) Toutes les *intoxications* (3e groupe C du chapitre VII). Dans ce groupe la forme de la maladie dépend directement de sa cause, c'est-à-dire du genre d'empoisonnement. Nous ne

(1) Paris, G. Steinheil, 1905, 2e édition 1906.
(2) Genève, Kündig, 1902.

parlons naturellement pas ici des troubles mentaux et nerveux déterminés indirectement chez les descendants d'alcooliques par la blastophthorie dont nous venons de parler, mais seulement de l'intoxication directe du système nerveux, surtout par l'alcool, la morphine, etc., ainsi que par les auto-intoxications. Nous avons déjà signalé l'importance de ce groupe.

b) *Infection par des microorganismes.* — La syphilis, la fièvre typhoïde, le choléra, la grippe, la rage, les bactéries septiques, la tuberculose, etc., peuvent tous s'attaquer au système nerveux, en particulier au cerveau, et provoquer ainsi des maladies mentales et nerveuses parfois mortelles, fort souvent chroniques et curables, parfois aussi incurables. Nous rappelons l'importance de la paralysie progressive et de l'ataxie locomotrice, dues à la syphilis.

c) *Troubles spéciaux de la nutrition.* — Je ne signale ici que pour mémoire la goutte, le myxœdème (crétinisme), etc., déjà mentionnés comme groupe nosologique.

d) *Un genre de vie anormal*, l'isolement dans de mauvais locaux, les occupations malsaines, les mauvais logements, l'alimentation insuffisante, bref, tout ce qui fait dépérir la santé générale de l'homme et trouble sa nutrition, rend aussi le cerveau moins résistant et prédispose par là indirectement aux troubles mentaux et nerveux. Ce sont néanmoins encore ici les gens tarés d'hérédité nerveuse qui succombent le plus souvent, tandis que les autres dépérissent et meurent bien plutôt à la suite de lésions d'autres organes. On peut comprendre sous le présent chef les psychoses par épuisement (voir chap. VII).

e) Toutes les *blessures directes et les maladies organiques locales du cerveau*, les commotions, les déchirures du tissu cérébral, les tumeurs, les apoplexies, etc., font, il va sans dire, partie des causes immédiates de psychoses acquises. *Mais les blessures fortuites du cerveau n'ont aucune action héréditaire quelconque, ni ordinaire ni blastophthorique.* Elles n'ont aucune action sur les germes, ni par conséquent sur les descendants du malade, pas plus qu'elles ne sont elles-mêmes causées par des tares ancestrales.

f) Certains troubles nerveux qui ressemblent à l'hystérie, parfois même à la paralysie générale, mais qui sont l'effet direct de blessures graves et se produisent en particulier à la suite d'accidents de chemin de fer, méritent une mention spéciale. On les appelle *névroses et psychoses traumatiques*, et la question des dédommagements à payer par les sociétés d'assurances contre les accidents joue souvent un grand rôle dans leurs conséquences ; elle influence même parfois sérieusement leur cours. Du reste, il s'agit là quelquefois de cas très graves, et l'on accuse souvent fort injustement le malade de simuler. Cela n'infirme naturellement pas la contre-partie. Dans les cas légers surtout, les malades exagèrent souvent et simulent même à dessein certains symptômes, pour obtenir une plus forte prime de dédommagement. Ce qui est plus fréquent néanmoins, c'est que les névroses traumatiques s'aggravent inconsciemment par autosuggestion, le malade se frappant sur son état et s'apitoyant sur lui-même.

Les névroses et psychoses traumatiques se produisent assez souvent par simple commotion, sans qu'il y ait d'hémorragie ni de lésion anatomique visible du cerveau. Mais d'autres fois elles sont dues à des déchirures et à des hémorragies du tissu nerveux produites par contre-coup.

2° Causes purement psychiques (neurocymiques). — Nous avons prouvé au chapitre III qu'il n'existe rien de purement psychique. Ce qu'on entend par *causes psychiques*, ce sont des agents irritateurs qui provoquent dans le cerveau des orages neurocymiques fonctionnels, parce qu'ils sont associés aux pensées, soit directement, soit à l'aide des symboles des sens, et qu'ils peuvent ainsi déclancher des émotions profondes ou de longue durée. Je dis à dessein des *émotions*, car les activités purement intellectuelles ou volontaires n'agissent presque jamais ou seulement très exceptionnellement comme causes concomitantes directes d'affections mentales ou nerveuses. Quand elles agissent, c'est en provoquant des états émotionnels. Les sentiments et les émotions jouent donc ici le grand rôle. Les causes dites psychiques agissent d'une façon purement dynamique, c'est-à-dire neurocymique, par irritation nerveuse. Il s'ensuit qu'elles ne peuvent provoquer d'emblée que des troubles fonctionnels et non des troubles organiques dans le sens indiqué plus haut. Quiconque a saisi la portée des chapitres précédents comprendra en même temps comment de pareilles causes dites psychiques peuvent faire éclore des psychoses ou des névroses.

Je renvoie tout d'abord à ce que j'ai dit au chapitre I sur la suggestion. La suggestion et l'autosuggestion jouent en effet ici un rôle énorme, car, grâce à la dissociation et au monoidéisme qu'elles produisent, l'afflux émotif, associé à une représentation quelconque, est capable de s'enfler d'une façon formidable et non seulement de provoquer ainsi des effets durables, mais encore de demeurer sous forme de trace indélébile et latente, c'est-à-dire d'engramme puissant pendant des années (sous le seuil de la conscience), dans le cerveau où il constitue une « blessure toujours ouverte ou plaie psychique » (plaie de l'âme). Exemple : Un enfant se promenant au crépuscule est épouvanté par un farceur qui se présente à lui sous forme de fantôme ou de diable. L'effroi associé à la représentation du fantôme demeure comme engramme dans la mémoire du pauvre petit, réapparaissant avec elle dans ses rêves. Plus tard, l'enfant est pris de frissons d'effroi ou de terreurs convulsives chaque fois que le plus léger indice ou l'événement le plus banal vient éveiller à nouveau ce souvenir et rouvrir ainsi la plaie. A la suite de pareilles blessures psychiques, on voit se produire des hallucinations, des obsessions, des phobies, des crises hystériques, etc. La vie entière, surtout celle du sentiment, peut devenir malheureuse et l'humeur empoisonnée à la suite d'un seul fait de ce genre. Les rapports sexuels, en particulier les attentats sexuels et l'excitation de l'imagination érotique sont une cause très fréquente de pareilles blessures du sentiment, surtout chez les enfants et les jeunes filles. De simples réflexes digestifs peuvent agir d'une façon semblable. Une indigestion survenue à la suite de l'abus d'un fruit ou d'un mets, surtout dans l'enfance, peut produire un tel effet, que la simple odeur ou même la vue dudit fruit ou mets provoque dès ce moment, et parfois pendant de nombreuses années, un dégoût profond ou même des nausées. Les prédispositions individuelles héréditaires à l'autosuggestion (la suggestibilité exagérée, en un mot) jouent encore ici un grand rôle, comme le montrent pour la plupart les cas suivants que j'ai observés moi-même :

Un homme marié devient aliéné (paralytique général à la suite de syphilis). Un érotisme dément le pousse au début de sa maladie à faire une tentative de viol sur sa fille de quatorze ans. L'enfant encore innocente n'y comprend rien et ne s'en fait guère de souci. La mère, par contre, s'en excite violemment ; son émotion est telle qu'encore six ans après elle souffre de graves insomnies, d'excitation mentale violente e d'émotions profondément déprimantes à la suite de cette aventure, tandis que la jeune fille, devenue adulte dans l'intervalle, est demeurée complètement tranquille et gaie, et s'efforce de tranquilliser sa mère. Ce curieux contraste entre la mère et la fille s'explique par deux raisons : *a*) au moment où l'acte en question se passa, la mère en comprit la portée, la fille pas, ce qui explique l'émotion violente de la première seule ; *b*) la fille est de par son caractère plus normale que sa mère et possède un meilleur équilibre mental.

A la suite de l'idée de ne pouvoir dormir et de l'effort anxieux fait pour s'endormir activement (une cause fréquente de l'insomnie), une jeune ouvrière souffrit pendant un an et demi d'insomnie totale. Je réussis à la guérir, à l'aide de la suggestion hypnotique.

Un monsieur se suggère petit à petit que toute émotion lui

occasionne la diarrhée, et la chose devient pour lui une vraie torture ; il n'ose plus aller en chemin de fer, etc. Pour empêcher la chose, il prend journellement de l'opium. L'opium n'arrête, en réalité, que temporairement la diarrhée par paralysie de l'intestin, et, quand on l'emploie longtemps, il finit par déranger la digestion et par provoquer même des selles liquides. Je guéris entièrement et définitivement le malade en combinant la suppression de l'opium avec des suggestions appropriées contre la diarrhée. D'autres personnes s'autosuggèrent, au contraire, la constipation et l'entretiennent en employant perpétuellement des purgatifs qui déshabituent le système nerveux central de déclancher l'innervation normale nécessaire à la défécation.

Beaucoup de troubles des menstrues, de douleurs de la matrice, d'affaiblissements de la puissance sexuelle masculine, d'attaques hystériques et même de psychoses complètes, sont le résultat de simples autosuggestions. Toute une série de troubles nerveux se guérissent par voie suggestive, de même qu'ils se sont, sans aucun doute, produits par suggestion ou autosuggestion. Citons ici une foule de cas d'incontinence de l'urine (enfants qui se mouillent), qu'on attribue souvent à tort à la mauvaise volonté. Une bonne partie de la véritable éducation pédagogique repose sur la suggestion bien comprise et exercée au bon endroit ; elle constitue le meilleur remède aux mauvais plis des enfants, mais elle n'est efficace qu'associée à la sympathie et à la confiance, tandis que tout ce qui provoque l'antipathie l'empêche.

Un monsieur me fut amené à l'asile des aliénés parce qu'il avait brisé dans son hôtel toutes sortes d'objets, sur l'ordre que lui avaient donné des voix (hallucinations). Il me déclara être poursuivi par des esprits qui lui donnaient des ordres absurdes, entre autres celui de détruire de l'innocente vaisselle, etc. Il convenait de l'absurdité de ses actes, mais déclarait être obligé de les accomplir pour que les esprits le laissassent tranquille. Il raconta qu'aux États-Unis il avait été dans une société de spirites et y avait appris à voir et à entendre des esprits. Comme son jugement était, du reste, fort sain, nous en conclûmes que ce qui paraissait être du délire de persécution lui avait été simplement suggéré par les représentations spirites et s'était ensuite fixé par l'habitude dans son cerveau. Je le fis venir à mon cours d'hypnotisme, et j'hypnotisai devant lui nombre de personnes pour l'impressionner. Finalement, je l'hypnotisai lui-même, lui déclarant avec autorité que je chassais les esprits de son cerveau, que ma puissance était plus grande que la leur, et que, dès maintenant, il n'entendrait plus jamais de voix et demeurerait en santé. Profondément frappé de ce qu'il m'avait vu faire, il tomba immédiatement en somnambulisme et fut guéri en une seule séance (ce qui, soit dit en passant, est très exceptionnel).

C'est surtout chez les hystériques qu'on voit des psychoses complètes éclore par suggestion et autosuggestion et se guérir par la même voie. J'en ai observé de nombreux cas.

Le docteur S. Freud, de Vienne, a fondé toute une doctrine et toute une méthode thérapeutiques sur l'effet autosuggestif des émotions. Il désigne l'effet persévérant et latent ou subconscient d'une émotion violente, cause de blessure psychique (voir ci-dessus) du terme d'« émotion enserrée » (*eingeklemmter Affekt*). Il prétend que les malades ont la plupart du temps oublié l'émotion qui fut la cause primitive du mal, et il croit devoir la chercher dans toute sorte de cas où le malade ne se souvient de rien, en lui donnant dans l'hypnose des suggestions appropriées, en cherchant à reproduire la situation primitive, à la faire rêver à nouveau, et à la supprimer ainsi par suggestion tranquillisante. J'accorde pleinement la lésion due aux « émotions enserrées », mais je prétends que le malade s'en souvient le plus souvent à l'état de veille ; que Freud, en exagérant énormément cette cause de maux nerveux et surtout en la généralisant aux cas où le malade ne se souvient de rien, suggère lui-même souvent à ses malades toute sorte de choses plus nuisibles qu'utiles, surtout dans le domaine sexuel. Le mécanisme de ces cas n'est pas si simple. Chaque cas diffère des autres. Il faut individualiser soigneusement, si l'on veut découvrir les conditions psychologiques souvent si complexes et si embrouillées de pareilles affections. Ce qui est certain, c'est que si l'on conquiert peu à peu la confiance entière de pareils malades, on finit d'ordinaire par apprendre la vraie cause de leur trouble nerveux ou psychique. On découvre alors souvent qu'il s'agit, en effet, de l'action suggestive ou autosuggestive puissante d'anciennes émotions, surtout d'émotions pénibles qui se sont nichées et fixées dans le cerveau, influençant et troublant plus ou moins toutes ses fonctions ou du moins plusieurs d'entre elles. Mais on aurait tort de s'y trop appesantir et surtout d'y faire s'appesantir le malade, car alors on renforce l'effet nocif, au lieu de le combattre.

On entend par *infection psychique* quelque chose qui en revient à une variété de la suggestion. Beaucoup d'aliénés sont souvent si puissamment fanatisés et entraînés par leur délire systématisé, et en même temps si bien doués ou si énergiques, et si suggestifs dans toute leur personne, qu'ils réussissent à inoculer, c'est-à-dire à suggérer leurs idées délirantes à toute une série de personnes saines d'esprit, en particulier à leurs proches. C'est ainsi qu'on voit des gens jusqu'ici raisonnables être contaminés à tel point par les idées délirantes de leur époux, de leur mère, de leur père, de leur frère aliéné, qu'ils croient aveuglément à toutes les absurdités que ceux-ci débitent, en font l'apologie, se mettent à la suite du malade et finissent par se conduire d'une façon aussi folle et aussi inaccessible à toute raison que lui. Dans plusieurs de ces cas, surtout lorsqu'il s'agit de frères et de sœurs, il est difficile de distinguer si les psychoses survenues subséquemment à celle du premier malade doivent être attribuées plutôt à une infection psychique mutuelle, ou si la cause principale ne gît pas plutôt dans les racines communes d'une tare héréditaire familiale. En général alors, les deux facteurs agissent ensemble et se provoquent l'un l'autre. Les cas dans lesquels le mari contamine sa femme ou la femme son mari, sont, par contre, plus typiques et reposent indubitablement sur une action suggestive. Ils ne sont pas si rares qu'on ne serait tenté de le croire, et l'individu suggéré n'est pas toujours curable. Il est curieux d'observer à quel point l'infecté ou les infectés croient, pensent, parlent et agissent sans volonté propre, imitant comme des phonographes les absurdités les plus atroces. La séparation la plus complète et la plus durable, qui est le seul remède, ne guérit malheureusement pas toujours les victimes de l'infection. Il faut certainement posséder un degré assez fort de prédisposition héréditaire pour pouvoir être infecté de la sorte. On a nommé ces cas « folie à deux, à trois, à quatre, etc. ».

Beaucoup de maladies nerveuses peuvent se propager ainsi par infection ou imitation. C'est, en particulier, le cas des attaques hystériques, de la chorée, des maux de tête, des troubles de menstruation, etc. Il se produit ainsi parfois de véritables épidémies d'affections de ce genre dans certains internats, dans certaines écoles, dans certaines familles, dans certaines villes, etc. Enfin, on voit de temps à autre des populations entières être suggérées et entraînées par des aliénés, qui se considèrent eux-mêmes comme les prophètes d'une nouvelle religion. Tel fut dernièrement le cas à Kekskemét, en Hongrie, où un fou entraîna à sa suite une foule de femmes, en leur suggérant les apparitions du Saint-Esprit qu'il voyait dans la fumée de leurs habits brûlés dans un fourneau. Les émotions intenses, même gaies, peuvent produire directement et immédiatement des psychoses chez les prédisposés. Plus d'une personne est devenue folle en gagnant le gros lot ou en voyant revenir un fils ou un époux qu'elle avait cru mort. Mais c'est bien plus souvent le décès d'un être chéri, une perte subite de fortune, un incendie, etc., qui risquent de déterminer l'éclosion d'une psychose. En somme, néanmoins, tous ces cas sont plutôt rares, et si l'on en parle beaucoup, c'est parce qu'ils produisent chaque fois une puissante impression. Lorsqu'on les examine soigneusement, on trouve le plus souvent qu'ils ont pour base une assez forte prédisposition héréditaire.

Les excitations du sentiment qui se répètent à chaque instant, ou qui sont de nature persistante, sont plus fréquemment encore la cause de troubles nerveux ou psychiques. Citons les disputes de ménage, les soucis pécuniaires pour la vie de tous les jours, les grandes spéculations, les chagrins d'amour ou de famille, les anomalies et les malheurs sexuels, les plaies d'amour-propre et de vanité, les maladies corporelles torturantes, etc. Mais quand on en arrive au fait et au prendre, il devient en général extrêmement difficile de prouver que l'événement de ce genre mis en avant soit véritablement la cause fondamentale de l'affection mentale ou nerveuse. En effet, les phénomènes émotifs dont il s'agit se produisent le plus souvent là où des défauts hérités ou des singularités de tempérament et de caractère (chap. VII, groupe 2) viennent leur fournir une base. Dans quelle proportion faut-il alors accuser du mal la disposition héréditaire, et dans quelle autre l'émotion chronique ou aiguë? Cette question est facile à poser, mais il est bien rare qu'on puisse y répondre nettement. Selon ses opinions personnelles, le médecin fera prévaloir plutôt l'un ou plutôt l'autre des facteurs. En général, on est enclin à exagérer l'action directe des états affectifs et à tenir trop peu compte de la prédisposition héréditaire. En effet, un cerveau normal et bien équilibré supporte les émotions les plus violentes, et même les plus répétées et les plus durables, sans en devenir malade. Signalons encore ici de nombreux faux diagnostics établis par des médecins qui ne connaissent pas le cerveau, et qui considèrent des troubles dyspeptiques, menstruels et autres causés par une psychose, comme étant au contraire la cause de cette dernière. Cette confusion entre la cause et l'effet est malheureusement jour-

manière et fait qu'on laboure les innocentes muqueuses de l'intestin, de la matrice, etc., pour des maladies dont le siège est au cerveau.

Il est, par contre, hors de doute que certains genres de vie, qui réagissent profondément sur toute l'émotivité humaine, déterminent facilement l'éclosion d'affections mentales. C'est avant tout l'isolement absolu de toute société humaine, tel que l'isolement cellulaire des prisons et la vie d'ermite dans une ferme écartée, dans un désert ou dans une forêt. Par son action nuisible sur le sentiment, une pédagogie exercée à rebours, en donnant à l'enfant de mauvaises suggestions, peut aussi faire grand tort à son système nerveux. Un mysticisme exalté peut de même faire tomber les prédisposés dans la mélancolie ou dans la folie religieuse systématisée. L'éducation surchauffée de l'intelligence, à l'exclusion de celle des sentiments et de la volonté, qu'on laisse s'atrophier, produit souvent des hommes anormaux, aux idées fausses et malsaines, on laisse au moins dormir les bonnes dispositions et se développer les mauvaises. Nous reviendrons plus tard sur ce point.

3° Causes psychiques mixtes. — Il y a des facteurs fonctionnels nuisibles auxquels on peut tout aussi bien attribuer le qualificatif de corporels que celui de mentaux. Je nomme par exemple les troubles du sommeil. Le sommeil est un état à la fois psychologique et physiologique. Le cerveau épuisé exige absolument un état de repos de ses neurones pour se refaire. Pour conserver la santé et se maintenir à l'état normal, il faut donc un sommeil suffisant. Lorsqu'on empêche ou dérange perpétuellement le sommeil, lorsqu'on veille très longtemps et qu'on travaille la nuit, on trouble l'équilibre mental, c'est-à-dire l'activité cérébrale, et l'on peut ainsi provoquer des affections mentales ou nerveuses tenaces. Toute insomnie, qu'elle soit cause ou effet des troubles cérébraux, nuit donc à la santé de cet organe en l'épuisant. Il en est de même de tous les surmenages cérébraux exclusifs et exagérés, sans entraînement préalable suffisant. Nous en avons signalé quelques-uns.

La vie sexuelle peut nuire aux fonctions nerveuses de différentes façons :

1° En excitant perpétuellement le cerveau d'une façon purement psychique (grand cerveau), à l'aide d'images sexuelles qui finissent par le remplir et devenir de véritables obsessions ;

2° Par une passion exagérée de jouissance sexuelle, qui de son côté peut léser le système nerveux de diverses façons : *a*) à l'aide d'émotions violentes qui s'y associent, comme l'amour méprisé, la frayeur des diverses suites de l'acte sexuel, telles que les grossesses, les maladies vénériennes, les scènes dramatiques, les poursuites judiciaires (ces dernières en particulier dans les perversions sexuelles), etc. ; *b*) par l'épuisement du système nerveux et les pertes séminales, suites directes des excès sexuels. Dans la masturbation, des sentiments dépressifs de honte viennent encore s'y ajouter, et il en est de même dans beaucoup d'autres anomalies ou perversions sexuelles.

Enfin, et il faut le déclarer nettement ici, on confond souvent les effets indirects de l'acte sexuel, comme avant tout les maladies vénériennes, avec les effets directs de l'acte en lui-même. La vérité est que l'excès sexuel à lui tout seul, même lorsqu'il est dû à un appétit anormal, ne nuit directement que fort peu au système nerveux d'un homme du reste sain. Il ne provoque guère qu'un peu d'épuisement, de fatigue, et quelquefois une sorte d'hébétude. Ce qui nuit le plus, ce sont les malheureux effets sociaux des excès sexuels, les émotions qui s'y rattachent et les maladies vénériennes qui s'ensuivent si souvent. Néanmoins, l'hyperexcitation trop répétée de l'appétit sexuel a, surtout chez l'homme, certains mauvais effets qu'on ne peut nier, quoique les facteurs suggestifs et affectifs qui lui sont associés y jouent le plus grand rôle. Les maladies vénériennes réagissent de leur côté directement en créant des psychoses spécifiques (voir plus haut

Syphilis), et indirectement en ruinant la santé corporelle et le bonheur des familles, parfois entre autres en causant l'infection d'un conjoint par l'autre, puis en provoquant des états affectifs pénibles à la suite de toutes ces misères.

D. Observations générales. — Ce qui vient d'être dit fera comprendre la complication énorme des causes des maladies nerveuses et mentales dans chaque cas particulier. Il est fort rare qu'une cause agisse seule. Comme stock principal, nous reconnaissons la disposition héréditaire, et comme cause fondamentale primaire de celle-ci les lésions du protoplasma germinatif, parmi lesquelles les intoxications, avant tout l'intoxication alcoolique, jouent le rôle principal. A cela s'ajoutent d'autres conditions malsaines d'existence, les infections, les blessures et des états affectifs. Comme l'hygiène du système nerveux a pour tâche principale d'éliminer les causes des maladies mentales et nerveuses, nous devons nous demander si des expériences et des statistiques d'une nature générale ne viennent pas nous indiquer le chemin à suivre. Il est certain qu'on ne peut empêcher toutes les causes nuisibles d'agir. On n'évitera jamais les blessures du crâne et du cerveau, suites d'accidents ; on n'arrivera pas à supprimer les maladies d'infection, ni les suggestions, ni les émotions. Mais, si nous réfléchissons au fait que la disposition héréditaire morbide du cerveau est la cause fondamentale du mal, et qu'elle prépare et favorise énormément l'effet de presque toutes les autres causes, nous avons le devoir de rechercher ses causes principales, pour les combattre.

Dans presque tous les pays civilisés nous observons une progression effrayante des maladies mentales et nerveuses. D'après les documents fournis par le bureau de statistique du canton de Berne, il y existait, en 1871, 2.804 aliénés (5 p. 1.000 de la population) tandis qu'en 1902 on en a compté 4.836 (8,2 p. 1000). Et pourtant, dans les deux dénombrements on a procédé d'après les mêmes principes; le second n'a pas été fait plus soigneusement que le premier, à ce que m'assure le chef du bureau de statistique, M. Mühlemann.

Précédemment, on avait déjà constaté une augmentation aussi forte, sinon plus forte, dans le canton de Zurich. Mais ici il faut bien dire que le second dénombrement avait été plus précis que le premier. Dans l'Europe centrale, on observe partout un phénomène analogue. Les asiles d'aliénés et les sanatoriums pour maladies nerveuses poussent partout comme des champignons. Le nervosisme, l'insuffisance intellectuelle, les défauts de caractère, l'impulsivité et la faiblesse de volonté, les troubles nerveux de toute espèce, en un mot, rivalisent à l'envi pour entraver et compliquer notre vie sociale, pour rendre les hommes malheureux, et pour surcharger de travail ceux qui sont encore en bon état. Le nombre des suicides augmente en conséquence. Les crimes sont loin de diminuer, et leur caractère pathologique devient de plus en plus patent et fréquent. On essaye souvent d'expliquer tous ces faits en disant qu'on prête plus d'attention aujourd'hui aux phénomènes morbides nerveux qu'on ne le faisait autrefois, qu'on soigne mieux les malades, qu'on enferme plus souvent les mauvais sujets, et que par conséquent l'augmentation n'est qu'apparente. Nous ne voulons pas nier la justification partielle de cet argument, en particulier pour les maladies mentales, qui étaient autrefois moins comprises. Mais il ne suffit absolument pas pour expliquer les faits, et il faut bien se garder de fermer les yeux aux autres côtés de la question et de les taire.

Autrefois, dans le « bon vieux temps », on ne faisait pas autant de procédure qu'aujourd'hui avec les êtres incapables et mauvais. Un grand nombre d'individus pathologiques, dont l'aliénation mentale n'était pas très évidente, et qui lésaient la société par leurs tendances perverses, leurs crimes et leurs brutalités sexuelles, leur ivrognerie, ou encore par le vol ou l'assassinat, étaient décapités ou pendus haut et court. L'affaire était vite faite, et en un sens couronnée de succès car ces individus ne pouvaient plus se reproduire, ni infester ultérieurement la société de leurs actes pervers et de leurs germes dégénérés. D'autres périssaient de faim, de misère et d'incurie. On tuait et brûlait même les aliénés proprement dits comme sorciers. Tout cela n'est pas si ancien. Il n'y a pas besoin de remonter à plus de deux siècles, ce qui ne fait pas beaucoup de générations. Notre humanitarisme actuel, partant d'excellentes intentions, mais souvent fort mal appliqué, s'efforce au contraire d'élever soigneusement tout ce couvain dépravé et dégénéré aux frais de l'État et des gens charitables. Puis il les laisse se marier et se reproduire tant et plus, tandis que les hommes les plus sains, les plus forts, les plus normaux et les plus intelligents sont envoyés à la guerre comme chair à canon, ou immobilisés en temps de paix comme soldats dans les casernes, comme domestiques des gens riches, etc., ce qui les empêche longtemps de se marier. Beaucoup de pauvres filles sont en outre livrées à la prostitution, et une foule d'hommes bien portants se livrent eux-mêmes à l'alcoolisme, de sorte que, lorsqu'ils se marient plus tard, ils apportent dans le mariage les pires sources de la dégénérescence à leur postérité. Lorsqu'ils sont attrapés, les plus mauvais compagnons des deux sexes parmi les criminels se tirent d'affaire avec quelques années de prison, et continuent ensuite à commettre librement leurs méfaits, posant dans tous les coins du monde des enfants illégitimes, qu'ils abandonnent à l'assistance publique, aux orphelinats, aux enfants trouvés, etc. Faut-il encore s'étonner que les produits d'une sélection faite aussi complètement à rebours vienne partout remplir de détraqués dangereux, ou au moins nuisibles, les asiles dont nous parlions?

Mais le pire de tout, ce qui pousse la mauvaise sélection à sa plus haute puissance, c'est l'alcoolisation systématique de l'humanité, grâce à une coutume dont l'âge est sans doute très vénérable, mais qui n'en est pas moins devenue une peste suraiguë de la civilisation moderne, par suite de la production de l'alcool à des prix dérisoires, à la technique perfectionnée qui permet de le conserver en masse, et au développement du transit qui fait qu'on peut le transporter facilement partout. De ces faits, il est résulté que son usage a augmenté presque partout d'une façon effrayante et l'a rendu accessible aux plus pauvres diables. L'alcoolisme chronique est devenu par là une maladie sociale moderne de tous et de tous les jours, ce qui n'était nullement le cas des orgies occasionnelles de nos ancêtres dans leurs fêtes. Le gain facile que l'État et les capitalistes tirent de l'industrie alcoolique, fait que ces deux puissances sont devenues volontairement sourdes et aveugles au mal social qui en résulte. Elles ne voient que leur budget à alimenter et que leur poche à remplir d'or. La sirène du peuple qu'est l'alcool est le moyen le plus commode d'y arriver rapidement, de sorte que la majorité, qui se compose toujours et partout des égoïstes, des indifférents et des lâches, ne se lasse jamais de chanter hypocritement les louanges de l'alcool, ni de se moquer des abstinents qui le combattent. Qu'on veuille bien considérer les effets du monopole de l'alcool en Russie et même dans la petite Suisse, si fière de ses libres institutions. Le peuple russe s'alcoolise à bras renforcés depuis l'institution du monopole, grâce aux efforts hypocrites du gouvernement, qui d'une main jette quelques millions en pâture à l'opinion publique en instituant des maisons de thé et des fêtes sans alcool, tandis que de l'autre main il gagne cent fois plus pour son fisc en poussant le peuple à la consommation de l'alcool. En instituant le monopole de l'alcool, le peuple suisse avait destiné un dixième de son produit à la lutte contre l'alcoolisme dans ses causes et dans ses effets. Mais c'était là une manœuvre, peut-être inconsciente, des inventeurs du monopole. En fait, et sous des prétextes aussi futiles qu'hypocrites, la plupart des gouvernements cantonaux emploient même ce dixième presque en entier dans leur intérêt fiscal, le détournant de son but légal et primitif à l'aide de prétextes sophistes.

On s'en sert pour bâtir des asiles de fous et des prisons, pour soigner les ouvriers de passage, pour faire l'éducation de l'enfance abandonnée et pour boucher tant et tant d'autres trous des budgets cantonaux, en choisissant naturellement ceux qui font le moins mauvais effet. Quelques louables exceptions ne font que confirmer la règle! Là où il y a eu amélioration dans l'emploi de cette dîme, cela a été dû à l'action privée des sociétés d'abstinence et à leur pression morale. Mais, surtout dans certains cantons à vignoble, particulièrement dans le canton de Vaud, les personnages officiels, même ceux qui sont préposés à l'hygiène publique, n'osent pas affronter les intérêts de la viticulture, ni ceux des marchands de vin et des cabaretiers qui « font » les électeurs. Pour flatter ces industriels, qui vivent de l'empoisonnement du peuple, on affecte ostensiblement de se moquer des abstinents, de les traiter d'exagérateurs et de fanatiques, au nom même de l'hygiène, et l'on refuse sous de fallacieux prétextes tout subside de la dîme alcoolique aux sociétés d'abstinence, qui seules combattent sérieusement l'alcoolisme. Voilà ce que sont les motifs inavoués ou si l'on veut les lâchetés des officiels. Dès lors, qu'attendre d'eux!

Que dit la statistique, là où elle est capable de parler honnêtement? Je renvoie à ce que j'ai dit dans le présent chapitre sous la lettre A. La diminution énorme de l'alcoolisme en Norvège, en Finlande et même en Suède depuis cinquante ans a eu pour effet de faire cesser l'augmentation des maladies mentales et de faire accroître, au contraire, le nombre des recrues aptes au service militaire. Ce fait est corroboré par le fait inverse, qui nous montre partout la dégénérescence mentale et nerveuse de la population augmenter le plus fortement dans les pays où l'on boit le plus. Que veut-on de plus clair? Qu'on consulte la carte de France établie par Claude, des Vosges, et dans laquelle on voit les départements où il se commet le plus de crimes s'appliquer presque comme un moule sur ceux où la consommation de l'alcool est la plus forte, à l'exception de la Corse où la « vendetta » crée une situation particulière. On fait la même observation partout en Amérique, quand on compare les communes qui ont prohibé l'alcool avec celles où on peut le boire librement. Ce qui se constate le plus rapidement et de la façon la plus éclatante, c'est l'augmentation des crimes, là où la consommation alcoolique augmente, et leur diminution, là où elle diminue. Il en est de même des suicides. Or la fréquence des crimes et des suicides est en même temps un baromètre de la dégénérescence nerveuse de la société, quoique l'alcoolisme aigu joue ici un rôle tout particulièrement important. D'autres causes, comme l'entassement du prolétariat dans les grandes villes, dans de misérables logements, avec une nourriture insuffisante et des occupations malsaines, sont, sans doute encore, des causes qui font dégénérer le système nerveux. Mais, je le répète, il est difficile de les fixer par la statistique, et encore plus difficile de les séparer complètement de la mauvaise sélection et de l'alcoolisme, tandis que les effets de ce dernier sont bien plus faciles à constater lorsqu'on compare les peuples ou les individus abstinents ou très sobres à ceux qui boivent beaucoup, là où les circonstances sont du reste les mêmes, ou encore lorsqu'on compare la santé du même peuple dans des périodes où sa consommation en alcool s'est beaucoup modifiée. Néanmoins l'état lamentable des juifs dans certaines villes russes et polonaises, ainsi que celui du prolétariat des grandes villes anglaises, montre que l'épuisement dû à une vie misérable et malsaine peut faire dégénérer une race, même sans alcool.

TROISIÈME PARTIE

HYGIÈNE DE LA VIE DE L'AME ET DU SYSTÈME NERVEUX

La tâche de l'hygiène ne consiste pas à guérir les maladies qui sont là, mais à combattre toutes les causes qui rendent malade, et à prévenir ainsi autant que possible l'éclosion des maladies chez l'individu (hygiène privée) et dans la société entière (hygiène publique ou hygiène sociale). Un vieux proverbe dit avec raison : « Prévenir vaut mieux que guérir. » Le terme de prophylaxie (préservation) est donc assez synonyme de celui d'hygiène. La devise de l'hygiène est, on le sait : *Mens sana in corpore sano* (une âme saine habite un corps sain). Or comme nous savons maintenant que l'âme et le cerveau vivant sont une seule et même chose, nous pouvons traduire cet adage par les mots : « Un cerveau sain habite un corps dont le reste est aussi sain. » Il est vrai que la chose n'est pas toujours exacte, car un cerveau fort malsain peut habiter le crâne d'un individu du reste fort et sain. Il existe de robustes canailles et de robustes fous, tandis que de fortes têtes sont souvent supportées par des corps débiles et maladifs. L'hygiène tend donc à favoriser la santé de ces deux éléments de l'être humain : le cerveau et le reste du corps.

L'art que nous avons à traiter ici, en nous basant sur les deux premières parties de ce livre, se limite naturellement à la santé du système nerveux. Dans la première partie nous avons appris à connaître la vie de l'âme et des nerfs, son organe et son développement ontogénique et phylogénique, dans la seconde partie ses lésions maladives et leurs causes. Notre tâche finale est donc maintenant de parler des moyens à employer pour empêcher autant que possible l'éclosion des maux et des infirmités que nous avons signalés.

La tâche de l'hygiène ne peut et ne doit pas être de remplacer le médecin en cas de maladie, ni d'empêcher une mort inévitable. Tout au plus peut-elle prolonger un peu la vie, car elle ne peut pas modifier le fond même de l'évolution naturelle de notre espèce. Par contre, elle peut faire beaucoup pour atténuer les misères et les tourments de l'existence humaine, pour refaire autant que possible de la mort une terminaison naturelle de l'évolution ontogénique des individus, et avant tout pour améliorer notre race, qui est si profondément affectée d'anomalies et d'excroissances maladives.

Nous diviserons l'hygiène du système nerveux en quatre chapitres comme suit :

I. Généralités.

II. Hygiène nerveuse de la conception ou de l'hérédité.

III. Hygiène nerveuse de l'ontogénie ou de l'embryon, et surtout de l'enfance (pédagogie inclusivement).

IV. Hygiène nerveuse spéciale de l'adulte.

Un principe directeur général présidera à notre troisième partie : *L'hygiène publique, ou mieux l'hygiène sociale, doit être en même temps l'hygiène de la race et doit primer partout l'hygiène individuelle, dès qu'un conflit se présente. Or, il s'en présente beaucoup.* Donc, l'hygiène de la nation primera celle de la famille, et l'hygiène de l'humanité celle de la nation. Si l'on considère l'hygiène de ce point de vue social élevé, et c'est un devoir de le faire, il ne peut exister de contradictions entre l'hygiène et l'éthique ou morale. Les notions d'hygiène sociale et de morale se confondent même ensemble dans une harmonie idéale à atteindre, quels que soient les conflits et les difficultés qui pourront se présenter dans les cas particuliers, et qui sont dus aux défectuosités de nos mœurs, de nos lois, de nos connaissances et de notre naturel encore si peu social.

CHAPITRE IX

GÉNÉRALITÉS SUR L'HYGIÈNE DU SYSTÈME NERVEUX

L'hygiène du système nerveux peut être divisée en deux groupes de règles : les négatives et les positives. Les premières concernent ce qu'il faut éviter et les secondes ce qu'il faut faire.

1° **Règles négatives.** — Au chapitre VIII nous avons parlé des causes des maladies mentales et nerveuses. Nous devons en premier lieu éviter autant que possible toutes ces causes, et je ne veux pas répéter ce que nous en avons déjà dit. Nous ne pouvons supprimer par enchantement les tares héréditaires existantes; mais, en évitant tout ce qui est nuisible et tout ce qui les aggrave, nous pouvons plus ou moins empêcher leur éclosion et acquérir ou développer des forces antagonistes par un entraînement dirigé contre la tare. Il y a avant tout un groupe puissant d'agents nuisibles, celui des intoxications, dont nous pouvons nous débarrasser sans difficulté avec un peu d'énergie, et en méprisant la mode et les préjugés, ou tout au moins en nous affranchissant d'eux. Nous déduisons de ce fait comme première règle de l'hygiène nerveuse la maxime suivante :

Ne te rends pas artificiellement malade et ne détruis pas artificiellement les forces nerveuses. Parlant de là, nous consi-

dérons comme condition première et fondamentale de la conservation de la santé du système nerveux, l'abstinence à vie et consciencieusement tenue de tous les poisons employés par abus comme moyens de jouissance, en premier lieu de tous les poisons narcotiques, et en tête de ligne de toutes les boissons alcooliques distillées et fermentées.

Cette exigence de l'hygiène nerveuse ne souffre aucune faiblesse, aucune demi-mesure. Elle fait partie de l'hygiène sociale de la race et du devoir hygiénique de tout membre de la société humaine envers lui-même, envers sa famille, envers l'État et envers l'humanité. Que l'égoïste ou l'insouciant qui se sent très fort et aime à chatouiller son palais de bière ou de vin fin, déclare cent fois qu'un usage très modéré et individuel des boissons alcooliques ne lui fait point de mal, peu nous importe. En face du désastre social attisé par son exemple, cette excuse est sans valeur. Tous les hommes qui usent modérément de l'alcool, de l'opium, etc., ne sont pas seulement, comme l'a si bien dit von Bunge, les séducteurs inconscients de ceux qui succombent ; ils sont même la source unique, pour ne pas dire « l'ovaire » de l'alcoolisme et de toutes les intoxications narcotiques qui font dégénérer le cerveau et le système nerveux de l'humanité. La question se résume en deux mots comme suit :

« Supprimez aujourd'hui d'un coup de baguette magique tous les alcooliques, morphinomanes et autres victimes de la narcose, au bout de quelques années ils seront remplacés par d'autres. En effet, leur nombre croît toujours, quoique des milliers d'entre eux meurent journellement. Transformez au contraire tous les buveurs modérés et tous ceux qui se narcotisent modérément de quelque autre façon, en abstinents totaux à vie, il n'y aura bientôt plus d'alcooliques ni de narcotisés dans la société humaine. Chaque intoxiqué a commencé par l'usage modéré de son narcotique ; tous donc se recrutent dans les rangs des modérés. »

Toutes les raisons qu'on avance pour défendre l'usage des

narcotiques, et spécialement de l'alcool, ne sont que des prétextes et ne reposent que sur des sophismes. Qu'on laisse courageusement les liqueurs, le vin et la bière de côté, et qu'on boive de l'eau, du lait ou des sirops de fruits, même un peu de thé ou de café si le sommeil n'en souffre pas, et l'on protégera sa personne, sa famille et ses descendants de l'alcoolisme et des narcoses en général à tous les degrés, ainsi que de toutes leurs néfastes conséquences. Cette ordonnance médicale est d'une simplicité admirable, et elle réussit partout et toujours. Au Canada, en Norvège, en Nouvelle-Zélande, en Finlande, en Suède, aux États-Unis, en Angleterre, etc., des millions d'abstinents totaux vivent heureux et se portent à merveille. En Allemagne et en Suisse, le mouvement se développe aussi, quoique lentement encore. Heureux sont les gens qui l'ont compris et qui, toujours plus nombreux, se rattachent à lui ; le plus tôt est le mieux! L'attente lâche et veule ne fait que laisser le mal s'envenimer, et des milliers de familles se perdre. Qu'on évite autant que possible, *surtout dans les maux nerveux fonctionnels*, tout remède narcotique, tel que l'opium, la morphine, la cocaïne, le hachisch, le chloral, le trional, le sulfonal, le véronal, l'alcool et tutti quanti. Nous mettons surtout en garde contre deux nouvelles modes modernes de dégénérescence : les fumeries d'opium et l'aspiration de l'éther.

Ce n'est qu'avec la tête claire et exempte de narcose qu'une nouvelle génération deviendra capable de progresser malgré notre civilisation, ou mieux encore, grâce à elle, et surtout de mettre en œuvre les autres mesures hygiéniques dont nous aurons encore à parler. Voilà pourquoi nous plaçons le principe de l'abstinence de tout poison employé comme moyen de jouissance en tête de ligne. Malheureusement, les habitudes de boisson sont encore si profondément enracinées chez nos nations européennes, et sont entretenues par des préjugés et des intérêts pécuniaires si puissants, que, seule, une lutte de géants, organisée sur toute la surface du globe, pourra en finir avec cette hydre sociale. La lutte doit être engagée et continuée en même temps contre tous les narcotiques employés comme moyens de jouissance, parce que tous s'appellent les uns les autres et conduisent très facilement, par leur faculté toute spéciale d'attraction, à des habitudes sociales qui dégénèrent souvent et vite en passion. Nous conseillons donc instamment à tout homme, à toute femme et à tout enfant bien portants qui veulent demeurer en santé et qui désirent procréer des descendants sains et heureux, de s'affilier à l'une des organisations existantes d'abstinence totale, aussi longtemps du moins que règnent les habitudes tyranniques de boire et de faire boire. Cette recommandation est doublement nécessaire pour toute personne atteinte de troubles nerveux quelconques. Les organisations abstinentes dont je parle offrent à l'homme une sociabilité exempte d'alcool et de toute narcose avec des relations correspondantes. Elles possèdent des locaux où l'on ne boit pas, des restaurants où l'on ne vend pas de boissons alcooliques, et elles offrent au faible l'appui et la protection dont il a besoin contre les séductions entraînantes qui l'entourent de toute part, et souvent le forcent presque à boire. C'est à des armées d'abstinents, ainsi organisées, que sont dues les victoires du mouvement social dont nous parlions dans les pays du Nord, ainsi que dans les pays anglo-saxons (1). L'hygiène du cerveau et de tout le sys-

(1) Parmi ces organisations, nous citerons avant tout la plus radicale et la plus logique de toutes, l'Ordre des Bons Templiers, qui conduit la lutte sociale contre l'usage de l'alcool avec la dernière des énergies. Ses organes de langue française sont les *Annales anti-alcooliques* du docteur Legrain, à Paris-VIe, 14, rue de Tournon, puis *l'Abstinence* (Lausanne, Madeleine 1.). L'Ordre des Bons Templiers compte, en Suède seulement, 130.000 membres adultes, et en Allemagne déjà plus de 30.000. En France, ses deux premières loges datent de 1906. Dès 1906, les loges de Suisse, de Hongrie, de Belgique et diverses loges de l'Allemagne se sont séparées, du reste, de l'Ordre sur la base de la neutralité religieuse complète qu'on leur avait refusée. Elles ont fondé l'Ordre neutre indépendant des Bons Templiers. Puis vient la

tème nerveux est extrêmement redevable au mouvement social de l'abstinence, qui lui a fait faire bien plus de progrès positifs que tous les bons conseils, toutes les doctrines, toutes les phrases et toutes les déclamations en usage précédemment. Il combat, en effet, le mal dans sa racine la plus profonde. Ce n'est pas ici l'endroit de nous étendre sur le détail de la lutte

Ligue anti-alcoolique internationale, qui engage moins ses membres, et dont l'organe international est la *Revue internationale contre la boisson* (Bâle, Reinhardt, Sanct-Alban Vorstadt, 15). Son organe de langue française est aussi *l'Abstinence*. Une petite, mais vaillante société d'abstinence parisienne, qui porte le même nom et dont l'organe est la *Prospérité* (boul. Magenta, 107), ne s'est pas encore rattachée à la ligue internationale. La Croix bleue, société religieuse protestante, s'occupe exclusivement du relèvement des buveurs. Elle a des sections en Suisse, en France, en Allemagne, en Belgique, etc. En Suisse, en Allemagne, en Suède et en Hollande, des sociétés d'abstinence totale se sont, en outre, formées dans les écoles secondaires, les gymnases et les universités, et préparent peu à peu la classe aisée à comprendre la question. Des ligues abstinentes de femmes se sont fondées aussi, en Allemagne, aux États-Unis, en Angleterre, en Suisse, etc. L'Ordre des Bons Templiers a ses *Temples de la jeunesse* pour les enfants, et la Croix bleue ses sociétés de l'*Espoir*. Des ligues catholiques, wesleyennes et autres d'abstinence se sont fondées dans différents pays. Des sociétés socialistes d'abstinence existent en Suisse, en Allemagne, en Autriche et ailleurs. Il existe, en outre, dans différents pays, en particulier en Allemagne et en Suisse, de nombreuses sociétés d'abstinence professionnelles, des sociétés de maîtres abstinents, de médecins abstinents, de juristes abstinents, de négociants abstinents, de cheminaux abstinents, etc. Une société de journalistes abstinents des pays scandinaves s'est fondée il n'y a pas longtemps. Je n'en finirais pas, si je voulais énumérer ici toutes les sociétés d'abstinence des pays étrangers, aussi me suis-je limité aux pays de langue française et à quelques exemples généraux. Je laisse à dessein de côté les organisations dites de modération ou de tempérance, qui n'ont jamais été qu'un coup de bâton donné dans l'eau et qui, dans tous les pays, ont toujours fini par mourir d'inconséquence et d'indifférence, tout en se noyant dans la gaîté volontaire ou involontaire des verres de champagne ou de bière. Il en a été de même de toutes les sociétés qui se sont contentées de s'abstenir de l'eau-de-vie. Toutes ces ligues n'ont eu qu'un bon côté, celui d'attirer l'attention du public sur la lutte anti-alcoolique dans les pays où personne ne s'en était inquiété auparavant. Mais, là où l'on a commencé d'emblée par l'abstinence totale, l'effet a été bien plus rapide et bien plus décisif.

contre l'alcoolisme. Quiconque s'y intéresse sérieusement n'a qu'à s'abonner aux journaux qui la concernent (*l. c.*) et à se procurer les écrits anti-alcooliques au bureau central des abstinents (Bureau de la ligue anti-alcoolique, casier postal 4108 à Bâle et Madeleine, 1, à Lausanne) ; enfin à prendre part aux congrès internationaux contre l'alcoolisme qui ont lieu tous les deux ans (1899 à Paris, 1901 à Vienne, 1903 à Brême, 1905 à Budapest, 1907 à Stockholm). Parmi les journaux déjà indiqués, je recommande tout particulièrement au public français les *Annales anti-alcooliques* du docteur Legrain (voir note ci-devant).

Les deux livres suivants sont bourrés de faits et de documents : Docteur Matti Helenius : *Die Alkoholfrage* (Iéna, 1903, chez Gustave Fischer) et Hoppe : *Die Tatsachen über den Alkohol* (Berlin, N. W. 7, S. Calvary). Recommandons encore l'excellent Guide de l'anti-alcoolique en Suisse, du professeur Hercod (Lausanne, 1905, Madeleine, 1).

Enfin : *l'Ordre indépendant des Bons Templiers*, par le docteur Legrain (1906, édité par la Loge Gallia n° 1, 99, avenue Ledru-Rollin, Paris-XIe), et *L'Ordre neutre des Bons Templiers, un Réformateur social*, par A. Forel (Dépôt chez Joos Bäschlin, Buchdruckerei, Schaffouse (Suisse), 1906).

Il va sans dire qu'on devra se garder de tous les autres intoxicants du système nerveux, comme le plomb, le gaz à éclairage, l'oxyde de carbone des fourneaux, etc., qu'on fera bien aussi d'éviter le tabac, dont la nicotine nuit au système nerveux, quoique ses mauvais effets ne soient pas comparables à ceux des narcotiques dont nous avons parlé. Le thé et le café ne narcotisent nullement ; ce sont des excitants du système nerveux qui troublent parfois le sommeil et énervent un peu quand on en abuse ; mais comme on s'en aperçoit immédiatement, on cesse alors d'en faire usage. Inutile de dire que les excès gastronomiques peuvent aussi nuire indirectement au système nerveux en dérangeant la digestion et en poussant à l'obésité et à la goutte ; chacun le sait.

Quant aux autres causes de maladies nerveuses qu'il s'agit d'éviter et contre lesquelles il faut lutter, je renvoie simplement au chapitre VIII, pour ne pas me répéter. Passons maintenant aux tâches positives de l'hygiène.

2° **Règles positives.** — 1. *Loi de l'exercice ou loi de l'entraînement.* — Nous avons déjà vu que tant la substance des nerfs et des muscles que leur puissance de production se renforcent par l'exercice et s'affaiblissent par l'inaction, et qu'en outre l'habileté et l'adresse dans l'exécution d'actes compliqués se perfectionnent aussi par une répétition fréquente. Ce fait est absolument général et peut être érigé en loi constante de l'activité musculaire et nerveuse : renforcement, augmentation et complication par l'exercice ; affaiblissement, diminution et incapacité croissantes par l'inaction.

Il saute aux yeux que la loi de l'exercice se trouve dans une sorte d'antinomie relative avec celle de l'hérédité. Les énergies héritées se font jour chez l'individu, transmises comme puissances par la mnème du protoplasma ou nucléoplasma germinatif des ancêtres, tandis que la loi de l'exercice est celle de ce que l'individu acquiert dans le courant de sa vie. Mais c'est commettre une erreur fondamentale que de présenter ces deux lois sous forme d'oppositions absolues, en considérant chacune de nos activités mentales ou nerveuses comme étant ou bien héritée, ou bien acquise. Au contraire, chacune d'entre elles est à la fois héritée et acquise, en ce sens qu'aucune faculté ne peut être acquise, sans qu'une certaine prédisposition héréditaire ne la prépare, et que la meilleure disposition héréditaire s'atrophie, si l'exercice ne vient absolument pas la développer. On peut donc prétendre que notre éducation individuelle consiste principalement à développer nos bonnes dispositions par l'exercice et à endiguer les mauvaises par l'inactivité, dans le but final de modeler de plus en plus l'harmonie de la personnalité en l'adaptant aux besoins sociaux. Eh bien ! c'est là en même temps la tâche d'une hygiène bien comprise du système nerveux.

Il ne faut pas oublier que l'expression d' « exercice » ne se limite nullement à l'exercice musculaire et à celui des habiletés techniques, mais qu'elle s'étend à celui de toutes les activités mentales et nerveuses. On s'exerce à voir, à entendre, à percevoir, en général à penser, à former des abstractions, à développer les sentiments éthiques et esthétiques, à supporter le froid et la chaleur, à persévérer dans ses résolutions — malheureusement aussi à jurer, à mentir, à jouer pour de l'argent, à s'adonner aux excès sexuels, à se vanter et à ne rien faire, tout aussi bien qu'à pédaler à bicyclette, à faire des armes, à faire la cuisine ou à nager. A la lumière des phénomènes mnémiques (voir chapitre V, *b*), la loi de l'exercice acquiert une valeur encore plus considérable. Elle représente une engraphie renforcée et multiple qui, en tant que telle, non seulement élève la valeur de l'individu et sa productivité, mais travaille encore, quoique d'une façon infinitésimale et latente, à construire le fondement des ecphories futures de descendants éloignés.

L'exercice de bon aloi consiste en un entraînement constant et régulier, dans lequel on évite tout effort exagéré de l'instant et toute activité fiévreuse destinée à des succès de façade. En répétant ses efforts journellement ou tout au moins fréquemment, et en produisant chaque fois un peu plus que précédemment, avec une grande persévérance, on augmente lentement, mais sûrement, sa force et ses facultés ainsi exercées.

Il existe ici une différence fondamentale entre le *tissu nerveux* et le *tissu musculaire*. Par un exercice continu et progressif, le muscle grossit et se renforce, on le sait, assez rapidement. Mais il perd rapidement aussi ce qu'il a gagné, par un repos ou une inactivité un peu prolongés : en un mot l'effet de l'exercice du muscle lui-même se perd assez rapidement. Ce que le cerveau et les centres nerveux ont solidement acquis par un exercice consciencieux se conserve, par contre, dans ses grands traits, tant que leur tissu demeure sain. Des connaissances acquises (surtout lorsqu'on les a comprises !), des sentiments affinés et délicats, des habiletés techniques, etc., se conservent, en somme, même lorsqu'on a cessé de les exercer pendant des années. On croit souvent les avoir oubliés, mais il suffit alors d'un exercice extrêmement court pour remettre les choses au point et pour être de nouveau maître de ce qu'on a senti, connu ou pu faire autrefois. Mieux même, on se trouve alors souvent capable, grâce aux engrammes acquis dès lors dans d'autres domaines, de progresser plus rapidement à partir du point où l'on en était resté jadis, qu'on ne l'eût fait alors. Cela vient de ce que les connaissances acquises d'autre part viennent fournir aux anciens engrammes de nouvelles associations qui favorisent leurs voies de développement. Le neurone possède donc une faculté cumulative de conserver, d'acquérir et de combiner, que le muscle à lui tout seul ne possède pas. Ce dernier ne peut que renforcer pour un certain temps l'intensité de sa puissance. Même les centres nerveux ganglionnaires de l'intestin et des vaisseaux obéissent, quoique d'une façon bien moins marquée, à la loi de l'exercice.

Pour conserver sa santé et pour épanouir fortement sa vie nerveuse, il faut donc la développer constamment par l'exercice pendant toute sa vie, de la naissance à la mort. Il ne faut pas s'imaginer, par suite d'un préjugé, qu'on n'apprenne que dans la jeunesse ; on n'a jamais fini d'apprendre. Apprendre, toujours apprendre, c'est-à-dire exercer sans relâche de nouvelles activités nerveuses, c'est là la base même de la vie et d'une saine hygiène du cerveau, hygiène qui non seulement élève l'homme, mais qui entretient sa force nerveuse et son élasticité. Quiconque n'apprend pas et ne s'exerce pas perpétuellement, ne perd pas seulement le meilleur de son énergie, mais risque de devenir mentalement mécanique, automatique, enraidi et de plus en plus inadaptable, de tomber dans l'ornière rebattue et toujours plus profonde de la routine et des marottes, ornière dont il pourra de moins en moins se sortir. Les plus belles dispositions héréditaires, les meilleures énergies cérébrales s'atrophient et s'épuisent lamentablement dans l'inaction et même dans les activités qui ne s'exercent que dans un sens exclusif, sans jamais se frayer de nouvelles voies. Voici les points les plus importants à observer dans la loi de l'exercice :

S'il est vrai que l'exercice fasse le maître, ce n'est pas vrai pour le surmenage cérébral qui conduit à l'épuisement. Le système nerveux a un besoin absolu de reconstruire sa substance chaque fois qu'il a bien travaillé. Pour cette reconstruction perpétuelle, il lui faut d'abord une nourriture suffisante, que fournissent les aliments à l'aide du sang et de la lymphe, et secondement des intermittences suffisantes de repos pour les neurones. Nous n'avons pas à nous occuper ici de l'hygiène de la digestion et de la circulation, ni de celle de l'assimilation en général. Je renvoie aux ouvrages qui ont paru sur ces sujets, et je fais seulement remarquer que le cerveau, qui est très riche en vaisseaux sanguins et en espaces lymphatiques, a un besoin impérieux de nutrition pour le travail de la pensée, du sentiment et de la volonté. C'est là un fait qu'on oublie beaucoup trop. Les partisans de l'idée dualiste, qui admettent une âme indépendante du corps, veulent souvent contraindre et flageller la « chair » et puiser leurs forces mentales dans le néant à l'aide de Dieu sait quels exercices ascétiques. Dans leur mysticisme, les croyances religieuses dualistes ont souvent déjà péché gravement contre l'hygiène, en considérant le travail mental comme quelque chose qui est en dehors des fonctions corporelles, et en s'imaginant qu'on peut fortifier l'esprit et contraindre le corps par le jeûne et la mortification. Il y a sans doute un fond de vrai dans ces superstitions, en ce sens que l'homme, surtout de nos jours, mange et surtout boit généralement beaucoup trop et abuse de son appétit sexuel, de sorte qu'un peu de jeûne et de régime au pain et à l'eau lui font souvent beaucoup de bien.

C'est principalement le cas des goutteux et des gens trop bien nourris. L'abstinence sexuelle est en somme aussi plus saine que l'excès. Cela n'empêche pas que l'ascétisme est un grand mal quand il conduit à l'insomnie, à une nutrition chroniquement défectueuse et à une vie contre nature. Il se termine alors par l'épuisement, avec des troubles nerveux de toute sorte, et assez fréquemment par quelque affection mentale. Une saine nutrition doit être modérée et suffisante, évitant tout extrême et tout excès.

Prévenons ici une objection fréquente. Lorsque nous recommandons chaudement les efforts musculaires, les habiletés techniques, la bicyclette et même le sport, on vient nous effrayer en nous menaçant de dilatation du cœur et d'autres infirmités qu'acquièrent de nombreux sportsmen (cyclistes, coureurs, etc.), à la suite de leurs tours de force. Pareils effets néfastes d'efforts musculaires exagérés, poussés souvent jusqu'à la folie, viennent en première ligne de ce qu'ils sont souvent exécutés au mépris complet de la loi de l'exercice. Au lieu de s'entraîner lentement et prudemment, en accordant aux tissus du corps le répit et le repos nécessaires à leur reconstruction, on fait pendant un temps fort court, et à l'aide d'un entraînement rapide, des efforts insensés, et l'on exige du corps des prestations surhumaines, sans préparation suffisante. Qu'on s'entraîne comme l'a fait par exemple Fritjof Nansen avec une méthode et une persévérance admirables, jointes à une énergie indomptable, et l'on arrivera à effectuer comme lui des prouesses presque surhumaines, sans se surmener et sans dilater son cœur. Comme ce célèbre explorateur et son compagnon Johansen, on ne doit jamais s'essouffler, ni forcer l'action du cœur par des mouvements tumultueux. Ajoutons que beaucoup de sportsmen, soit après leurs prouesses, soit avant l'entraînement qui les précède, se laissent aller à prendre des doses plus ou moins fortes de boissons alcooliques, qui les prédisposent à la dégénérescence des muscles du cœur. L'homme qui, de naissance, s'abstient de toute boisson alcoolique fermentée ou distillée, ne risquera guère, même s'il est faible, de voir son cœur dégénérer et se dilater, pour peu qu'il soit en outre assez raisonnable pour ne s'entraîner qu'avec une certaine pruden[illegible]

2. *Sommeil.* — Seule, la nutrition du système nerveux ne suffit pas. Une tension ininterrompue de l'[illegible]tivité des neurones finit par entretenir leur état d'épuisement et par le développer à un tel point, qu'on peut même le démontrer au microscope sur les cellules ganglionnaires (Hodge et autres). Il faut donc fournir à ces dernières le temps d'utiliser l'apport des matières alimentaires par le sang, c'est-à-dire qu'il leur faut du repos. La moelle épinière et les ganglions en trouvent l'occasion dès que nous sommes assis ou couchés. Mais l'organe de la pensée, notre grand cerveau, qui travaille souvent le plus, alors que notre corps est le plus immobile, a besoin d'un repos d'un autre genre : de la dissociation de l'activité attentionnelle concentrée des neurones cérébraux actifs, c'est-à-dire du sommeil. L'importance du sommeil en tant que repos cérébral a été longtemps bien méconnue. Plus on travaille mentalement, plus on a besoin de sommeil. Néanmoins les efforts du travail musculaire dans nos activités dites corporelles (marche, équitation, travail de la terre, travail manuel professionnel, etc.) exigent aussi une forte activité centrale et centrifuge du grand cerveau, et par conséquent le sommeil. Le sommeil est, il est vrai, de valeur inégale. Beaucoup de gens s'imaginent ne pas dormir, parce que leur sommeil est léger et que la chaîne de leurs rêves ne se détache ni brusquement ni complètement de celle de leurs états conscients attentionnels à l'état de veille. Dans un bon sommeil, l'amnésie totale des rêves vient parfaire à notre réveil la rupture complète entre les deux chaînes, et le fait que nous avons tout oublié ce que nous avons rêvé nous fait dire d'ordinaire que nous avons très bien dormi. Il existe néanmoins des formes de sommeil léger qui reposent bien

plus que certaines formes d'un sommeil paraissant profond, bien plus surtout que celles qui sont compliquées de cauchemars, de rêves pénibles ou encore de somnambulisme. Il existe des somnambules spontanés qui, pendant leur sommeil, exécutent même à la perfection des travaux compliqués, domestiques et autres. A leur réveil, ils ont le sentiment d'avoir profondément dormi et sont cependant épuisés, souvent même roués de fatigue. D'autres personnes, au contraire, se reposent fort bien et tranquillement, mais d'un sommeil si léger qu'elles n'ont presque pas le sentiment d'avoir dormi. Le sommeil peut être localisé à l'aide de la suggestion hypnotique. En pareil cas, on ne fait dormir (on ne dissocie) qu'une petite portion de l'activité cérébrale, tandis que le reste est éveillé, et que le sujet se croit en pleine veille. Inversement, on peut, au milieu d'un profond sommeil, éveiller complètement la courte chaîne d'une activité cérébrale localisée.

En ma qualité de directeur de l'asile cantonal des aliénés à Zurich, j'ai par exemple réussi, par l'hypnotisme, à procurer à certains infirmiers un sommeil profond et réparateur, et pourtant à exercer leur cerveau au point de les rendre, tout en dormant, attentifs à certains actes insolites des aliénés qu'ils devaient surveiller, et à les faire se réveiller spontanément et immédiatement, dès que leur malade faisait, par exemple, une tentative de suicide ou quelque autre chose dangereuse. Les bons sujets réagissaient d'une façon si précise que je n'avais pas besoin d'organiser une veille spéciale. Certains malades, qui faisaient perpétuellement des tentatives de suicide, finirent par croire ensorcelé l'infirmier, qui se réveillait immédiatement à chaque tentative dangereuse de leur part, pour se rendormir profondément l'instant d'après.

Une mère dort tranquillement, sans se réveiller, à côté de son mari qui ronfle bruyamment, tandis qu'elle s'éveille immédiatement au plus faible gémissement de son nourrisson. A l'aide de la suggestion, j'ai rendu pendant quelques semaines une personne incapable de trouver dans la conversation un terme qui lui était cependant familier ; elle l'« oubliait » régulièrement. C'est là un cas de localisation extrême de la dissociation (ou du sommeil, ce qui revient au même).

Les quelques indications qui précèdent montrent déjà qu'il est impossible de formuler une règle absolue sur la quantité de sommeil nécessaire à l'homme. Si donc nous exigeons en moyenne de sept à huit heures de sommeil au moins pour l'adulte, nous ne prétendons pas en construire un dogme. Certains vieillards, qui vivent très régulièrement et pensent peu, se tirent fort bien d'affaire avec six ou cinq heures de sommeil, souvent même avec moins, parce que leur état de veille contient de nombreuses périodes de repos qui ont la valeur d'un demi-sommeil. Inversement, on fera souvent bien, après de longs et puissants efforts de tout le système nerveux, de réparer l'épuisement qui en est résulté en prolongeant son sommeil pendant un certain temps pour rétablir l'équilibre.

Il est d'une haute importance hygiénique de s'exercer aussi dans le sommeil, c'est-à-dire de s'habituer à pouvoir dormir en tout temps et pas seulement à certaines heures et dans certaines positions. L'amollissement gâte souvent le sommeil. Quiconque est capable de dormir quand il le veut, sur chaque planche, dans chaque voiture de 3e classe, sur quelque chaise qu'il s'asseye, quand il se trouve en avoir le temps, fournira, proportions gardées, plus de travail mental que celui qui n'en est pas capable. On se gâte surtout le sommeil en abusant des soirées pour produire les plus grands efforts intellectuels, ou en se maintenant artificiellement éveillé à l'aide de thé ou de café à hautes doses. L'activité cérébrale obtenue de force par ces moyens est extrêmement malsaine. Mais ce qui est encore bien pire, c'est de vouloir alors rétablir le sommeil à l'aide de narcotiques. Le sommeil obtenu artificiellement par les narcotiques repose sur une paralysie toxique du cerveau et détruit peu à peu le sommeil normal, d'une part en empoisonnant chroniquement le système nerveux, et de l'autre en l'habituant à ne dormir que sous une impulsion artificielle. Quiconque dormait bien, mais, pour calmer une douleur, s'est habitué à la morphine ou à l'opium, finit par perdre complètement le sommeil naturel, c'est-à-dire à ne plus pouvoir dormir sans l'usage de ces narcotiques. Il faut alors une longue et douloureuse cure d'abstinence pour rétablir le sommeil normal. Un genre de vie varié, harmonique et naturel, est le meilleur moyen d'éviter les insomnies. La suggestion est le meilleur remède pour éliminer peu à peu les troubles du sommeil et pour faire revenir le sommeil naturel. Il faut néanmoins ensuite se garder d'évoquer à nouveau l'insomnie par les veilles nocturnes, etc.

A côté des *dispositions héréditaires normales* et de *l'abstention de toute intoxication cérébrale*, les conditions fondamentales d'une vie cérébrale et nerveuse saine sont donc une *bonne nutrition*, un *exercice continu* et le *sommeil nécessaire*. Il ne faut jamais porter atteinte à ces trois piliers de l'hygiène nerveuse, qui sont en même temps ceux de la vie, et il faut se garder de les miner sourdement.

L'homme sain supportera sans doute quelques coups passagers qui leur seront portés; mais, s'il se met à léser l'un d'eux longtemps ou fréquemment, il le paie au moins avec une partie de sa santé nerveuse. Cependant les dispositions héréditaires jouent encore ici un rôle immense, et tandis que les hommes forts et normaux supportent relativement bien beaucoup d'atteintes aux lois de l'entraînement, du sommeil et de la nutrition, les psychopathes prédisposés succombent déjà aux plus faibles excès ou aux moindres imprudences. Cela devrait leur faire comprendre qu'ils ont d'autant plus besoin de s'entraîner régulièrement et constamment dans les trois directions indiquées. Malheureusement, on interprète le plus souvent la chose en sens inverse, et on les enfonce toujours plus dans l'ornière par l'inaction, l'amollissement et des soins exagérés et mal compris, sans parler de l'usage à la fois si néfaste et si répandu chez eux de l'alcool et des autres narcotiques.

3. **Harmonie et choix.** — Dans les quatre premiers chapitres, nous avons appris à connaître la diversité des activités nerveuses. Lorsqu'un homme s'exerce exclusivement à une activité particulière, ainsi à celle des mouvements spéciaux d'un groupe de muscles, les muscles dont il s'agit deviendront sans doute très forts, et il en sera de même de la combinaison neurocymique cérébro-motrice correspondante. Mais à côté de cela, tout le reste s'atrophiera. Il en est de même d'un homme dont toute la vie se consume à chevaucher exclusivement sur une même association d'idées, sur un même groupe de sentiments, sur une habitude quelconque. Il y a des hommes qui, sans être aliénés, deviennent de cette façon pour ainsi dire des monomanes; tel un joueur d'échecs qui ne fait que cela toute sa vie; telle une mère dont les sentiments exaltés envers un enfant éteignent à un tel point tous les autres, que son amour exclusif et exagéré a des effets déplorables pour elle, la rend injuste et déraisonnable, puis gâte et pervertit complètement l'enfant qui est l'objet de cet amour passionné; tel encore un homme qui veut à tout prix s'enrichir à l'aide de quelque découverte réelle ou illusoire qu'il a faite, et qui y épuise ses forces et sa vie. Tous ces exercices exclusifs se combinent à une atrophie du reste des activités cérébrales. Il est rare qu'ils conduisent à un résultat utile et productif, à l'exception de l'étude approfondie de la science, de l'art, ou de spécialités utiles (voir plus bas). L'exercice harmonique de tous les domaines de la vie du système nerveux est donc la condition de sa bonne hygiène. Il faut exercer les perceptions des sens, l'activité des muscles, l'intelligence, le sentiment, la volonté, l'imagination et toutes les facultés combinatrices qui ouvrent la voie à des activités nouvelles, au lieu de ne faire que reproduire les anciennes.

On m'objectera immédiatement ici que la spécialisation formidable du savoir à notre époque vient s'opposer directement à un développement aussi harmonique de l'homme. C'est très beau en théorie, me dira-t-on, de vouloir développer harmoniquement le cerveau et le corps à tous les égards, mais avec ce système on n'arrive à rien, on n'acquiert pas l'habileté nécessaire à toute activité spéciale, professionnelle ou autre. Il semble, en effet, que dans beaucoup de têtes notre idéal moderne soit devenu l'exclusivisme simpliste de la spécialisation à outrance. Les gens qui comprennent ainsi notre civilisation ne se rendent pas compte à quel point leur exclusivisme les rend aveugles, ni les maux futurs qu'ils se préparent. Nous ne méconnaissons nullement la nécessité de la division du travail, ni, par conséquent, celle de l'éducation, de l'étude et de l'habileté dans telle ou telle branche spéciale. Mais c'est commettre une faute impardonnable que de commencer cette spécialisation *exclusive* déjà dans la jeunesse, et de négliger le développement harmonique du cerveau, hypnotisé qu'on est par l'importance du détail d'une spécialité. De cette façon, l'on fait atrophier l'ensemble, et l'atrophie de l'ensemble porte finalement un préjudice irréparable à l'activité des parties. Le jugement souffre et s'étiole chez l'homme qui s'exagère sa spécialité en méconnaissant l'importance des autres branches, et qui ne voit plus le monde que sous l'angle exclusif de son métier. Quiconque, dès sa plus tendre jeunesse, ne vise qu'à exercer un seul point de son activité cérébrale pour y acquérir une prompte maîtrise, et laisse s'étioler tout le reste, risque souvent de devenir la victime d'anomalies mentales, parfois même de psychoses ou de dépérissement corporel, de tuberculose, etc. Voici donc la règle générale, courte et simple, que je crois devoir formuler ici :

On développera harmoniquement, en en faisant l'éducation, toutes ses activités nerveuses et mentales pendant toute sa vie, afin de conserver saine et capable de travail et de jugement toute sa machinerie cérébro-spinale, de la plus grossière activité musculaire jusqu'à la plus haute des abstractions, aux sentiments les plus affinés et aux volitions les plus persévérantes. A côté de cela, on fera bien, il est vrai, d'acquérir des connaissances et des habiletés approfondies, en un mot la maîtrise nécessaire, dans une spécialité quelconque, pour pouvoir en faire sa profession. Quand on est normal et sain, et qu'en s'abstenant de toute narcose on obéit avec persévérance à la loi de l'exercice, on mènera rondement de front toutes ces activités à bien, sans se surmener. Par l'éducation générale harmonique, on acquiert et l'on entretient chez soi-même le plaisir de vivre, la santé et l'élasticité, on élargit toujours son horizon, on conserve et perfectionne une faculté saine de juger les choses et surtout de se juger soi-même, jointe à des volitions et à des sentiments bien pondérés. En se spécialisant dans un ou plusieurs domaines (dans plusieurs seulement quand on a les forces et les facultés nécessaires pour le faire), on apprend à estimer à leur valeur l'approfondissement et les difficultés à vaincre ; on surmonte ces dernières, et l'on évite de tomber dans un dilettantisme banal et superficiel qui généralise trop vite et sans réfléchir, faute de fond et de concentration. On apprend à comprendre que, dans toutes les branches de la connaissance, le progrès n'est possible que par une pénétration profonde ; on devient plus modeste et l'on apprend à estimer et à honorer les autres domaines du savoir dans lesquels on n'est pas chez soi, parce que d'une part on comprend leur importance en voyant leur connexion avec l'ensemble qu'on a étudié, et que de l'autre on saisit bien leur valeur en la comparant aux difficultés qu'on a éprouvées soi-même dans sa propre spécialité. De la sorte, on évite les deux grands écueils du développement mental : 1° l'aplatissement banal du dilettantisme et de la généralisation prématurée ; 2° l'exclusivisme borné du spécialiste. En parlant ici d'harmonie, il nous faut appuyer encore une fois sur l'importance capitale de la vie des sentiments et de la volonté. A quoi cela sert-il d'accumuler dans sa tête une foule de connaissances, si on ne sait pas les utiliser ou si le sentiment se dessèche? En s'efforçant d'être juste envers les exigences d'une morale sociale supérieure, de remplir ses devoirs envers ses semblables, de développer son sentiment de solidarité; en cultivant l'idéal; en s'entraînant à la persévérance et à la logique des actes, à mettre ses bonnes résolutions à exécution, et enfin en demeurant fidèle à ces dernières pendant le cours des années, on forme son caractère durant toute sa vie. Or, cette éducation constante du caractère a, à elle seule, une bien plus grande valeur individuelle qu'une grande érudition encyclopédique exclusive. Je recommande à cet égard la lecture de *Self-Help* de Samuel Smiles (traduction française de Talandier).

Il faut donc exercer ses muscles, ses sens, sa pensée, ses sentiments, son imagination, sa volonté dans toutes les directions, à côté de sa spécialité ou de sa profession, et même dans cette dernière.

La loi de l'exercice doit en outre être mise d'accord avec les prédispositions héréditaires. Avec de la patience et de la ténacité, on enseignera sans doute à un homme qui n'a pas le sens musical à toucher du piano, et à un artiste né, qui ne sait pas compter, à devenir banquier. Mais de cette façon on obtiendra avec beaucoup de peine, l'expérience le prouve, de mauvais musiciens et de mauvais banquiers. La plus grande sottise que puissent faire des parents, c'est de forcer leurs enfants à choisir des carrières pour lesquelles ils n'ont pas de dispositions. Nous trouverons la clé de ce que nous avons à faire en pareil cas dans ce que nous avons dit plus haut sous le chiffre 2 (*Règles positives*). Le développement harmonique du cerveau exige certainement l'exercice des facultés pour lesquelles on n'a pas de dispositions spéciales ni de talent. Cela est excellent, car on ne doit laisser s'atrophier aucune des branches de la vie nerveuse et mentale. Mais ce qui est vrai pour le développement général ne l'est pas pour la spécialisation. Un homme maladroit doit apprendre à faire de la gymnastique, à nager et à aller à bicyclette, mais il ne doit pas aspirer à devenir maître de gymnastique ou clown, ni chercher à devenir champion de natation ou de cyclisme. Un homme qui n'a pas le sens musical fera bien d'apprendre les notes et d'aller à quelques concerts, mais il a le devoir d'épargner à l'oreille des autres le tourment des mélodies qu'il ne ferait que massacrer, sur le piano ou autrement. Qu'il se spécialise, par contre, dans un domaine où il soit capable de le faire. En faisant comme nous l'avons dit, le contact perpétuel entre la culture générale progressive et l'approfondissement professionnel élargira l'horizon mental même du plus simple ouvrier et produira des combinaisons de valeur utile qui ouvriront pendant toute la vie de nouvelles voies à l'esprit.

Les talents individuels varient énormément. Quiconque n'en a aucun devra bien se garder de se laisser irrésistiblement pousser par la vanité et de chercher à conquérir des domaines qui sont hors de sa portée. Il existe une foule de professions saines et modestes, qui offrent pleine et entière satisfaction à ceux qui sont modestement ou faiblement doués, s'ils s'efforcent d'y progresser avec persévérance. Je nomme l'agriculture et la plupart des professions manuelles, des bureaux et du petit commerce. Mais précisément dans ce genre d'occupations, il est extrêmement nécessaire de remplir le temps libre dont on dispose, en continuant une instruction et une éducation harmoniques du moi. Malheureusement, la plupart des hommes emploient ce temps à ne rien faire ou à s'amuser d'une façon grossière et stupide, sinon à boire et à s'abrutir. Quelle somme d'instruction et de connaissances les paysans ne pourraient-ils pas par exemple s'approprier, pendant les longues soirées d'hiver et les dimanches, et à quel point ne pourraient-ils pas de la sorte élever leur joie de vivre et leur niveau intellectuel en général ! Quelle somme de santé corporelle et quel élargissement de leur horizon les prolétaires de la plume, de la machine à coudre et du magasin n'acquerraient-ils pas de leur côté en coupant du bois, en creusant la terre, en jardinant ou en observant la nature? A cet égard, la façon dont on comprend le repos du dimanche est le plus souvent tout à fait déraisonnable, ce qui vient de ce que les circonstances ont complètement changé depuis l'époque de Jésus-Christ. Il est ridicule de voir dans certains pays et dans certains milieux l'étroitesse et la bigoterie religieuses édicter à cet égard des règlements absurdes et souvent tyranniques, comme l'interdiction du travail agricole et manuel le dimanche. L'oisiveté, et plus encore les ribotes usuelles, constituent un repos du dimanche véritablement immoral et contraire à l'hygiène. Tandis que le paysan, le forgeron et le facteur postal, par exemple, emploieront sans doute le plus avantageusement leur dimanche en lisant et en étudiant pour meubler leur cerveau, le savant, l'instituteur, l'écrivain et le commis, trouveront dans l'effort musculaire du dimanche la meilleure et la plus saine des compensations et des récréations, et pour eux travailler à la campagne ou au jardin, ou encore couper du bois, est un vrai repos du cerveau. C'est en variant le travail qu'on établit l'harmonie. La variété dans nos activités nerveuses permet même certains excès apparents de travail, car ainsi une partie des complexions de neurones se reposent pendant que les autres sont actives. En outre, on entraîne de cette façon, par la variation, l'élasticité du cerveau et sa faculté d'adaptation. On apprend pour ainsi dire à fermer et à ouvrir rapidement le guichet entre une activité cérébrale et l'autre. Et c'est ainsi que l'on devient *libre* dans le sens vrai et profond du terme, car le pire esclavage est celui des incapacités de tout genre, des passions et des habitudes.

4. **Naturel et artificiel.** — On fait aujourd'hui un singulier abus des termes de « nature », « naturel », « genre de vie naturel », etc. Chacun les emploie à tort et à travers, et personne ne comprend au fond leur véritable sens. L'antino-

mie entre ce qui est naturel et ce qui est artificiel est tout à fait relative, et la plupart des hommes entendent par nature ce que leurs préjugés et leur routine leur suggèrent l'être. En réalité, tout ce que l'art humain a créé est aussi naturel que tout autre produit de la nature, puisque l'homme fait lui-même partie de cette dernière et que par conséquent ses artifices ne sont que les produits de son âme, naturelle aussi, c'est-à-dire de son cerveau. L'hygiène n'a donc aucun droit à mépriser l'art, la science, l'industrie et leurs produits, en les déclarant contre nature. Elle devra, par contre, étudier soigneusement lesquels d'entre eux favorisent un développement sain et normal de nos races civilisées, et lesquels au contraire lui font tort. On affirme souvent que l'homme n'a pas le droit d'intervenir dans les rouages de la nature, son intervention ne faisant que les déranger. Cette affirmation est équivoque et elle exige une analyse exacte, car les singulières excroissances que fait germer dans la tête du public la prétendue « médecine naturelle », style moderne, deviennent telles, que la chose s'impose. On entend les promoteurs de ce système, et de tant d'autres du reste, injurier la science médicale et crier sur tous les tons qu'il faut « en revenir à la nature ». Ce cri correspond bien à quelque chose de juste. Les progrès de certaines branches de la science ont développé dans les facultés de médecine, dans les sanatoriums et, d'une façon générale, chez la majorité peut-être des médecins, une erreur dangereuse ; mais cette erreur ne doit pas être attribuée à la science ; elle est le simple résultat de faiblesses humaines. Tandis que la science pure doute et cherche toujours, tandis que chacune de ses découvertes fait surgir de nouvelles questions, l'art médical exige une action immédiate, peu importe que le médecin sache ou ne sache pas. Le malade veut être guéri et veut en outre le plus souvent être trompé. C'est là une vérité vieille comme l'humanité, et la réponse suivante tout aussi vieille de l'artiste guérisseur n'est hélas que trop dictée par la question : « Eh bien, sois trompé ;

tu seras content et nous y trouverons notre profit. » Oui, il est impossible, même au plus honnête des médecins, de se tirer partout et toujours d'affaire en disant la pure vérité. Son devoir de charité lui-même l'oblige fréquemment à de pieux mensonges. La complication immense des phénomènes morbides et les difficultés que leur interprétation, et par conséquent le diagnostic des maladies, leur pronostic et le choix des méthodes de traitement préparent au médecin, font que ce dernier s'habitue involontairement à remplacer ou à compléter ce qu'il ne sait pas par des affirmations basées sur des a priori dogmatiques ou sur les calculs du plus vulgaire empirisme. Ces nombreux compromis avec sa conscience le mettent perpétuellement en danger de tomber lui-même dans le travers fondamental des vulgaires industriels de l'art de guérir, qui est la charlatanerie. Or, dans ce domaine, ce sont précisément les méthodes curatives dont l'action réelle ou l'inutilité ne peuvent être clairement démontrées scientifiquement, qui sont les plus commodes. Sur ce nombre, les actions chimiques sur les phénomènes de la vie, surtout celles des médicaments pharmaceutiques, jouent le rôle principal, parce qu'il est impossible de juger exactement de leur action sur les réactions chimiques intimes, encore absolument inconnues, de la vie du protoplasma. On voit bien certains effets frappants directs ou indirects qui en imposent beaucoup aux malades, mais ce qu'on ne voit pas et ce qu'on comprend encore moins, ce sont toutes les actions cachées, insidieuses et chroniques des substances chimiques, actions dont l'effet ne se dévoile souvent que longtemps après et dont, plus fréquemment encore, on ne reconnaît jamais la cause exacte.

On attribue de plus à toute sorte de prétendus remèdes des effets qui ne reposent absolument que sur la suggestion, c'est-à-dire sur la persuasion du malade, persuasion dont l'action dynamique sur le cerveau réagit par des déclanchements nerveux au moyen des nerfs périphériques sur le reste du corps.

Toute sorte de méthodes curatives dites physiques, telles que l'électricité, l'hydrothérapie, les bains, le massage, etc., rentrent en grande partie dans la même catégorie que les remèdes chimiques, mais sans avoir l'action toxique de beaucoup de ces derniers. Personne ne sait au fond quoi que ce soit de positif sur la façon dont ces excitants physiques agissent sur les tissus du corps, à peu d'exceptions près du moins. On lance dans le public d'autant plus de phrases affirmatives et de panégyriques pseudo-scientifiques diffus à leur sujet, souvent dans un pur intérêt lucratif, et tout cela ne manque pas de faire son effet sur la masse crédule. C'est surtout ici que la suggestion joue un rôle prédominant. Nous accordons du reste que l'activité musculaire, le bon air, la nourriture et l'incitation au travail d'assimilation et de désintégration des tissus du corps, contribuent à produire de bons effets. Ce qu'il y a d'amusant ou plutôt d'attristant dans cet appareil thérapeutique, c'est que chacun s'attribue le monopole de la « nature ». Chacun prétend posséder la seule vraie méthode naturelle de guérison. Mais si l'on prend au mot l'artiste en question, il est aussi embarrassé que les autres de dire ce qu'il entend par nature, car la chose n'est pas si simple qu'elle en a l'air. Tous les éléments vraiment curatifs de ces méthodes peuvent la plupart du temps se trouver à bon marché à la campagne et à l'air libre. On peut même, si l'on y tient, ajouter les quelques sels très communs contenus dans les sources thermales à la première eau de fontaine venue !

Pour mon compte, je ne sais que faire de ces termes de « nature » et de « naturel ». La position de la médecine serait meilleure si les malades et les médecins pouvaient être plus francs, et si le malade osait toujours dire au médecin : « Monsieur le docteur, si vous ne savez pas exactement comment agit le remède que vous me recommandez et pourquoi vous me le donnez, n'en faisons pas usage, je vous prie », et si le médecin de son côté osait toujours dire au malade : « Il n'y a rien à faire qu'à prendre patience, et je ne vous donne aucune drogue parce que cela ne sert à rien. Je ne vous envoie pas non plus faire une cure de bains qui vous coûterait fort cher, alors que quelques bonnes courses à pied ou à bicyclette vous feront tout autant de bien, si ce n'est plus. » Selon les cas, ce sera naturellement autre chose, du repos ou une meilleure nourriture, etc.

Je ne veux certes pas par là condamner d'un trait de plume tous les remèdes chimiques et physiques, mais il est certain qu'on en emploie d'ordinaire dix fois trop, qu'on abuse des cures de bains et des sanatoriums, et que cet abus a provoqué, comme réaction, le fanatisme des masses sans jugement sous forme de ce qu'on appelle la « médecine naturelle ». Incapable de toute critique sérieuse, celle-ci répand dans son ignorance superstitieuse toute sa bave sur la médecine scientifique. Malgré tout, la chose a son bon côté. Elle obligera peu à peu la médecine à introduire plus de critique et plus d'honnêteté dans la thérapeutique.

Nous sommes donc obligés de nous placer au point de vue suivant. Dans un domaine aussi complexe et aussi caché que l'assimilation et la nutrition du protoplasma vivant, en particulier des éléments nerveux, domaine dont la clé scientifique nous fait encore défaut, une expérience empirique soigneuse, saine et bien étayée de faits peut seule décider. Il faut se garder des mots, des dogmes autoritaires et des affirmations mal mûries. Il faut soumettre à une critique serrée, alliée à l'expérience, tous les domaines d'un prétendu savoir qui n'est fort souvent que de la routine et de la foi d'autorité. En faisant cela, nous en viendrons à rejeter beaucoup de choses qui semblent artificielles. Exemples : les lunettes sont certainement un produit artificiel de la science et de l'industrie humaines. Malgré cela, le myope et le presbyte auront raison de porter des lunettes, car sans cela ils verraient mal et se feraient du tort. L'expérience a prouvé qu'une paire de bonnes lunettes est très utile et ne nuit en rien. Il est au contraire extrêmement naturel de faire ses besoins et, quand on a une phtisie ou un simple catarrhe, de cracher. Or, si l'on fait ces choses partout où l'on se trouve, comme le font les animaux « naturels », on souille sa maison et son plancher de microbes, et l'on propage la saleté et les maladies d'infection. Voilà pourquoi l'on fait bien de faire ses besoins dans des closets hygiéniquement organisés et de cracher dans des objets faciles à désinfecter, à moins qu'on ne se trouve dans la forêt vierge, où les plantes se chargent de ces offices. Il serait facile de centupler ces exemples, mais leur banalité même suffit pour montrer avec quel manque de réflexion on se sert des termes « naturel » et « artificiel ». Il est plus hygiénique de se servir de râteliers artificiels que de laisser péricliter sa digestion faute de pouvoir mâcher quand on a les dents gâtées. Une pollution « contre nature », quoique spontanée, fait bien moins de mal que des rapports sexuels « naturels » avec une prostituée syphilitique. C'est un sophisme de parler de « vin naturel » ; on pourrait tout aussi bien parler de morphine naturelle, d'antipyrine naturelle ou de tramways naturels. Le raisin seul est un produit naturel, qui pousse sans l'aide de l'homme. Mais on peut ici encore provoquer des disputes de mots et dire que nos raisins cultivés, comme nos fruits de jardins, sont des produits de la sélection artificielle, et qu'ils exigent les soins de la culture, tout comme on peut inversement prétendre que la fermentation, les procédés chimiques à l'aide desquels on prépare l'antipyrine et l'action de l'électricité dans les accumulateurs électriques des tramways sont des phénomènes naturels.

Il était nécessaire de donner les explications qui précèdent, si banales qu'elles soient, à cause des phrases stéréotypées usuelles dont vivent aujourd'hui la superficialité et la charlatanerie qui s'étalent partout, et afin de faire toucher du doigt au lecteur d'une part leur absurdité et de l'autre les vrais fondements d'une saine hygiène nerveuse. Derrière le tapage qui se fait contre tout ce qui est artificiel, derrière les cris de ceux qui exigent le retour à l'état naturel, se cache néanmoins quelque chose de vrai qu'il s'agit seulement de comprendre. Dans un certain sens, et sans risquer de se tromper, on peut sûrement désigner du terme de *conditions naturelles de l'existence* d'un être vivant les conditions auxquelles il s'est adapté d'une façon adéquate dans le cours des milliers ou millions d'années de son évolution. Je renvoie ici à la seconde moitié du chapitre V (*Phylogénie*). Notre cinquième chapitre nous donne de toutes façons la clé de ce qui appartient véritablement à notre « nature ». Or, notre civilisation a eu pour effet de mettre à contribution l'activité de notre cerveau d'une façon intense, souvent très exagérée et exclusive. Par l'évolution phylogénique de son organisation, notre cerveau s'est principalement adapté, dès son origine la plus ancienne, à des circonstances qui existaient encore il y a quelques milliers d'années et qui existent même aujourd'hui chez les peuples sauvages. Voilà pourquoi l'homme civilisé se trouve si bien, lorsqu'il a des vacances, de courir dans la libre nature, de grimper, de sauter, de nager et de se comporter comme un homme des bois, dès qu'il a surmonté les premières fatigues dues à la paresse motrice à laquelle il s'était habitué, et sa faiblesse musculaire acquise par l'inaction.

C'est la bête humaine primitive qui se retrouve alors tout à coup dans ses conditions naturelles d'existence. L'ancêtre sauvage qui sommeille à l'état latent dans son cerveau se réveille, ecphoré par la perception de la nature; c'est alors que toute notre culture moderne lui apparaît subitement, par effet de contraste, comme un misérable artifice truqué qu'il se croit tout à coup en droit de mépriser. Mais ce ne sont que des illusions dues au contraste. L'homme qui croît et demeure dans un milieu absolument primitif et sauvage n'est nullement plus heureux que nous, bien au contraire. Ce sont seulement d'autres maux et d'autres infirmités qui le font souffrir. Voilà tout.

L'art véritable d'une saine hygiène nerveuse consiste donc à adapter justement la culture à la nature, c'est-à-dire à débarrasser, autant que cela peut se faire, la culture de toutes ses excroissances inutiles et nuisibles qui viennent contrecarrer et déranger les conditions de l'existence auxquelles l'homme est adapté, tout en corrigeant les imperfections, les déchets et les aléas de notre « nature » brute et sauvage.

Nous avons déjà exigé ici l'élimination de tous les narcotiques et révélé l'importance de la loi de l'exercice. Ces deux choses correspondent à ce que nous venons de dire. Mais nous voulons indiquer encore quelques points qui semblent devoir nous aider à obtenir des conditions de vie plus normales. Il est bon de s'endurcir sans relâche en s'habituant, comme l'homme primitif, à supporter les intempéries de la nature, à ne craindre ni froid, ni chaud, ni humidité, ni vent, ni orage, à dormir à l'occasion en plein air, sans se refroidir, à simplifier ses vêtements au lieu de les rendre de plus en plus compliqués, à éviter dans sa toilette tout ce qui est superflu, et à user d'une grande simplicité dans son alimentation. Nous le disions déjà, de nos jours on se fait bien plus de mal en mangeant trop, en reposant trop ses muscles et en s'amollissant qu'en faisant le contraire. En s'endurcissant, il faut soigneusement observer la loi de l'exercice, c'est-à-dire procéder graduellement et prudemment. Avant de faire son voyage à pied au travers du Groenland, Fritjof Nansen s'habitua petit à petit, roulé dans sa pelisse, à coucher dehors par 10, 20, 30° de froid, et davantage! La plus grande faute qu'on puisse commettre est de s'amollir progressivement par terreur des refroidissements et des maladies, au lieu de s'endurcir par un exercice sain. De cette façon, au lieu d'éviter les maladies, on devient au contraire leur victime perpétuelle. Il faut apprendre à digérer les bactéries et à s'adapter à elles, au lieu de vivre dans l'illusion de pouvoir leur faire la chasse ou les éviter absolument. Cela n'empêchera pas de prendre de l'eau stérilisée pendant une épidémie de fièvre typhoïde, car la raison ne doit jamais perdre ses droits. Tout en entraînant régulièrement son corps par l'exercice musculaire utile, on peut supporter et s'assimiler ce que la culture a de plus beau, de meilleur et de plus élevé, sans dépérir et sans se désespérer ni soupirer après un désert sauvage ou le nirvanâ (le néant) du bouddhisme.

Il faut encore bannir de son existence la rage de jouir (pas la jouissance)! Toute jouissance cultivée pour elle-même, c'est-à-dire qui n'a qu'elle seule pour but, conduit au dégoût, rend blasé et nuit à la santé du système nerveux. Toute jouissance veut être gagnée dans une vie harmonique. Le sommeil, même sur un banc de bois, est une jouissance quand on est fatigué; manger les aliments les plus grossiers est une jouissance quand on est affamé; boire de l'eau fraîche est une saine jouissance quand on a une soif naturelle, et n'a pas l'effet nuisible des boissons alcooliques qui sont toxiques, ainsi que la soif artificielle, souvent insatiable, qu'elles produisent. Le travail intellectuel est une saine jouissance, lorsque le besoin d'action et d'exercice des muscles trouve à côté de lui sa satisfaction. Le travail musculaire est une jouissance en tant que variation de l'activité des pensées et des sentiments, mais il cesse d'en être une, lorsqu'il est accompli inconsciemment (subconsciemment) et automatiquement, sans activité attentionnelle, car dans ce cas il ne supplée ni à la pensée abstraite, ni aux émotions qui risquent alors de se diriger dans de mauvaises voies. Les rapports sexuels, qui satisfont un appétit héréditaire, ne sont cependant une jouissance pure, durable et complète que lorsqu'ils sont unis à un véritable amour. Pour déterminer en outre un plaisir de vivre vrai et durable, il faut qu'ils remplissent, en partie du moins, leur but naturel, qui est la procréation d'une descendance. Sans doute l'homme ne peut pas toujours tout avoir, et, surtout dans les rapports sexuels, il est obligé de s'imposer des restrictions, tant pour le bien social que pour son bien individuel.

En somme donc, c'est en déclarant résolument la guerre à

tous les préjugés sociaux inutiles ou nuisibles, en premier lieu au luxe, aux colifichets, aux jeux sans but, et surtout à la passion artificielle de la jouissance destructrice des plaisirs normaux, que nous adapterons le mieux la culture à la nature. Quelle somme effrayante de temps, d'argent, de force et de santé ne sacrifions-nous pas au luxe de la table, à la boisson, à la parure, aux bavardages de la rue ou du salon, aux visites conventionnelles, aux amusements de mauvais aloi, aux bastringues, aux maisons de jeu, aux cabarets et autres lieux de boisson, aux maisons de prostitution et aux excès de tout genre ! Les effluves empestés de tous ces parasites de la civilisation, avec leurs empoisonnements physiques et moraux, ainsi que l'amollissement et les maladies qui en sont la suite, ne sont-elles pas les plus grands ennemis de toute hygiène normale du système nerveux ?

Un jeune homme que je connais a accompli entre seize et dix-huit ans de grands voyages à bicyclette à travers l'Europe. Il a fait par exemple une fois 1.700 kilomètres en trois semaines (dont cinq jours il est vrai passés dans une ville, chez des amis qui le reçurent gratis), ne dépensant en tout que 25 francs, y compris les réparations de son vélocipède, et s'amusant royalement. Il couchait chez des paysans pour 25 ou 30 centimes, et se nourrissait de pain, de lait et de quelques œufs. C'était au mois d'avril, et la neige et la pluie rendirent son voyage d'autant plus difficile ; mais, fortement entraîné par un exercice antécédent, il surmonta sans peine toutes ces difficultés. Voilà ce que j'appelle une jouissance saine et vraie, que peuvent s'accorder même des personnes très peu aisées, pour peu qu'elles économisent sur l'alcool et le colifichet. Malheureusement, le peuple lui-même s'amollit de nos jours de la façon la plus déplorable, imitant en cela les riches dégénérés. Ce que je viens de dire s'applique aux femmes comme aux hommes. C'est un préjugé complètement faux de croire que les femmes se font du tort ou perdent leur caractère féminin en travaillant de leur corps.

Les femmes du Dahomey, on le sait, guerrières comme les hommes et montées en amazones, rendirent la tâche de l'armée française fort difficile. Or j'ai eu l'occasion de voir les femmes du roi du Dahomey, Béhanzin, alors prisonnier à la Martinique, aux côtés de leur seigneur et maître, et je puis assurer qu'elles étaient, au point de vue nègre, d'une beauté parfaite et d'une force remarquable.

5. **Psychopathes ou déséquilibrés.** — Tout ce que nous venons de dire s'applique aussi, avec quelques restrictions, aux personnes nerveuses, c'est-à-dire aux psychopathes et névrosés, aux hystériques, aux hypocondres, etc. Les hypocondres, en particulier, deviennent le plus souvent la proie docile de tous les établissements balnéaires, sanatoriums et autres entreprises financières, dans lesquelles ils se ruinent pécuniairement au lieu de recouvrer leur santé. On a peine à croire quels excellents résultats on peut obtenir dans les maladies fonctionnelles du système nerveux par un exercice conséquent au travail utile. Mais il faut ici que le médecin individualise avec beaucoup de sagacité, et on ne peut donner de règle générale. Seul le neurologiste, qui est en même temps un bon psychologiste et qui pénètre la nature mentale et émotive du malade, pourra trouver la bonne voie. Il devra s'enquérir de toute la vie de son patient, sonder les causes des soupirs les plus profonds et les plus cachés de son cœur, s'il veut transformer dans le bon sens sa vie cérébrale. Pour cela, il est indispensable de connaître et de comprendre la suggestion hypnotique, qui, malheureusement, est encore si négligée et si méprisée dans les facultés de médecine des universités. Beaucoup de psychopathies ou d'asthénies de l'intelligence, du sentiment et de la volonté, bref, de maladies traitées surtout dans le second groupe de notre chapitre VII, peuvent être améliorées et même guéries, avant tout par un entraînement lent à des occupations corporelles simples, au travail des champs, à la menuiserie, à la reliure, au jardinage, etc.,

combiné à l'hypnotisme. Certains autres malades dont l'état pathologique est plutôt causé, favorisé et entretenu par des plaies du sentiment, par une carrière manquée ou par le manque d'idéal, auront besoin surtout d'un changement complet du but de leur vie. Selon les cas, on les guérira par un travail intellectuel intense, par l'enthousiasme pour une œuvre philanthropique ou sociale, par un travail scientifique ou encore par un mariage heureux. Ils renaîtront alors à la joie de vivre, et toute leur activité cérébrale, détournée de rêveries stériles et dirigée sur un travail utile, accomplira parfois des œuvres merveilleuses. D'autres psychopathes sont devenus malades par suite d'idées qui ont pris racine dans les préjugés sociaux. On les trouve surtout dans le domaine sexuel, où tant de personnes se reprochent des péchés épouvantables qui n'en sont pas, ou ont été séduites et poussées à des perversions dont on peut les sortir avec un peu d'affection et des instructions raisonnables.

En général, l'entraînement doit être doublement prudent chez les psychopathes. On devra commencer ici souvent, chez les adultes, avec quelques petits exercices, avec des haltères d'enfants, avec de très courtes promenades, etc., jusqu'à ce que petit à petit, surtout à l'aide de la suggestion, on arrive à un résultat notable. On subira souvent des échecs, des rechutes, et il faut beaucoup d'optimisme et de persévérance pour ne pas se laisser décourager. Néanmoins, on sera étonné d'atteindre souvent encore plus qu'on n'aurait osé espérer, même avec des individus fort insuffisants par prédisposition héréditaire, pour peu qu'on n'exige pas l'impossible.

En 1893, un ingénieur, M. A. Grohmann, alors à Zurich, après s'être concerté plusieurs fois avec moi, entreprit de venir en aide à des malades nerveux et à des psychopathes, en les habituant à un travail régulier. Surtout un cas d'hystérie grave, que j'avais guéri deux ans auparavant (la dame en question est à présent l'une des directrices les plus actives et les plus capables d'œuvres importantes d'utilité publique), m'avait décidé à encourager l'entreprise de M. Grohmann, qui fonda alors à Zurich un petit sanatorium pour l'occupation de ses malades, avec jardin, menuiserie, etc. J'exprimai déjà mon opinion à ce sujet, en 1894, dans le journal *Korrespondenzblatt*, des médecins suisses (15 septembre, p. 57). En 1896, P.-J. Mœbius (*Beschäftigung von Nervenkranken*, etc.) a traité de nouveau la question et a dirigé l'attention des médecins allemands sur ce sujet (1). Il s'agit là, du reste, du traitement de malades nerveux et non pas d'hygiène proprement dite. Mais, dans le domaine de la psychopathie, il n'y a pas de limite nette entre la maladie et la santé. Beaucoup des expériences de Grohmann méritent d'être prises à cœur par tous les bien portants, qui veulent se prémunir contre les maladies mentales et nerveuses.

6. **Remarques générales.** — A l'aide d'un exercice sain et systématique dans tous les domaines, on n'entretient pas seulement sa santé, mais on devient en outre heureux, libre et riche; riche, non pas toujours en argent, mais en capacité de travail et en besoins qu'on n'a pas; libre de l'esclavage des besoins artificiels superflus et nuisibles ; heureux dans la joie des difficultés vaincues, ainsi que dans le sentiment de la force, de la santé, de l'augmentation de sa faculté de produire, et, par là, de son indépendance et de son adaptabilité. A propos du défaut de besoins, il faut qu'on me comprenne bien. Le célèbre mot du socialiste Lassalle, qui se plaignait du maudit « manque de besoins » des prolétaires, n'en est pas moins parfaitement juste. Il faut seulement distinguer les

(1) Malheureusement, la chose n'a été mise jusqu'ici en pratique qu'avec des forces et des moyens insuffisants. M. Grohmann a fini par publier ses expériences d'une façon très vivante et humoristique; je cite ses derniers écrits : *Die Kolonie Friedau, eine alkoholfreie Volksheilstätte*, Zürich, 1902; *Geisteskrank, Bilder aus dem Verkehr mit Geisteskranken und ihren Angehörigen, für Laien*, 1902. Dès lors, le docteur Laehr a fondé, près de Berlin, un sanatorium d'occupations pour les malades nerveux (*Haus Schoenow*, à Zehlendorf).

besoins bons et utiles des mauvais désirs qui ne deviennent qu'artificiellement des besoins. Mauvais sont tous les besoins matériels qui asservissent l'homme et le rendent dépendant, donc tous ceux qui en reviennent à la passion des narcotiques, de la jouissance, du luxe, du jeu, de la parure, etc. Bons, au contraire, sont tous ceux qui poussent au travail utile et surtout social de l'âme et des muscles. Qu'on soit donc aussi simple et modeste que possible dans ses vêtements, dans son alimentation, dans son logement, etc., sans cependant négliger l'esthétique ni les objets instructifs, et qu'en revanche on exige beaucoup de soi-même, en développant son intelligence, ses sentiments altruistes et sa persévérance, ainsi que ses habiletés techniques.

Rappelons enfin ce que nous disions au commencement, c'est que l'hygiène, comme telle, n'est là que pour prévenir les maladies par un genre de vie approprié, et non pour remplacer le médecin lorsque la maladie est là. Quiconque aura lu nos chapitres VII et VIII y aura remarqué la variété des maladies mentales et nerveuses dont notre petit livre n'a pu donner qu'une esquisse très succincte. Il comprendra donc que, pour pouvoir en faire le diagnostic, le pronostic et le traitement, il est nécessaire d'être psychiâtre ou psychologiste expérimenté. La difficulté consistera alors à trouver et à bien choisir son médecin. Qu'on se garde surtout des arrivistes et des médecins qui sont trop forts financiers, pour ne pas parler des charlatans, patentés ou sans patente, qui malheureusement forment légion. On ne devrait plus de nos jours devoir dire à un homme raisonnable que tous les héros de la réclame, qui étalent leurs résultats thérapeutiques dans les journaux et dans des prospectus tapageurs, qui prétendent avoir découvert des remèdes à toutes les maladies, qui promettent de donner l'énergie et la volonté à ceux qui en manquent contre l'envoi de 7 ou 8 francs, ne sont du premier au dernier que des charlatans ou des escrocs, dont le seul but est d'exploiter la crédulité du public. On devrait enfin cesser d'avoir si peur des asiles publics d'aliénés. Je parle du moins de la Suisse, où nos asiles publics sont assez petits et où le nombre des médecins est suffisant pour permettre un traitement rationnel et individualisé. Le directeur à traitement fixe d'un asile d'État est perpétuellement exposé aux attaques et aux calomnies, grâce aux idées délirantes mensongères d'aliénés à demi ou pas du tout guéris qui sortent des asiles. Précisément par suite de cette situation épineuse, il offre certainement beaucoup de sécurité, car le terrain volcanique sur lequel il vit est peu propre à développer chez lui la charlatanerie. Ses connaissances des anomalies de l'âme humaine lui donnent une expérience que les autres médecins n'ont pas. Beaucoup de névrologistes qui ne vivent que dans les sanatoriums, et dont les études préalables se sont souvent bornées à la moelle épinière et aux nerfs périphériques, ont le grand défaut de connaître trop peu et souvent fort mal le centre même du domaine de leur spécialité, c'est-à-dire le cerveau et les maladies mentales.

Il serait d'une importance capitale d'accorder à la psychiâtrie une plus haute position dans les facultés de médecine, et de donner ainsi à l'aliéniste l'occasion d'étendre son expérience *extra muros*, c'est-à-dire hors des murs de son asile, à toutes les maladies nerveuses, au lieu de séparer en deux personnes le névrologiste de l'aliéniste, ce qui est une erreur de principe. C'est facile à comprendre : *Où faut-il appliquer le scalpel dans le cerveau pour séparer les maladies mentales des maladies nerveuses, la psychiâtrie de la névrologie?* Poser cette question, c'est la résoudre dans le sens de l'unité.

Dans le doute et en cas pressant, on fera toujours bien d'appeler un modeste et honnête médecin praticien qui connaisse le malade et sa famille. Ce sera lui qui donnera le meilleur conseil provisoire et qui sera le plus capable d'indiquer un spécialiste approprié au cas.

CHAPITRE X

HYGIÈNE NERVEUSE DE LA CONCEPTION ET DE L'HÉRÉDITÉ (HYGIÈNE DES DISPOSITIONS HÉRÉDITAIRES)

En tant qu'éléments de notre propre corps, les ovules et les spermatozoïdes sont incapables de pourvoir à leur propre hygiène. On dit par plaisanterie qu'on ne peut jamais être assez prudent dans le choix de ses parents. Or, on ne peut pas les choisir. Il résulte de ces simples réflexions que toute femme ou tout homme, arrivé à l'âge de raison, a le devoir social sacré de pourvoir à la santé de sa progéniture. Il est extrêmement commode de prétendre que nous ne devons pas tenter le destin et que c'est l'affaire de la « nature » (toujours la nature !) de se charger de notre sélection. Les animaux le font sans doute avec un certain succès, car ils ne font pas de médecine, ne portent pas de lunettes, ne s'habillent pas, ne s'inquiètent nullement de leurs malades ni de leurs éclopés, ou ne s'en inquiètent que pour les achever, de sorte que la mort se charge de leur sélection. Mais l'homme soigne les malades, hospitalise les éclopés, fait tuer les bien portants à la guerre, et rend les unions sexuelles naturelles toujours plus difficiles par l'organisation de la prostitution avec ses satellites, les maladies vénériennes, et par le service militaire de longue durée ; il paralyse la sélection sexuelle normale par les mariages d'argent et de classe, et, en général, par l'omnipotence de l'argent ; enfin il cultive soigneusement l'usage dégénérant de l'alcool, de l'opium, etc. Il ne fait donc en réalité pas autre chose que de jouer perpétuellement avec son propre destin et de lui donner la plus fatale des directions, celle de la dégénérescence de sa propre race. Voilà pourquoi l'affirmation en l'air que nous venons de signaler n'est que pure hypocrisie ou manque de réflexion. Sans doute, on nous oppose avec un semblant de raison l'insuccès final du législateur spartiate Lycurgue. En son temps, sans connaître notre science moderne, Lycurgue avait organisé par une intuition remarquable une sélection dirigée vers la seule force corporelle et vers la simplicité des mœurs. Il négligea entièrement les facultés intellectuelles et commit, en outre, une erreur capitale, générale du reste à son époque, celle de mépriser le travail et de l'imposer aux esclaves, les ilotes. Il réussit néanmoins à produire un peuple fort, endurant et courageux, mais sans développement intellectuel, aristocrate et envieux. Il avait oublié le principal, à savoir, de cultiver l'esprit de travail corporel et mental, et de le mettre en honneur. Or, l'histoire nous apprend que partout ce sont les esclaves travailleurs qui ont fini par remplacer leurs maîtres devenus fainéants. L'esclavage a toujours fait dégénérer les maîtres et jamais, ou bien rarement, les esclaves. Or, malgré tout cela, ce fut bien moins l'observance des lois de Lycurgue que leur abandon, qui provoqua finalement la ruine de Sparte.

On nous oppose encore l'incapacité des variétés animales et végétales, artificiellement produites par la sélection, de se maintenir seules dans la nature. Mais on oublie que nous ne produisons pas ces races dans l'intérêt de leurs propres forces et de leurs propres facultés de combat pour la vie, mais, bien au contraire, en vue de certaines qualités que nous désirons pour nous-mêmes, afin d'en profiter, et que par là nous détruisons leur faculté même de se maintenir dans le combat pour l'existence. Tous ces arguments parlent pour notre opinion et nullement contre elle, car ils prouvent, au contraire, que l'on peut produire par la sélection ce qu'on veut produire.

Du reste, nos espèces domestiques se maintiennent si bien, quand nous ne les transformons pas en jambons vivants, que nous les voyons plutôt détruire partout les espèces sauvages qu'être détruites par elles, témoin les lapins qui ont envahi l'Australie, les moineaux qui envahissent les États-Unis, les chevaux devenus sauvages dans ce dernier pays, etc. Pour le bien de nos descendants, il faut que nous développions leur puissance de travail, leur santé et leur endurcissement au combat de la vie, en évitant la procréation d'avortons, tant au point de vue de l'âme qu'à celui du corps, et en favorisant au contraire celle d'individus forts, sains, travailleurs, bons (altruistes), intelligents, réfléchis, énergiques et persévérants, en un mot capables à tous les égards, tant hommes que femmes. Pour prévenir tout malentendu, nous déclarons ici aux théoriciens de l'hérédité que nous n'avons nullement besoin de nous appuyer sur une hypothèse douteuse quelconque. Il ne s'agit pas de créer une nouvelle espèce d'hommes supersages ou de « surhommes ». Nous nous contentons de recommander l'utilisation des faits connus dans les limites de la reproduction d'une seule et même espèce, sur la sélection naturelle et artificielle des variétés, et nous n'entendons nullement négliger les facteurs de la nutrition, de l'air, de l'exercice, etc. (voir chapitres IX, XI et XII), facteurs qui viennent s'ajouter à la sélection. Il y a un point sur lequel tous les théoriciens scientifiques de l'hérédité sont d'accord, à quelque théorie qu'ils se rattachent, qu'ils accordent plus d'importance (pour la transformation lente des espèces) à la sélection, aux mutations, aux forces chimiques et physiques, à la mnème, ou à quelque autre facteur encore inconnu. Ce point, c'est que les espèces animales actuelles sont parentes par filiation, que l'homme en fait partie, et que les variations individuelles sont déterminées d'ordinaire par les énergies héréditaires des germes, combinées au moyen des croisements dus aux conjugaisons. C'est donc la sélection qui seule peut opérer le triage. Cela suffit absolument pour nous donner le droit de dire que l'hygiène de la race exige, *dans les limites de notre espèce humaine* l'élection des qualités bonnes, saines et utiles dans les unions sexuelles fécondes : dans ce but, il faut utiliser tous les moyens humains possibles qui sont à notre disposition.

Pour y arriver, il faut voir clair dans la question et mettre de côté tous nos préjugés de dogmatique religieuse, de classe et de société. Il est, en outre, absolument nécessaire d'éviter la blastophthorie, cause de dégénérescence, par l'abstinence de tous les toxiques sociaux. Il va sans dire qu'on ne peut pas déterminer exactement la qualité de ses enfants. Il ne peut donc s'agir que d'une bonne moyenne et d'un calcul de probabilités. Un grand danger consiste dans le fait que les personnes cultivées, intelligentes et en même temps consciencieuses et précautionneuses, appliquent de travers nos connaissances scientifiques sur l'hérédité, en s'exagérant le danger de la transmission héréditaire de tel cas d'aliénation mentale ou d'autre infirmité de leur personne, de leurs parents ou de leurs ancêtres, et en évitant à cause de cela de procréer des enfants. Nous voyons d'autre part des imbécifes, grossiers et indifférents, ne tenir compte de rien, se considérer eux-mêmes comme d'excellente qualité et se reproduire en conséquence. Nous ne pouvons donc pas être assez énergiques en appuyant sur le fait qu'il faut bien comprendre la question avant d'agir. Partageons théoriquement l'humanité à peu près en deux moitiés, l'une supérieure, plus utile au point de vue social, mieux portante et plus heureuse, et l'autre moins utilisable au point de vue social, moins bien portante et plus malheureuse. Tirons ensuite une ligne de moyenne entre ces deux moitiés. Nous pourrons alors poser la thèse suivante : quiconque appartient, ainsi que la moyenne de son ascendance connue, bien distinctement à la moitié supérieure, a le devoir de se reproduire énergiquement. Quiconque appartient tout aussi distinctement à la moitié inférieure, surtout au point de vue du crime, de l'incapacité ou de l'aliénation mentale et des autres infirmités graves de toute nature, se trouve par là être un homme soit manqué, soit nuisible au point de vue social, soit malheureux. Il devrait être tenu, ou du moins considérer comme son devoir social, d'éviter à tout prix de procréer des enfants, surtout si les défauts signalés sont individuellement bien marqués, et s'ils sont distinctement héréditaires dans son ascendance et d'une façon générale dans sa famille. Quiconque enfin se trouve plus ou moins à cheval sur la ligne moyenne, fera bien d'être fort modéré dans la façon dont il multipliera notre espèce.

Donc, nous ne prétendons nullement que les grands talents et les génies doivent seuls se reproduire énergiquement. Il y a même certains génies pathologiques, exclusifs, qui sortent de familles absolument dégénérées, dont les parents sont plus ou moins aliénés ou détraqués, et dont les descendants sont par conséquent, en moyenne, de déplorable qualité. Des paysans et des ouvriers modestes, mais sains, honnêtes, persévérants et travailleurs, doués d'une bonne dose de bon sens, constituent un excellent matériel de reproduction. D'un autre côté, il ne faut pas oublier que les hommes éminents qui occupent une haute position sociale, s'ils sont arrivés à avoir de la fortune et de la considération, ne le doivent le plus souvent pas, comme on l'affirme si souvent, à un heureux hasard et à une bonne éducation, mais bien plutôt, en grande partie du moins, à la bonne qualité du spermatozoïde et de l'œuf de la conjugaison desquels ils sont sortis. C'est là aussi une bonne fortune, mais d'un tout autre genre que le public n'a l'habitude d'en juger. Si quelques-uns d'entre eux sont un peu nerveux, si leurs défauts sont plus apparents et subissent une critique plus serrée que ce n'est le cas chez un paysan honnête et bien portant, cela vient de ce que leur position sociale fort en vue les expose bien plus, et de ce qu'un surcroît de travail les use et les surmène.

Souvent déjà des personnes capables et consciencieuses sont venues me faire part de leurs projets de mariage pour me demander mon avis, parce que, par exemple, le père de la fiancée ou du fiancé, avait été aliéné ou que telle ou telle infirmité ou névrose s'était produite dans la famille. En raison de ce que je viens de dire, j'ai pu le plus souvent, non seulement conseiller le mariage, mais même la procréation de plusieurs enfants. Je fus au contraire obligé bien souvent, sans qu'on me l'eût demandé, de mettre en garde contre la procréation d'enfants des épileptiques, des imbéciles, des criminels d'habitude, des tuberculeux, des syphilitiques ou simplement des détraqués niais et sans jugement ; de leur déclarer qu'en le faisant, ils commettraient un crime impardonnable, et de parler à leur conscience en leur décrivant quelle postérité misérable, incapable, malheureuse et maladive ils ne manqueraient pas de mettre au monde. Il va sans dire que la chose est peut-être pire encore chez les alcooliques, les morphinomanes, les opiophages, etc., dont les enfants, procréés pendant l'ivresse ou l'intoxication chronique, courent les plus grands dangers par la blastophthorie. Les maladies héréditaires de la moelle épinière, l'hypochondrie héréditaire, etc., ne promettent pas non plus de bonne descendance.

On me répondra alors : « Tout cela est très beau et très bien, mais comment voulez-vous ou pourrez-vous faire pour empêcher la procréation des enfants sans empêcher en même temps les rapports sexuels, soit dans le mariage, soit en dehors? » Je réponds ici qu'un néo-malthusianisme scientifique bien compris n'est pas difficile à mettre en œuvre. Les phénomènes de la conception sont aujourd'hui si bien connus, qu'il est facile de régler les procréations comme on l'entend. Nous savons fort bien qu'il ne sert pas à grand'chose de prêcher et d'ordonner aux hommes l'ascétisme, ou de leur interdire les rapports sexuels. Malheureusement, notre société est encore toute imbue d'une fausse morale et de préjugés déplorables. Bien éloigné de recommander nos abominables excès sexuels, ni surtout l'infamie de la prostitution, qui est précisément l'une des causes principales de notre dégénérescence, je suis au contraire partisan décidé d'une lutte énergique contre toutes ces perversités sociales. Nous avons expliqué plus haut à quel point on a tort de repousser les produits de notre culture, qui peuvent soulager et corriger nos nombreuses misères, en les stigmatisant des termes d' « artificiel » et de « contre-nature ». Lorsque de malheureux éclopés de corps ou d'âme, qui ne devraient pas se multiplier, deviennent amoureux et veulent absolument se marier, il ne faut pas les en empêcher, mais simplement exiger d'eux qu'ils renoncent à procréer eux-mêmes des enfants, et que, s'ils en veulent absolument, ils adoptent ceux des autres. On les instruira simplement sur les moyens à employer pour empêcher, définitivement ou non, les conceptions (1).

Ces moyens servent en même temps dans le mariage à empêcher les procréations d'enfants trop rapides ou accumulées, permettant ainsi à la mère de se reposer entre ses grossesses, tout en n'exposant pas le père, par l'imposition d'une abstention prolongée, à la tentation de devenir infidèle à sa femme, de troubler ainsi la paix du ménage, et même peut-être d'y apporter du dehors des maladies vénériennes, qui risquent d'empoisonner à la fois lui, sa femme et sa progéniture.

On a écrit beaucoup de sottises sur les moyens anticonceptionnels que nous signalons, et l'on a prétendu qu'ils sont nuisibles ou dangereux, ce qui est absolument faux. Il est tout aussi ridicule de déclarer la chose immorale, alors qu'en réalité ces moyens poursuivent avec succès le but de supprimer les excroissances les plus abominables de l'immoralité, de la maladie, de l'infidélité et de la procréation de descendants dégénérés.

Il faut donc qu'on nous comprenne bien ; les moyens néo-malthusiens ne doivent nullement servir à restreindre le

(1) Je renvoie les personnes qui s'intéressent à cette question à mon livre sur *la Question sexuelle*, 2e édition, Paris, G. Steinheil, 1906.

nombre des enfants par égoïsme ou par amour de la jouissance et de l'argent. Nous voulons simplement régler à leur aise les procréations et améliorer leur qualité, parce que c'est là un devoir sacré vis-à-vis de nos enfants. Sans doute, les maris égoïstes, les femmes coquettes et légères, etc., emploient de pareils moyens par simple paresse et commodité, pour conserver leurs aises ou leur beauté, ou encore parce qu'ils n'aiment pas les enfants. Le résultat de la chose est que ces messieurs et ces dames se reproduisent moins ou ne se reproduisent pas, ce qui n'est guère dommage. Les gens capables, bons et heureux de vivre, qui aiment les enfants et se réjouissent d'en avoir, n'ont qu'à lire le chapitre suivant pour être encouragés à en procréer. Quand on donne à ses enfants comme dot, en les mettant au monde, de bonnes dispositions héréditaires, cela vaut bien plus pour eux que la richesse et le luxe, qui ne font que les faire dégénérer. Les natures bonnes, saines et capables se tirent d'affaire dans la vie, même lorsqu'elles naissent dans la pauvreté. Je déclare encore ici qu'à part les règlements concernant les aliénés et les criminels récidivistes avérés, je n'attends rien de lois et de mesures coercitives, mais tout de l'instruction du peuple et de mœurs saines dans le domaine qui nous occupe.

En terminant, je renvoie au chapitre VIII pour ce qui concerne l'action blastophthorique des poisons et en particulier de l'alcool. Dans l'hygiène de la conception, ce point est de toute première importance. Ce sont surtout les natures criminelles (récidivistes), les intrigants, les processifs et d'autres produits malfaisants, méchants et profondément psychopathes, véritable peste de la société, qui devraient être mis hors d'état de procréer des enfants. Il en est de même de tous les hommes antisociaux, des exploiteurs passionnés, par exemple, car ce sont eux qui répandent le plus de maux dans leur entourage. Il est triste de voir tant de personnes bonnes et capables de notre société cultivée actuelle, être mises par les autres à contribution au point de n'avoir plus le temps ni l'occasion de se marier et de procréer des enfants, tandis que ce sont précisément elles, par exemple les bons domestiques, qui devraient se reproduire le plus. Je ne veux pas entamer ici la question de notre monogamie, qui est bien plus une étiquette menteuse qu'une vérité, car la polygamie, même chez les mahométans, est certainement moins mauvaise que notre prostitution. La monogamie devrait reposer sur un véritable amour et une vraie fidélité, et non sur des paragraphes de codes et sur l'hypocrisie des contrats. Il faudrait mettre l'accent aigu des lois sur les devoirs de tout procréateur des deux sexes envers les enfants qu'il procrée, et faciliter le divorce pour corriger les erreurs du mariage. Le formalisme hypocrite avec lequel on stigmatise et montre au doigt les enfants dits illégitimes et leurs mères, ainsi que l'infériorité de leur position légale, sont une honte pour une société civilisée qui reconnait légalement la prostitution. Nous laissons de côté toute une série de questions, autour desquelles on fait beaucoup de bruit, et que je considère comme sans importance, ou sur lesquelles nous ne savons rien du tout. Je nomme les soi-disant moyens permettant de procréer à volonté des garçons ou des filles, la prétendue influence moyenne plus considérable du germe paternel ou du germe maternel sur les descendants, celle de l'état du sentiment et les sensations des procréateurs au moment de la procréation, etc. Il suffit d'observer avec un peu de soin et sans parti pris la manière dont les frères et sœurs diffèrent entre eux, pour se convaincre de l'inanité de la deuxième de ces questions. Quiconque a compris les conditions de la conception telles que la science les a élucidées (voir chap. V) et s'efforce de se libérer du préjugé de la foi d'autorité, sera par là seul mis en état de distinguer par lui-même ce qui est absurde ou improbable de ce qui est logique et probable. Pour tout ce qui n'est pas prouvé et demeure douteux, il attendra les preuves. Il est certainement dangereux de procréer des enfants pendant qu'on est malade, épuisé ou très mal nourri, car les glandes sexuelles souffrent sans aucun doute de pareils états; mais il est difficile de faire des statistiques à cet égard. Le manque de passion dans les rapports sexuels suivis de conception, les sensations que l'un ou l'autre des procréateurs ou tous les deux ont ou n'ont pas à ce moment-là, n'ont, la chose est certaine, pas la moindre influence sur la qualité du produit. Nous n'avons aucun indice scientifique quelconque qui soit en état d'appuyer tous les on-dit, tous les contes de nourrices, toutes les superstitions qui se perpétuent à cet égard.

Par contre, l'âge des procréateurs semble pour de bonnes raisons ne pas être indifférent. Les enfants de parents très vieux sont en général faibles, peu viables et souvent mal développés au point de vue mental. En sens inverse, ceux d'individus trop jeunes et mal mûrs sont très petits et semblent aussi être un peu mal constitués ; mais nos procréations modernes souffrent sans aucun doute bien plus du trop grand âge que de la trop grande jeunesse des procréateurs. La mère de Gœthe avait environ 17 ans lors de la conception du grand poète et penseur et 18 ans à sa naissance. Le meilleur âge pour procréer est, nous le pensons, de 18 ans à 30 ans chez la femme et de 25 à 45 ans chez l'homme, car le développement de ce dernier est positivement plus lent et plus tardif. Néanmoins, une prolongation jusqu'à 40 ans chez la femme et jusqu'à 50 ans chez l'homme, et même un peu au delà, ne semble pas être dangereuse. On a prétendu que les enfants avaient une tendance à ressembler plutôt au plus âgé des deux procréateurs. Mais le fait n'est nullement prouvé. Admettons comme norme pour des époux sains et capables que la mère doive se reposer au moins un an après chaque accouchement, avant de concevoir à nouveau. Ainsi, une femme mariée à 18 ans pourra procréer au maximum, si tout va bien, de dix à douze enfants, à moins que des jumeaux ne viennent en augmenter le nombre. Nous calculons ici la chose au point de vue de l'hygiène nerveuse. Il va sans dire que les autres circonstances hygiéniques du corps doivent aussi entrer en ligne de compte. Il est clair que le maximum indiqué ne se rapporte qu'aux plus heureuses constitutions de santé des deux parents, et je n'ai pas besoin de rappeler les raisons qui indiqueront des restrictions. Avec ce qui vient d'être dit, les expériences journalières de la vie, nous prouvent qu'il est tout à fait normal et recommandable que le mari soit de cinq à dix ans plus âgé que sa femme, tandis que le rapport inverse est aussi anormal qu'inoportun. On a trop souvent, et à tort, peur de voir les jeunes filles se marier trop jeunes. Cela vient en partie de ce que par fausse honte on les laisse dans l'ignorance des rapports sexuels, de sorte qu'elles deviennent facilement la proie de toute sorte d'abus et d'exploitations. En réalité, et par elles-mêmes, la plupart des jeunes filles sont parfaitement mûres au point de vue sexuel dès l'âge de 17 ans, et souvent plus tôt.

CHAPITRE XI

HYGIÈNE NERVEUSE DE L'ONTOGÉNIE OU DE L'ENFANCE (PÉDAGOGIE)

1. **Généralités.** — Dès que l'union d'une cellule germinative mâle avec un ovule a scellé les dispositions héréditaires nerveuses de l'individu qui vient d'être conçu, commence la période embryonnaire de ce dernier, en même temps que la grossesse de la mère. L'hygiène de la grossesse est au fond une question de bonne et saine nutrition. Ici encore, de même qu'à l'époque de l'allaitement de l'enfant, toute intoxication, et surtout l'intoxication alcoolique, a les effets les plus néfastes. Von Bunge a même montré, nous l'avons dit, que l'alcoolisme des ancêtres entrave profondément la faculté d'allaitement des femmes. C'est donc un préjugé abominable et funeste que de donner de l'alcool, si peu que ce soit, aux femmes enceintes, aux nourrices et aux nourrissons, sous le prétexte de les fortifier; cela nuit à l'embryon et à l'enfant, qui en sont alcoolisés. Tout ce qui vient léser la santé corporelle et en particulier la vie nerveuse de la mère, ainsi les maladies comme la fièvre typhoïde ou la scarlatine, de fortes émotions prolongées, des troubles de la nutrition, etc., agit indirectement d'une façon plus ou moins profonde sur l'état de santé de l'embryon. Je dis indirectement, car le système nerveux de ce dernier n'a aucune connexion directe avec celui de la mère et n'est attein et influencé que par la composition du

sang maternel qui le nourrit (voir chapitre V. *Ontogénie*).

Après la naissance, les couches de cellules embryonnaires qui deviendront le système nerveux, et qui, jusqu'ici, s'étaient accrues et transformées dans l'embryon d'une façon purement végétative, se mettent à fonctionner indépendamment. C'est alors seulement que commence l'hygiène nerveuse proprement dite de l'ontogénie de l'enfant. En somme, les règles que nous avons données plus haut pour éviter les influences nuisibles s'appliquent ici, de même que ce que nous avons dit au chapitre IX. Le cerveau si délicat de l'enfant exige des ménagements particuliers, tant au point de vue de toute intoxication — et c'est ici de nouveau l'alcool qui joue le rôle principal — qu'à celui de toutes les influences nuisibles qui peuvent arrêter son développement. D'autre part, cet organe si mou et si délicat possède une plasticité formidable et un besoin incroyable d'activité et de développement. Comment satisfera-t-on à ce besoin? C'est là l'objet de la pédagogie qui, pratiquement, se divise en deux parties : la pédagogie familiale et celle de l'école.

Pour bien comprendre la pédagogie, il faut que l'adulte aille à l'école chez l'enfant. Le plus souvent, il a malheureusement, plus ou moins complètement, oublié sa propre enfance, ou il ne la comprend plus; il faut donc qu'il observe l'enfant et approfondisse sa psychologie. D'une part, la première enfance est une continuation directe de la période végétative de l'embryon et exige avant tout une bonne nutrition et le développement des forces corporelles, spécialement des muscles. Mais, d'autre part, c'est l'époque où se développent rapidement toutes les activités possibles de l'intelligence, du sentiment et de la volonté, activités qu'il faut se garder de négliger et de méconnaître. Elles correspondent au revêtement de myéline des neurones cérébraux, qui se mettent à fonctionner, et aux engrammes que le monde extérieur vient déposer dans les centres corticaux. Toute sorte de mauvaises habitudes, le mensonge, la colère, l'incohérence des actes et des sentiments en général, etc., peuvent se fixer et s'automatiser, tant lorsqu'on néglige l'enfant que par les mauvais exemples qu'on lui donne, par les mauvais traitements, et, en sens inverse, par un amour déraisonnable et faible (l' « amour de singe » des Allemands), qui fait qu'on le gâte. Les principes fondamentaux d'une bonne éducation sont d'observer judicieusement les enfants, d'agir avec une suite logique et rigoureuse envers eux, de les exercer dans tout ce qui est bon, tout en les détournant et en les déshabituant, si c'est nécessaire, de ce qui est mal, et de combiner tout cela avec beaucoup d'affection et avec les suggestions de la joie et d'un intérêt qui appelle leur attention naturelle. Malheureusement, les parents dont la nature héréditaire est mauvaise, sont en même temps d'ordinaire de mauvais éducateurs et donnent de mauvais exemples, tandis que l'inverse est le cas chez les parents qui sont eux-mêmes de bonne qualité. Voilà pourquoi l'on attribue si fréquemment à l'éducation ce qui, en grande partie du moins, provient, en réalité, des bonnes ou mauvaises dispositions héréditaires de l'enfant. Pour observer l'action pure de l'éducation, il faut l'étudier dans les institutions pour l'enfance abandonnée ou maltraitée, dans lesquelles l'éducateur n'est pas en même temps le procréateur. On pourra sans doute s'y assurer de la grande valeur de l'action éducatrice, mais en même temps aussi de la puissance des facteurs héréditaires, et l'on apprendra à y distinguer les particularités respectives des deux facteurs. Le principe fondamental de l'éducation intellectuelle est la leçon de choses. Il faut se garder de bourrer l'enfant d'abstractions que l'adulte seul peut comprendre, car l'enfant n'en saisit pas le sens et ne fait qu'apprendre les mots par cœur comme un perroquet. *Il faut d'abord qu'il s'assimile beaucoup de choses concrètes.* Comparant alors par lui-même, spontanément, de sa propre intuition, les impressions concrètes de ses sens, il apprend tout naturellement, sans avoir besoin des ordres ni des préceptes d'un pédant, à réfléchir et à comprendre, selon le génie propre de son cerveau. Les notions abstraites se forment ensuite et progressivement d'elles-mêmes, et le cerveau se peuple d'engrammes utiles et logiquement associés qui deviennent la base d'une saine conception future de la vie, sans ou presque sans qu'il soit besoin de rien apprendre par cœur. C'est une erreur fondamentale de croire que, pour fortifier utilement la mémoire, il soit nécessaire d'apprendre par cœur sans comprendre. On ne fait que peupler son cerveau de corps étrangers, indigestes et entravants, qui dégoûtent de l'étude.

Dans le domaine du sentiment, il faut inculquer à l'enfant le mépris et l'horreur de tout ce qui est mauvais et faux, du mensonge et de l'égoïsme exploiteur. En le rendant conscient de sa dépendance du travail des autres humains, on développera chez lui le sentiment du devoir et de la solidarité sociale, et on le rendra plus consciencieux et plus vrai. On ne développera pas son sentiment du droit par l'amour-propre, ni en appuyant sur ce qui lui est dû, mais en lui apprenant à respecter les droits et la personnalité des autres. On développera aussi chez lui l'amour du beau. On combattra la crainte en cultivant le courage, l'indépendance et en faisant connaître à l'enfant la nature des objets qui lui font peur. On évitera sa curiosité érotique en l'instruisant à temps sur les rapports sexuels et leur but. On préviendra les passions brutales par le travail et par le culte de l'idéal social, en enseignant le respect de la personnalité humaine, et en particulier de la femme. En élevant l'enfant dans l'abstinence totale des boissons alcooliques, on coupera les racines d'un des principaux germes de développement des mauvais instincts. Malheureusement celui qui est idiot dans le domaine du sentiment apprend trop facilement à simuler les sentiments par des mots et à tromper ainsi son entourage. C'est là un grave écueil et il faut beaucoup de perspicacité et de sagacité pour éviter de s'y laisser prendre. Les natures foncièrement amorales résistent à toute éducation, ou plutôt ne font qu'en abuser à leur profit, et ici la sagacité de l'éducateur consistera à ne pas se laisser tromper et à mettre les porteurs de ce ferment corrupteur dans l'impossibilité de nuire à leurs condisciples.

Dans le domaine de la volonté, le plus difficile à influencer par l'éducation, il faut chercher de toutes ses forces à remplacer l'humeur, l'impulsivité et l'entêtement par un entraînement à accomplir les résolutions prises avec suite et persévérance. Dans ce domaine, nos meilleurs maîtres sont les Anglais, sans doute aussi les Japonais. La vraie maxime de l'éducation de la volonté consiste à apprendre à se tirer d'affaire dans la vie en surmontant toutes les difficultés d'un travail et d'une lutte sans relâche.

2. **Hygiène nerveuse de l'école ; l'école de l'avenir.** — L'hygiène de l'école a déjà fait de grands progrès en ce qui concerne les yeux, la ventilation, les locaux, les pupitres, la gymnastique, etc. Mais, par contre, l'éducation des sentiments et de la volonté, ainsi que la méthode de l'enseignement, ont été entravées jusqu'à présent dans leur développement et ont même fait ici et là machine en arrière, malgré tous les beaux projets de réforme et tous les splendides paragraphes scolaires qui s'étalent sur le papier. Ce fait provient principalement de ce que, dans sa lenteur organique, le progrès phylogénique ou évolutif du cerveau humain (voir chapitre V) est absolument incapable de suivre la progression géométrique de l'encyclopédie du savoir humain compilé dans les bibliothèques. Cette encyclopédie, l'école croit, bien à tort, devoir la condenser, à bras renforcés, dans des manuels toujours plus concis et plus secs, pour en bourrer le cerveau de la jeunesse.

Ce n'est que depuis peu d'années que les anciennes impulsions données par un Rousseau, un Pestalozzi, un Frœbel, un Owen, etc., ont été mises en œuvre d'une façon vraiment pratique dans les « Landerziehungsheime », qui ont su en même temps les adapter aux besoins de la culture moderne. Voici, en quelques mots, ce que c'est que ces écoles:

La plus jeune d'entre elles est l'école d'Aquitaine, fondée par M. Ernest Contou à Chalais (Charente). Nous renvoyons à l'excellente étude-programme publiée à ce sujet à Paris chez MM. Vuibert et Nony, éditeurs, boulevard Saint-Germain, 63, sous le titre d'*Écoles nouvelles et Landerziehungsheime*. Il y en a déjà plusieurs autres en France, mais toutes n'ont pas adopté les principes complets du fondateur de la première école, le docteur Reddie à Abbotsholme, en Angleterre. En Suisse, MM. Zuberbühler et Frei ont fondé le Landerziehungsheim du château de Glarisegg, situé dans une magnifique position au bord du lac de Constance, sur des collines boisées. Le programme se développe de façon à ne pas perdre de vue celui des écoles publiques et des gymnases, et à pouvoir conduire les élèves aux études supérieures, s'ils le veulent (1).

Dans le Landerziehungsheim allemand de Haubinda, j'ai observé moi-même la transformation radicale d'un élève dont le cerveau avait été complètement hébété et découragé par le système de compression encyclopédique de nos gymnases officiels. Malgré tous ses efforts et tout son travail, il se voyait considéré comme « écolier incapable », avec la perspective certaine d'échouer à ses examens. En un an, il devint à Haubinda l'un des meilleurs élèves. Il n'était donc pas bête, mais seulement lent dans sa capacité d'assimilation, réfléchi

(1) Le programme de Glarisegg a paru, en 1902, chez Alb. Müller, à Zürich, sous le titre de : *Landerziehungsheime, Schulprogramm des Schweizerischen Landerziehungsheime Schloss Glarisegg*. Il explique, en 80 pages environ, les principes de l'école, avec photographies à l'appui, et se divise comme suit :

A. Histoire des Landerziehungsheime : 1° les idées pédagogiques de Rousseau et les Landerziehungsheime ; 2° l'École nouvelle d'Abbotsholme ; 3° les Landerziehungsheime allemands d'Ilsenburg et de Haubinda.

B. La vie et l'enseignement à Glarisegg : 1° le château de Glarisegg ; 2° l'éducation physique ; 3° l'éducation scientifique ; 4° art, religion et morale.

Voir aussi : *Landerziehungsheime*, exposition et critique d'une école réformatrice moderne, thèse de doctorat de Wilhelm Frei (Faculté de philosophie de Zurich), 1902, Leipzig, chez Klinkhardt.

et n'apprenait que fort difficilement par cœur. Je pris connaissance de beaucoup de cas analogues et je visitai moi-même pendant trois jours l'école de Haubinda, de sorte que je puis en parler pour l'avoir vue.

Le but de toute école devrait être de développer harmoniquement et sagement les connaissances, les sentiments et la volonté des élèves autant que chaque cerveau individuel en est capable. Elle devrait former des hommes et des femmes utiles, bons et actifs, capables de lutter facilement pour leur existence, en exigeant le moins possible des autres et en produisant eux-mêmes d'autant plus pour la société humaine. Aucun homme ne peut vivre aujourd'hui en pays civilisé sans recevoir de ses semblables une foule de dons matériels et intellectuels. Un bon citoyen est celui qui donne plus à sa patrie et à l'humanité qu'il ne reçoit d'elles ; le mauvais citoyen fait le contraire. Il en résulte que l'école, telle qu'elle devrait être, devrait faire tout autant pour développer les bons sentiments et les volontés utiles, que pour meubler de connaissances et d'habiletés techniques le cerveau de la jeunesse.

Tandis que les résultats des investigations de la science, de l'art, de l'industrie, de tous les domaines de la connaissance humaine en un mot, augmentent et s'amoncellent à pas de géant, en se diversifiant à l'infini dans des myriades de livres que pas une bibliothèque du monde ne saurait contenir, notre cerveau n'a pas grossi ni amélioré sa qualité d'une façon appréciable depuis deux mille ans. C'est donc une tâche insensée que de vouloir comprimer le contenu de l'encyclopédie des livres en formules scolaires, pour l'empiler dans l'organe infortuné de notre pensée. Je dis infortuné, car il est impossible en effet de le malmener sans nuire à notre faculté de jugement, à notre vie émotionnelle, au bon ordre de l'enchaînement de nos résolutions, et surtout à la plasticité créatrice de notre imagination, qui constituent l'harmonie de notre âme. Il faut absolument réserver beaucoup d'énergie cérébrale pour le jugement, pour les combinaisons individuelles de la réflexion, et pour leur association harmonique et fine avec les émotions, si nous voulons former des hommes indépendants, capables de vouloir bien et d'accomplir ce qu'ils veulent. *Les nombres secs, les formules arides, les compilations de faits dont est bourrée l'encyclopédie de toutes les spécialités, sont un bagage mnémotechnique qui n'a que fort peu ou rien à faire dans notre cerveau. Sa place est sur les rayons de nos bibliothèques, où nous pouvons le consulter quand nous en avons besoin, à l'aide de bons registres alphabétiques et autres.* C'est pour cela qu'on fait des dictionnaires et des tables analytiques, et non pas pour les apprendre par cœur. Les spécialistes, même les plus distingués dans une branche, ceux qui la font vraiment avancer, sont ceux qui la comprennent et la combinent à leur pensée, et non pas ceux qui font parade d'érudition en en débitant par cœur les formules. Qu'on cesse donc enfin de martyriser le cerveau des enfants, comme on le fait encore à cet égard, surtout dans les écoles secondaires et les gymnases. Il y a deux mille ans, alors qu'on n'imprimait pas encore et que l'encyclopédie restreinte du savoir pouvait facilement être apprise par cœur, l'écho du maître pouvait avoir sa raison d'être. Aujourd'hui, ce ne sont plus que des fragments disloqués et sans âme qu'on empile dans les manuels scolaires, et avec lesquels on rend aride et indigeste la matière à enseigner, au lieu d'évoquer pour elle l'intérêt, la compréhension et l'amour de l'élève. L'erreur que nous signalons a même gagné les universités, qui ont aussi grand besoin de réformes à cet égard.

Si l'on veut développer avec fruit le cerveau de l'enfant, il faut en premier lieu se mettre à son service comme ami et camarade, tout en l'étudiant avec perspicacité. Ce n'est pas par le châtiment, mais par l'affection jointe à la raison, qu'il faut obtenir la discipline. L'enfant ne demande qu'à cultiver ses sentiments de sympathie et sa raison ; il faut les respecter et s'y adapter, au lieu d'en faire fi en prenant des airs supérieurs. C'est bien moins le devoir de l'enfant de s'adapter à l'école, que le devoir de l'école et du maître de s'adapter à l'enfance. Le maître devrait donc être un bon pédagogue, un bon psychologiste et un homme de cœur, jamais un érudit pédant et plein de lui-même. L'incapacité administrative de Pestalozzi n'ôte rien à la profonde vérité psychologique de ses idées. Tout éducateur de la jeunesse devrait s'assimiler son esprit, étudier avant tout la psychologie cérébrale de l'enfance, vivre de la vie de ses élèves, penser avec eux, et faire de son enseignement un tout vivant. Dans une pareille atmosphère, avec le sentiment d'une entière liberté de corps et d'âme, l'enfant peut développer tout naturellement, sans contrainte et d'une façon harmonique, son jugement, son intelligence, ses sentiments moraux et esthétiques, ainsi que sa volonté personnelle et sociale.

Pour y arriver, il faudrait avant tout transformer complètement les idées et l'orientation des ministères de l'Instruction publique et des corps enseignants. Il faudrait relever la position matérielle, ainsi que le niveau intellectuel et moral et la position sociale du personnel enseignant. La valeur humaine de nos enfants est identique avec la valeur de toutes les nations dans l'avenir le plus prochain, et mérite en vérité qu'on fasse de pareils efforts et de pareils sacrifices pécuniaires. J'ai même la témérité de prétendre que cette question est bien plus importante pour l'avenir de nos peuples que le budget de l'armée et que tant d'autres questions fiscales, douanières et autres qui absorbent le cerveau presque entier des hommes qui nous gouvernent.

Ne voyons-nous pas journellement dans les gymnases beaucoup de ces héros de la mémoire et de l'assimilation, de ces talents étonnants, dit-on, les favoris de leurs maîtres, dont ils sont l'écho sans âme, devenir plus tard des fruits secs et des existences ratées? J'ai traité moi-même un idiot de naissance, que je dus plus tard faire mettre sous tutelle à cause de la démence de ses actes et de son incapacité à se conduire. Eh bien! grâce à sa mémoire prodigieuse et à sa faculté presque phonographique de s'assimiler tout, il avait fait en Allemagne un brillant examen de baccalauréat (maturité) ! D'autre part, on voit souvent des hommes de grande valeur, des penseurs, des génies même, être si dégoûtés, si paralysés (inhibés) et si terrorisés par les méthodes de nos gymnases, qu'ils échouent à leurs examens et sont perdus pour l'élite mentale de la nation, s'ils ne réussissent pas, par une énergie toute spéciale, par des secours pécuniaires inattendus leur permettant des répétitions particulières, ou par un truc quelconque, à les passer finalement malgré tout.

Chacun m'accordera que les Grecs étaient un peuple de génie, et que notre culture s'est édifiée sur le terrain de la latinité. Mais la façon dont on tourmente nos enfants par les détails pédants des grammaires et syntaxes grecques ou latines, aussi sèches que possible, extraites des auteurs anciens par l'épluchage minutieux des philologues, n'est certes pas faite pour les imprégner de l'âme grecque, ni même de l'âme romaine. Si Aristophane pouvait lorgner nos gymnases du haut de ses nuées, il y trouverait une fameuse étoffe pour une nouvelle édition de ses sarcasmes !

En 1898, le journal autrichien *Die Waage* organisa une enquête sur les résultats obtenus dans les gymnases littéraires et scientifiques et sur l'opportunité d'une réforme. Le résultat de cette enquête semble avoir été plutôt oratoire que réel. A son tour, un orateur demanda que les élèves sans talent fussent éliminés des gymnases. A cela une dame répondit qu'elle trouvait la question fort difficile et qu'il était très nécessaire de l'approfondir ; elle demanda à l'orateur comment il se représentait la mise en pratique de la chose. Alors, du haut de sa dignité, un professeur lui déclara que sa crainte n'était nullement justifiée et qu'il était certes bien simple de distinguer si un enfant avait du talent ou n'en avait pas ! Ce professeur croit-il vraiment qu'il soit si facile à un maître d'école de jouer au prophète et de calculer la valeur mentale de ses élèves pour tout leur avenir ? Quel sera le juge impeccable qu'on chargera de choisir les cerveaux les plus capables à l'aide de notre système scolaire actuel, où le succès ne dépend guère que de la mémoire et de la faculté d'assimilation, c'est-à-dire de facultés mentales fort inférieures, tandis qu'on tient encore si peu compte de la faculté de jugement, des talents supérieurs, et pour ainsi dire aucun compte de l'imagination créatrice du génie ? Il serait fort à craindre que l'idiot dont je parlais il y a un instant ne fût laissé au gymnase, alors qu'on en expulserait des génies qui ne se seraient pas révélés au crâne du pédagogue. Je ne connais pas les gymnases d'Autriche, mais je ne pense pas que le système du baccalauréat y diffère beaucoup de celui des autres pays d'Europe.

Quelques exemples historiques nous montreront à quel point l'école traditionnelle jugea mal des valeurs humaines. Dans son *Self-Help*, dont je ne puis assez recommander la lecture, S. Smiles nous montre le peintre Pietro di Cortona, surnommé « Tête d'âne » dans son enfance, et Tomaso Guidi « Thomas le lourdaud ». Newton fut « un des derniers élèves de sa classe ». Swift échoua dans ses examens à l'Université de Dublin. Sheridan était à l'école « un paresseux incorrigible ». Le professeur Dalzell, de l'Université d'Edimbourg, disait de Walter Scott : « Sot il est et sot il restera. » Chatterton fut renvoyé à sa mère comme « un imbécile dont on ne ferait jamais rien ». Le poète Burns ne brillait dans son enfance que comme athlète, de même que Stephenson, l'inventeur des machines à vapeur. Napoléon et Wellington furent « d'assez tristes écoliers ». Ulysse Grant reçut comme enfant le sobriquet de « useless Grant » (l'incapable Grant). James Watt fut un mauvais élève, etc. Ces faits s'expliquent bien moins, comme le croit Smiles, par un développement tardif, que par le dégoût que nos écoles inspirent aux esprits qui réfléchissent, qui combinent, et dont l'attention se refuse péremptoirement à se fixer sur un entassement aride de choses indigestes à apprendre par cœur, choses souvent incomprises ou appelant la contradiction.

Nos exigences sont-elles des fantaisies utopistes d'idéaliste, comme on l'a souvent dit de Rousseau ou de Pestalozzi, ou la chose peut-elle être réalisée ? Eh bien ! nous pouvons dire avec satisfaction que la chose est déjà réalisée.

La première école moderne, fondée selon les principes d'une pédagogie rationnelle, est l'œuvre du docteur Reddie, à Abbotsholme, en Angleterre. Un Allemand, docteur en théologie et en philologie, et enthousiaste de l'éducation de l'enfance, le docteur Hermann Lietz, de Rügen, un vrai « self-made man », qui à côté de ses études avait fait valoir l'exploitation agricole de ses parents pendant ses vacances, vint enseigner à Abbotsholme comme maître d'allemand. Il réforma en l'améliorant l'enseignement de diverses branches, et fonda en avril 1898, à Ilsenburg, dans le Hartz, un Abbotsholme selon son idée. Membre de la ligue anti-alcoolique de Berlin, il avait appris à connaître par lui-même les avantages de l'abstinence de toute boisson alcoolique et en fit l'un des principes de son école, qu'il nomma « Deutsches Landerziehungsheim », c'est-à-dire « home allemand d'éducation à la campagne ». Maîtres et élèves s'y considèrent comme citoyens de l'École-État. Par là Lietz voulut consacrer d'emblée l'idée du travail commun entre maîtres et élèves et supprimer toute paroi entre celui qui enseigne et celui qui apprend. Les principes pratiques les plus importants du home sont les suivants : vie réglée et occupée du lever au coucher; travaux et exercices corporels combinés aux travaux intellectuels, moraux et esthétiques. Liberté et responsabilité des élèves, qui travaillent eux-mêmes à toute l'organisation et à toute la discipline de l'école. Étude libre, entraînée par l'émulation. Voyages fréquents, toujours combinés à une instruction intéressante. Point d'examens. Nourriture saine, abondante, et temps de repos suffisant. Endurcissement progressif au froid, au mauvais temps et aux efforts, par un entraînement systématique au moyen des travaux corporels les plus divers, mais poursuivant tous un but utile.

Travaux artistiques journaliers, tels que modelage, dessin d'après nature, chant, musique, étude d'œuvres d'art, etc. Développement du sentiment général éthique, religieux et patriotique à toute occasion capable d'émouvoir l'âme, à propos d'anniversaires historiques et aux jours commémoratifs des découvertes de la science. Le tout est fêté à l'aide de l'art et de la poésie, soit dans les bois, soit sous le ciel libre. Suppression de tout moyen coercitif extérieur, de tous les châtiments et de toutes les récompenses qui ne découlent pas d'eux-mêmes, c'est-à-dire de la nature de la faute commise ou du travail exécuté.

L'enseignement scientifique correspond aux lois psychologiques de la pédagogie, et cherche à éveiller l'attention et l'intérêt de l'élève par les leçons de choses et par l'activité pratique. On lui enseigne à observer, à penser, à juger et à comparer d'une façon exacte et logique. L'enseignement des langues se fait par la conversation, l'exercice, la lecture, les compositions libres et le chant dans la langue à apprendre. Tout ce qui ennuie et dégoûte, avant tout les dictées, les thèmes, les pensums et tout ce qui y ressemble, est absolument banni de l'enseignement. Le maître enseigne, si possible, dans sa langue maternelle. On lit les auteurs de génie et l'on puise chez eux tout ce qui pousse aux actions désintéressées et tout ce qui évoque les idées nobles. A l'aide de dialogues entre maîtres et élèves, ces derniers apprennent à parler et à discuter. En composant librement sur les sujets mis en discussion, ils apprennent à s'exprimer par écrit. Partout les parois du home sont ornées d'objets d'art. Une collection très complète de Frœbel sert aux leçons de choses, à côté de la nature (animaux, plantes, etc.), des fabriques, des ateliers, des voyages et des promenades.

Le but de l'école est, d'après Lietz : « d'élever les élèves de façon à en faire des hommes de caractère harmonique et indépendant, sains et forts de corps et d'esprit, habiles de leurs mains, pratiques dans leurs idées, capables au point de vue littéraire, scientifique et artistique, en état de penser clairement et logiquement, chauds dans leurs sentiments, forts, courageux et persévérants dans leur volonté. »

Au bout de deux ans et demi, Ilsenburg était trop petit, et Lietz fondait, pour les classes moyennes, un second Landerziehungsheim dans le grand domaine seigneurial de Haubinda, près de Streufdorf en Thuringe. Il s'y rendit lui-même, laissant la direction d'Ilsenburg à l'un de ses meilleurs collaborateurs. Dès lors, les citoyens élèves des deux écoles ont fait de nombreux voyages avec leurs camarades-maîtres, en grande partie à bicyclette, couchant sous la tente ou en plein air, visitant les villes, les villages et les fabriques, et utilisant tout pour s'instruire. C'est ainsi qu'une visite fut faite à Abbotsholme en Angleterre, une autre à l'Exposition universelle de Paris, une troisième en Suisse, une même aux États-Unis d'Amérique, etc. Lietz organisa d'abord toutes les classes correspondant à celles de l'école industrielle et du gymnase supérieur scientifique pour les élèves de 13 à 17 ans (10 à 13 à Ilsenburg). Les élèves de Haubinda réussirent bien leurs examens publics de volontariat d'un an, et plus tard leurs examens de baccalauréat (appelé en allemand maturité). En 1902, Haubinda comptait déjà plus de 100 élèves et 14 à 15 maîtres. Dès lors, le docteur Lietz a fondé au château de Biberstein, près de Fulda, une troisième école tout à fait supérieure pour les dernières classes du gymnase (17 à 19 ans), mais basée sur le même système.

Revenons à Haubinda. Les élèves participent à tous les travaux. A Haubinda, ils ont fait les travaux de terrassement et creusé un bassin pour la natation; chacun cultive le jardin qu'on lui attribue, aide aux travaux agricoles, travaille à la menuiserie, à la serrurerie, etc. Ce sont eux qui écrivent une partie des rapports scolaires imprimés et des descriptions de voyages qui s'y trouvent. Lorsque j'arrivai à Haubinda pour y faire ma visite, je trouvai, moissonnant dans un champ, le docteur Lietz et ses élèves, habillés uniquement d'un chapeau de paille, de caleçons de bain et de sandales. On jouait le soir au foot-ball dans le même costume. Tout élève apprend un métier, et les produits de son jardin sont à lui. La nourriture est excellente et abondante, et le temps admirablement distribué dans cet État-École, aux mœurs à la fois patriarcales et fraternelles.

Les leçons durent quarante-cinq minutes et sont séparées les unes des autres par quinze minutes d'intervalle. Pendant la leçon règne une émulation réjouissante entre le maître et les élèves. Personne n'ayant l'arrière-pensée des devoirs domestiques, des pensums, des notes et des examens, chacun travaille avec plaisir et intérêt, l'esprit tendu, et cherchant par émulation à faire et à comprendre tout ce qu'il peut. Rien ne l'y oblige cependant, car la contrainte n'existe pas à Haubinda. De 6 à 11 heures du matin, les leçons proprement dites se donnent dans chaque classe. De 2 à 4 heures, on s'occupe de travaux manuels. De 4 à 5 heures et demie, les élèves font, sous la surveillance d'un élève plus âgé ou préfet, leurs devoirs, pour lesquels il leur est permis de s'entr'aider. S'ils n'ont pas pu finir pendant ce temps les tâches qu'on leur a données, il ne s'ensuit pour eux ni punition ni blâme, et ils ne sont nullement tenus de les parachever plus tard. Mais personne ne veut rester en arrière, et les plus intelligents aident aux moins doués. Tel est l'esprit que le docteur Lietz répand parmi les élèves de son home. Quiconque essaye d'y introduire l'esprit d'égoïsme, de moquerie, de mauvais tours ou de fausseté et d'intrigue, se voue par là lui-même au mépris général, et il se trouve mis à l'écart au lieu de réussir à devenir meneur. Un garçon de seize ans, élève de Haubinda, disait à M. Ferrière, de Genève : « Ici, l'on n'a pas de mauvaises pensées ; on pense à d'autres choses. Et puis, le soir, on est trop fatigué et l'on est content de pouvoir se mettre au lit et de dormir. » Cette fatigue est une saine fatigue, et l'aspect intellectuel et corporel des élèves est resplendissant de santé.

Il est amusant d'observer les élèves dans les intervalles

des leçons ou dans leurs heures libres, ainsi de onze heures à midi. On ne voit là ni ennui monotone, ni rassemblements bruyants dans le but de faire des gamineries. L'un se baigne, l'autre lit couché sur l'herbe ; un troisième se promène avec un camarade et discute avec lui ; un autre fait une tournée à bicyclette ; un autre encore questionne un maître sur tel ou tel sujet. D'autres groupes travaillent dans leurs jardins ou aux ateliers. L'indépendance mentale et la liberté d'allures, jointes au règne de la raison, tout cela chez des enfants de douze à dix-sept ans, me fit une impression profonde et bienfaisante que je n'oublierai jamais. Quant au docteur Lietz, il était ubiquiste, infatigable : tantôt occupé au nouveau bâtiment en construction, tantôt à ses leçons, tantôt aux travaux agricoles, ou encore au jeu de foot-ball, mettant la main à tout, l'ami, le père de famille et le camarade de ses élèves tout à la fois. Sans doute à Haubinda on n'avait guère le temps, à ce moment du moins, de s'exercer aux formules des salons ni au « bon ton formel » conventionnel. Les vraies qualités du cœur, l'honnêteté, la complaisance prévenante, les bonnes mœurs et les sentiments altruistes y étaient d'autant plus en vogue. Le « culte » du soir était aussi intéressant que touchant. On y lisait des auteurs de génie, dont les paroles élevaient l'âme. Sous les grands chênes de la propriété venaient se rassembler les élèves et les maîtres. Le docteur Lietz y choisissait des paraboles saisissantes, appropriées à la situation, des passages clairs et émouvants pris soit dans les œuvres des sages de l'antiquité, soit dans la Bible, soit dans des œuvres modernes, telles que *le Bonheur*, de Hilty, etc. Le souffle idéal qui anime l'école est celui d'un individualisme sain, harmoniquement combiné à l'altruisme, à la solidarité sociale.

Le Landerziehungsheim suisse de Glarisegg, fondé par MM. Zuberbühler et Frei, tous deux élèves du docteur Lietz, au printemps de l'année 1902, comptait déjà 40 élèves un an plus tard. L'école me fournit le plaisir de sa visite chez moi pendant l'été suivant, après avoir traversé les montagnes suisses à bicyclette. Chaque élève avait attaché à son vélocipède un morceau de la tente qui servit d'hôtel pendant tout le voyage, et qu'on dressait le soir en plein air. Brûlés du soleil, joyeux et pleins de santé, ces enfants passèrent deux jours chez nous, s'intéressant à tous les objets scientifiques que je leur montrai.

La vie à Glarisegg est toute semblable à celle d'Ilsenburg et de Haubinda. Je ne veux pas me répéter. Voici comment le temps y est employé.

LEÇONS SCIENTIFIQUES et ARTISTIQUES	TRAVAIL CORPOREL	INTERVALLES LIBRES et jeux	REPAS	SOMMEIL
Leçons 225 minutes Devoirs écrits faits seuls 45 minutes Réunions en commun (culte, etc.) 30 minutes	Au jardin 55 minutes Aux ateliers 55 minutes A la maison 60 minutes	Petites pauses 85 minutes Temps libre 180 minutes Jeux et gymnastique en commun 45 minutes	Repas 90 minutes	Repos de la nuit 9 heures 30 minutes
5 heures	2 heures 50 minutes	5 heures 10 minutes	1 heure 30 minutes	9 heures 30 minutes

En ce qui concerne les connaissances acquises, les résultats des Landerziehungsheime sont jusqu'ici excellents. Ce qu'on apprend avec joie et intérêt demeure bien mieux dans le cerveau que ce qu'on y empile avec ennui et dégoût, en luttant désespérément contre d'autres pensées et contre la distraction. La pression perpétuelle qu'exerce la frayeur inspirée par nos méthodes pédantes, arides, exclusives et antipsychologiques d'enseignement, avec leurs punitions, leurs pensums, leurs examens et leur entassement de formules dans la mémoire, sans compréhension suffisante, paralyse la joie, l'attention naturelle concentrée et par conséquent l'intérêt libre, qui sont les conditions préalables d'une instruction rationnelle.

Nous accordons que dans beaucoup d'écoles on a fait des progrès sérieux dans ce sens et que certains maîtres en particulier s'efforcent de les réaliser ; mais ces progrès sont encore extrêmement lents, insuffisants et partiels, en regard de l'inexorable routine officielle qui les paralyse partout. Même les maîtres qui voudraient réformer leur enseignement en sont empêchés par les programmes raides et les diverses règles des examens, etc., auxquels ils ne peuvent rien changer. Afin qu'on ne puisse nous accuser d'exagération, nous accorderons aussi que dans les Landerziehungsheime viennent parfois se faufiler quelques brebis galeuses, tant dans le corps enseignant que sur le nombre des élèves ; c'est inévitable. L'important est de travailler sans relâche à les empêcher de nuire et à les éliminer quand elles ne veulent décidément pas se tourner du bon côté. Le fait que toute boisson alcoolique quelconque, y compris le vin et la bière, est bannie des Landerziehungsheime anglais, allemands et suisses, constitue certainement l'un des facteurs importants de leur succès. Les têtes sont toujours claires, les corps sobres, et l'énergie nerveuse et musculaire peut être exercée et utilisée sans aucun déchet alcoolique (1).

Un Landerziehungsheim pour filles a été fondé par Mme de Petersenn au Stolpersee, près de Berlin, et s'y est aussi bien développé que ceux des garçons. Mme de Petersenn a fondé dès lors une seconde école pour les filles plus grandes au château de Gaienhofen, au bord du lac de Constance, sur le territoire du grand-duché de Bade, en face de Glarisegg et au sud de Radolfzell. Les jeunes filles ont aussi droit à une édu-

(1) Les programmes des Landerziehungsheime allemands sont édités par Ferdinand Dümmler, éditeur à Berlin.

cation saine et naturelle. Du reste l'opinion que les deux sexes doivent être élevés et instruits ensemble fait toujours plus de progrès et finira certainement, comme la plus morale et la meilleure, par prendre le dessus. Avec le temps, il se fondera donc sans doute un Landerziehungsheim basé sur le principe de la coéducation.

Jusqu'ici, les Landerziehungsheime sont des écoles privées. Le gouvernement cantonal thurgovien montre néanmoins déjà un grand intérêt et beaucoup de bienveillance pour Glarisegg. La façon de savoir jusqu'à quel point les écoles de l'État seront capables de s'adapter aux progrès réalisés par ces écoles modèles est une question qui n'est pas encore éclaircie. Pour mon compte, j'ai la conviction intime qu'avec de la bonne volonté, on pourra réaliser dans les écoles de l'État une grande partie des principes de l'école-état. Il faudrait sans doute pour cela que les écoles eussent un entourage immédiat plus campagnard. Il y aurait même un avantage considérable à éviter l'internat complet. La coéducation en serait facilitée, et l'on pourrait ainsi relever le niveau de l'instruction des filles. On pourrait constituer une sorte de forme intermédiaire en organisant la journée scolaire des écoles publiques d'une façon toute semblable à celle de Haubinda et de Glarisegg, tout en laissant les élèves rentrer dans leurs familles pour le sommeil et pour les repas. Dans les écoles de village, la chose ne serait, à mon avis, pas si difficile à réaliser, si l'on donnait au maître un aide pour les travaux corporels, et si les quelques personnes instruites de la localité lui aidaient de leur côté en donnant, selon leurs connaissances, certains cours libres, par exemple dans les domaines artistique, agricole, scientifique et professionnel.

Les Landerziehungsheime préparent ceux de leurs élèves qui le désirent à entrer plus tard dans les facultés techniques et universitaires. Ceci leur occasionne certaines difficultés, surtout au point de vue des langues anciennes, des formes arides dont les programmes de nos baccalauréats sont encore surchargés, et qui prennent le meilleur des forces et du temps des élèves et des professeurs des gymnases. Si seulement on savait enseigner les langues mortes d'une façon plus vivante et moins assommante ! La difficulté a sans doute été déjà victorieusement surmontée par le docteur Lietz dans sa troisième école du château de Bieberstein, que nous avons signalée, et Glarisegg suit la même voie. Mais il ne faut pas se dissimuler que la raideur et l'intransigeance des programmes des examens institués par l'État obligent les Landerziehungsheime à capituler sur certains points, afin de ne pas faire subir de retard à la carrière de leurs élèves. Il faudrait d'autant plus que l'État ouvre lui-même ses portes à la réforme.

Les résultats obtenus jusqu'ici justifient les plus belles espérances. Partout l'idée germe, et l'on ressent l'air vivifiant et purifiant des Landerziehungsheime comme un vent de liberté destiné à affranchir la jeunesse future de la camisole de force psychique qui nous a tous tenus enchaînés dans notre enfance. Souhaitons à cette nouvelle semence une riche moisson, et avant tout un effet décisif sur le choix et sur la formation des éducateurs futurs de la jeunesse. Espérons que les personnes préposées à l'instruction publique sauront se pénétrer de toutes ces vérités et agir en conséquence, afin de pousser à la réforme au lieu de l'entraver.

3. **Hygiène nerveuse de la maison et de la famille.** — Pour les raisons indiquées plus haut, c'est là un méchant chapitre, car les prédications ne servent de rien. Les mauvais parents demeureront toujours de mauvais éducateurs. On parle beaucoup de la beauté et de la bonté de la vie de famille. C'est là un idéal qu'on a bien devant les yeux, mais qui malheureusement ne se réalise que bien imparfaitement et guère souvent comme il devrait être. En réalité, peut-être dans le plus grand nombre des familles, on voit régner tantôt des disputes écœurantes entre les époux, le mensonge, la vanité, l'égoïsme

et l'humeur irritable, tantôt l' « amour de singe », les gâteries absurdes des chers petits, le manque de jugement et la superstition, ou encore la combinaison des deux choses, qui concourent à l'envi pour donner aux enfants, dès leur plus tendre jeunesse, les pires exemples et les plus mauvaises habitudes. Il n'est même pas rare de rencontrer chez les parents un égoïsme barbare et criminel qui exploite les enfants d'une façon scandaleuse, en les incitant systématiquement à la mendicité, au vol, au mensonge et même à la prostitution. On voit dans certains cas d'infâmes parents, auxquels un enfant (souvent illégitime ou d'un premier lit) est devenu incommode, s'appliquer à s'en défaire par des mauvais traitements systématiques, en entretenant ou même en lui inoculant des maladies, ou en le martyrisant jusqu'à la mort, par la faim et le froid. C'est surtout le cas des enfants illégitimes, lorsqu'après un certain séjour dans des orphelinats ou autres instituts analogues, on les rend à des parents qui ne les ont pas connus dans leur première enfance, et qui les considèrent comme des trouble-fête fort mal venus. Ce sont là des abus qui résultent de la puissance beaucoup trop illimitée que nos lois accordent aux parents sur leurs enfants. Ceux-ci leur sont livrés sans défense, pieds et poings liés. Les motifs de pareils abus ne sont pas seulement le désir de se débarrasser de la peine et des frais que causent le soin, l'alimentation et l'habillement des enfants. De basses et stupides passions, comme la jalousie et la honte, cette dernière appliquée au mauvais endroit, viennent encore s'y ajouter Les enfants illégitimes et les enfants d'un premier mariage ont surtout à en souffrir. Nous appuyons donc de toutes nos forces l'appel de Mlle Lydia von Wolfring, la fondatrice de la Société de protection et de délivrance de l'enfance à Vienne (Autriche) et de la fédération de Pestalozzi pour toute l'Autriche, lorsqu'elle demande une limitation beaucoup plus considérable que jusqu'ici de la puissance des parents et la proclamation d'une déchéance complète de la puissance paternelle et maternelle dans les cas avérés que nous venons de signaler (1). Les classes aisées et bien élevées de la société ne connaissent pas cet égout de perversion morale, et passent indifférentes à côté sans le voir. Je conseille à tous ceux auxquels la « sainteté de la famille » tient à cœur, d'étudier à fond la question, et en particulier la vie de famille du prolétariat, surtout du prolétariat du crime. Dans les écrits de Mlle de Wolfring que nous venons de citer, et dans bien d'autres descriptions modernes de la vie prolétarienne, ils trouveront des descriptions nullement exagérées et fort réelles de faits ignobles qui exigent impérieusement une action sociale énergique. La puissance des parents sur les enfants est beaucoup trop peu contrôlée. C'est comme celle des autocraties pures ; la bête féroce humaine se réveille avec son humeur capricieuse, cruelle et intéressée, qui fait taire les bons sentiments, l'amour et la raison. Sans aucun doute, l'école publique, transformée d'après les principes des Landerziehungsheime, pourrait constituer un excellent contre-poids et un admirable complément à la mauvaise éducation des familles.

Que devraient faire au moins les parents ?

En premier lieu, observer et aimer leurs enfants et les élever dans le but de leur condition future. Lorsqu'on découvre de bonnes dispositions, il faut les développer et combattre par contre les mauvaises. Mais on n'y réussit jamais par les gronderies, par les châtiments répétés et déraisonnables, par les plaintes et les reproches usuels chez la plupart des parents. Les reproches faits toujours sur le même ton irrité résonnent sans effet sur le cerveau de l'enfant comme contre un mur, ou provoquent tout au plus la contradiction et l'imitation. C'est ainsi que certaines phrases, de même que les réponses faites sur le même ton fâché, en arrivent peu à peu à

(1) *Die Aberkennung der väterlichen Gewalt*, Wien, 1902. Puis la même : *Beschränkung der Zivilrechte bei Gewohnheitstrinkern*, Wiener Gerichtszeitung, 1903 ; *Landwirtschaftlich gewerbliche Kinderkolonien*, Bureau du Pestalozziverein, Vienne, 1904.

devenir chroniques et automatiques, de sorte que pareils dialogues stéréotypés de la mauvaise humeur finissent par se reproduire pour ainsi dire mécaniquement sur le même ton et à toute occasion entre parents, frères et sœurs. Les habitudes ainsi automatisées de dispute entre parents et enfants altèrent profondément la vie du sentiment, de sorte qu'en fin de compte le résultat se trouve être précisément le contraire de celui que les parents désiraient. Ces derniers devraient donc s'observer dès l'abord, ne jamais menacer sans être à même de réaliser immédiatement leur menace et sans que jamais cette réalisation soit nuisible ; ne jamais punir ni gronder sans que l'effet de la punition ou de la remontrance soit bon et palpable. Il vaut bien mieux que l'enfant soit corrigé par les conséquences pénibles de la faute qu'il a commise et qui en découlent d'elles-mêmes, ou bien il faut prendre des mesures préventives qui empêchent le retour de l'acte fautif. Le secret ou mot d'ordre de l'éducation doit donc être : « Sois doux et affectueux en paroles, modéré, mais fort et allant jusqu'au bout dans l'action, et surtout donne partout et toujours le bon exemple. » Le mensonge doit être soigneusement combattu ; de même la brutalité des sentiments et l'égoïsme. Il faut agir bien plus en évoquant les bons sentiments, tels que la pitié, le dévouement, le désintéressement et la noblesse, qu'en blâmant les mauvais. Le véritable amour ne flagorne pas et n'excite pas la vanité des enfants. L'enfant doit être exercé au travail, mais dans son propre intérêt, et non dans le but de l'exploiter, comme cela se fait si souvent. La superstition, le mysticisme, les contes effrayants, les histoires de brigands, doivent être soigneusement évités. Il ne faut pas maintenir l'enfant dans une angoisse perpétuelle et se servir de sa terreur pour l'obliger à obéir ; il ne faut pas le tromper, et il doit pouvoir compter avec certitude sur la véracité de ses parents. D'autre part, il ne faut pas le laisser dans l'ignorance des dangers et des infamies du monde, mais lui apprendre à les détester et à s'indigner quand il en entend parler. D'un côté, on évitera toutes les plaies du sentiment causées par la frayeur, la méchanceté, les attentats sexuels, etc. (voir chapitre VIII), et qui peuvent avoir de mauvaises suites; mais de l'autre on endurcira systématiquement les sentiments de l'enfant en l'entraînant avec calme pour le préserver des frayeurs sans raison et de toute sensiblerie exagérée. On rend un service déplorable aux enfants en les laissant devenir douillets au « physique » et trop sensibles au « moral ». La contamination psychique et les mauvaises suggestions (voir chapitre VIII) constituent aussi un danger tout spécial. Il est donc nécessaire de surveiller autant que possible les liaisons des enfants, et surtout celles des enfants suggestibles, afin qu'ils ne tombent pas sous de mauvaises influences, sans toutefois les soustraire au combat de la vie et des idées, auquel il est nécessaire de les endurcir. Pour les mêmes raisons, il faut les instruire à temps et d'une façon raisonnable et calme sur les rapports sexuels, car la peur et la honte combinées au sentiment érotique et à une curiosité malsaine ont une action délétère sur les sentiments de l'enfant. Si la mère n'instruit pas à temps ses filles, et le père ses fils, ils s'instruiront ailleurs, d'une façon néfaste, et ce fait seul les éloignera de leurs parents au moment où ils devraient se rapprocher d'eux. Il faut en outre porter son attention sur les anomalies sexuelles, avant tout sur les habitudes de masturbation, si souvent dues au mauvais exemple et à la séduction par d'autres enfants, surtout par de petits homosexuels qui sont dans les écoles comme des loups dans la bergerie et deviennent de véritables foyers d'infection. La phimose (étroitesse pathologique du prépuce) des garçons et de très petits vers (oxyures) chez les filles poussent à la masturbation, et l'on doit s'en débarrasser (de la phimose par une opération facile). Toutes les excitations maladives du système nerveux, surtout celles du sentiment, doivent être évitées; le système des Landerziehungsheime est excellent à cet égard aussi.

Lorsqu'arrive l'âge de la puberté, et que les circonstances sociales ne permettent pas encore le mariage, ce qu'il faut avant tout, c'est d'éviter la prostitution, qui brutalise systématiquement l'appétit sexuel et les sentiments d'amour, ainsi que son satellite, les affections vénériennes, qui empoisonnent la vie et le mariage. Il faut éviter en second lieu la masturbation et toutes les perversions sexuelles. Pour cela, il faut entraîner la jeunesse au travail et à l'idéal. Il faut appuyer sur le fait que chez les jeunes gens l'abstinence sexuelle se compense sans danger jusqu'au mariage par des pollutions nocturnes occasionnelles qui se produisent dans le sommeil (provoquées par des rêves). C'est là de beaucoup ce qui vaut le mieux et ce qui préserve le plus sûrement de l'empoisonnement vénérien. Si l'on était plus simple, si l'on savait vivre selon les principes que nous avons indiqués ici et qui sont vécus dans les Landerziehungsheime, on pourrait du reste se marier beaucoup plus tôt qu'on ne le fait, et éviter pendant un certain temps la procréation des enfants, si c'est absolument nécessaire.

Nous considérons comme un devoir vis-à-vis de l'enfant d'éviter les enseignements exclusifs et dogmatiques, ainsi que les « pieux mensonges ». Dans la question métaphysique et sentimentale des croyances et des sentiments religieux, l'enfant devrait apprendre à connaître les diverses opinions et croyances religieuses ou antireligieuses qui ont cours dans le monde, afin de pouvoir se décider à cet égard d'une façon véritablement libre. C'est une profonde iniquité que de lui inculquer une croyance exclusive, souvent en contradiction absolue avec la science qu'on lui enseigne peu après dans les écoles supérieures, et de se hâter de lui faire faire une profession de foi pendant sa minorité, avant qu'il ait eu le temps et la force de se former une opinion vraiment indépendante. A cet égard, l'abus d'autorité de la part des Églises et des parents est criant.

C'est de plus un devoir sacré de l'éducation que de combattre les préjugés et la foi d'autorité, de même que tout luxe et toute frivolité qui vient compliquer inutilement l'existence. Les jeunes gens des deux sexes ne singent que trop tôt les colifichets, les mauvaises habitudes et les modes stupides des adultes, tant dans la manière de se vêtir ou de parler, que dans la boisson au cabaret, les jeux, l'habitude de fumer, etc. Cette exagération de formes extérieures, souvent insensées et nuisibles, étouffe l'idéal, tandis que le but principal d'une éducation digne de ce nom devrait être au contraire de le cultiver de toutes ses forces, tout en combattant le formalisme et les préjugés.

Nous n'avons pas besoin de répéter, après tout ce qui a été dit, que la mise en pratique la plus large de la loi de l'exercice dans l'enfance, plus encore que dans tout autre âge, doit constituer à côté du plein air, du libre mouvement et d'une alimentation rationnelle, la base même du côté positif de l'hygiène du système nerveux et de l'éducation du cerveau. Nous renvoyons à cet égard encore une fois à ce qui a été dit aux chapitres VIII et IX.

Pour les dispositions héréditaires morbides et pour les mauvaises habitudes, en général pour les anomalies fonctionnelles du système nerveux, la suggestion (hypnotisme) peut agir d'une façon très favorable sur les enfants. Il va sans dire qu'elle ne peut pas changer les dispositions héréditaires du caractère en elles-mêmes, mais ce qu'elle peut combattre, ce sont leurs suites et les habitudes qu'elles ont développées. Et contre les mauvaises habitudes en général, elle est le remède souverain.

L'enfant doit être élevé dans l'indépendance pour le combat de la vie, et en conséquence il faut fortifier perpétuellement son système nerveux et l'exercer à un déploiement aussi varié que possible de toutes ses facultés.

Appelons-en donc ici à la raison de tout le monde, en particulier de tous les pères et de toutes les mères de famille, en les priant de se soustraire enfin à la superstition des remèdes secrets et des soi-disant « systèmes curatifs » qui prétendent guérir toutes les maladies. Tout remède, tout système de traitement qui s'étale dans la réclame, peut être considéré d'avance comme plus que suspect, et l'on ne risque guère de se tromper en considérant comme charlatans tous ceux qui se servent de la presse quotidienne pour vanter leurs résultats thérapeutiques. Ce qui a véritablement de la valeur, la médecine le connaît depuis longtemps ou l'étudie. Il ne peut exister en réalité un système qui guérisse toutes les maladies, parce que chaque maladie est quelque chose d'autre qu'une autre maladie. Tout d'abord il faut examiner à fond un malade et savoir ce qu'il a, avant de le droguer et de le soumettre à des cures. C'est la déraison des malades qui oblige tant de médecins à devenir plus ou moins charlatans. Le malade a trop souvent peur des seules mesures (par exemple des opérations) qui, prises à temps, pourraient le sauver. Il veut toujours qu'on lui donne une drogue quelconque, qu'il voie, qu'il sente et qui gratte son palais, lors même que cette drogue ne sert de rien. Ce qu'on doit faire avant tout, c'est de s'assurer des capacités de son médecin, et de savoir s'il a un jugement sain, s'il possède des connaissances solides et s'il est honnête et consciencieux, avant de le consulter. C'est donc en grande partie le public qui transforme tant de médecins en marchands d'orviétan. Et là-dessus on vient vous remplir les oreilles de prétendue « médecine naturelle », comme si toute la science médicale était autre chose qu'une application des lois naturelles à la guérison des malades, ou que l'art de guérir basé sur les sciences de la nature ! Le titre de tout ce qui est *système* en médecine, qu'il s'appelle homéopathie, médecine Kneipp, médecine naturelle, magnétopathie ou autrement, ne fait que cacher une ignorance plus ou moins crasse, ou un manque grave de jugement, sinon l'exploitation du charlatan.

CHAPITRE XII

HYGIÈNE NERVEUSE SPÉCIALE DE L'ADULTE

1. **Généralités.** — Nous pouvons abréger considérablement ce chapitre, ayant déjà appris à connaître au chapitre VIII les causes des maladies nerveuses et mentales qu'il s'agit de combattre, au chapitre IX les bases générales de l'hygiène du système nerveux, et aux chapitres X et XI les conditions préalables du développement d'une santé nerveuse aussi bonne que possible. Ce que nous disions au chapitre précédent peut du reste être considéré comme règle fondamentale, aussi pour les adultes, dans le cours du combat pour l'existence qu'ils ont à soutenir dès leur majorité.

Lorsqu'un jeune homme a terminé son développement et ses études, la vie pratique s'ouvre devant lui. Malheureusement une éducation dirigée vers la jouissance matérielle, le gain et l'égoïsme, éducation en grande partie infectée d'alcool et de maladies vénériennes, prépare si bien de nos jours la jeunesse mâle à l'arrivisme et à l'engraissement progressif du bourgeois content de lui, qu'elle tue dans la grande majorité des cas tout idéal sain et plus élevé de l'existence. L'éducation des jeunes filles vaut-elle mieux ? A peine. Dans le bon vieux temps, on élevait les jeunes filles sérieuses d'une façon retirée et isolée, pour en faire de bonnes ménagères, honnêtes et fidèles, ignorantes de la vie et de tout savoir. Nous aurions dû corriger l'injustice de nos pères envers les femmes dont ils faisaient de pauvres Cendrillons, et donner à ces dernières une éducation mentale à la fois plus libre et plus approfondie, destinée à élargir le cercle de leurs idées et à développer leurs facultés naturelles. Au lieu de cela, nous leur administrons d'une part une instruction de second ordre, superficielle, sans cohésion — un peu de tout et rien de complet, — tandis que d'autre part nous les lançons dans la frivolité du luxe, du colifichet et de la passion de la jouissance. Le but principal de l'existence d'une jeune fille moderne est de faire un mariage avantageux de fortune et de position. A cet égard, les deux sexes rivalisent de zèle, ce qui conduit à un triste maquignonnage, auquel on sacrifie trop souvent le véritable amour et le véritable bonheur conjugal. Voilà pourquoi je considère la réforme éducatrice des Landerziehungsheime, dont nous avons parlé plus haut, comme une véritable ancre de salut pour la santé nerveuse et pour le bonheur des générations nouvelles qui se préparent. Dans le prolétariat, les circonstances sont peut-être encore pires. Nous l'avons vu au chapitre précédent, en parlant de la façon dont la vie de famille et l'éducation des enfants s'y barbarisent et s'y alcoolisent au lieu de s'y civiliser (1).

(1) En 1892 déjà, j'écrivais ce qui suit dans le *Schweizerisches Familienwochenblatt*, sous le titre : *Nervenhygiene und Glück* (Hygiène nerveuse et bonheur) :

« Trop de nerfs et trop peu de nerf », a dit von Krafft-Ebing de notre génération moderne. »

« Quand un homme et une femme s'aiment, qu'ils veulent s'unir pour la vie, ils devraient ne jamais oublier les immenses responsabilités qu'ils prennent, surtout envers les enfants qu'ils procréeront. Ils feraient mieux de renoncer au mariage, ou du moins à des descendants, que de procréer des avortons de corps et surtout d'esprit. Malheureusement nous voyons aujourd'hui des natures d'élite, des hommes bons, aux sentiments élevés et idéaux, s'exagérer les considérations de ce genre et éviter eux-mêmes à cause d'elles soit le mariage, soit la procréation d'enfants. Tout autour d'eux, par contre, les individus les plus stupides, les plus grossiers, les plus légers, les plus faux ou les plus mal faits de corps et d'âme, se multiplient presque comme des lapins sous la protection de lois qui sont libertaires au

Pour être vraiment heureux, il faut que l'homme, c'est-à-dire avant tout son cerveau : 1° demeure sain ; 2° subisse l'évolution complète de sa vie, telle qu'elle est prédéterminée par son ontogénie et sa phylogénie (voir chapitre V) ; 3° s'attache à un idéal, c'est-à-dire vise à quelque chose de plus élevé, tant pour lui que pour la société, tout en harmonisant son propre bonheur avec celui, plus élevé, de l'humanité. L'hygiène du système nerveux doit exiger que, dans le but de faire progresser l'idéal du bonheur humain sur la terre, les forces de ceux qui croient à une révélation divine s'unissent à celles des agnosticiens, des monistes et des personnes à idées religieuses libérales, pour obtenir une qualité meilleure et par là un état plus heureux de notre société.

Quelles sont les énergies motrices, les aspirations instinctives, capables de fournir à l'esprit humain le courage de maîtriser ses basses passions et son amour de la jouissance

mauvais endroit, étant dues à un humanitarisme mal compris. Après avoir détérioré leurs germes par des excès alcooliques et autres encore plus qu'ils ne l'étaient à l'origine par leurs mauvaises énergies héréditaires cérébrales, ces derniers individus trouvent fort commode d'abandonner leur progéniture tarée à l'État ou à la charité publique. »

« Et malgré l'aspect d'un désarroi pareil et d'une sélection faite aussi profondément à rebours, on ose encore s'étonner de l'augmentation des fous, des névrosés, des asiles d'aliénés, d'un prolétariat imbécile, des vagabonds, des criminels d'habitude, des idiots moraux en général ! On accuse le surmenage intellectuel d'être la cause du mal, et l'on ne s'aperçoit pas que la majorité de ce prolétariat intellectuel et moral n'a jamais surmené son cerveau, mais que les individus qui le composent furent presque toujours d'emblée incapables et paresseux. On ne sait pas voir ce qui crève les yeux, c'est que le « nervosisme » dont la cause est véritablement le surmenage intellectuel, ne constitue qu'une petite minorité, relativement peu dangereuse, des cas, tandis que l'immense armée des naufragés intellectuels et moraux doit presque toujours son naufrage à une prédisposition héréditaire mauvaise ou maladive du cerveau, aux excès de tous genres, et tout particulièrement, dans une énorme proportion, à l'alcool. »

pour marcher de l'avant vers l'idéal ? C'est tout d'abord l'espoir, la foi inébranlable dans un avenir meilleur de notre race, c'est-à-dire de notre descendance, de nos enfants, de la meilleure partie de notre moi, qui continuera à vivre en eux ; c'est si l'on veut le culte de nos descendants remplaçant celui des aïeux. C'est en second lieu la joie que tout homme bien fait (bien né dans le sens évolutif et non dans le vieux sens aristocratique du terme !) éprouve à chaque bonne œuvre qu'il accomplit, à chaque difficulté qu'il surmonte, à chaque progrès qu'il fait dans la connaissance de la nature et de ses secrets, à chaque pénétration de son moi dans les harmonies supérieures de l'art et de ses créations. Tout homme qui apporte sa pierre plus ou moins petite ou grosse à l'édifice de notre culture, soit dans le domaine de la science, soit dans celui de l'art, soit dans celui de la morale sociale, trouvera sa récompense dans la satisfaction d'avoir aidé à l'accomplissement de l'idéal qu'il poursuit et auquel tous devraient viser. La grande faute qu'on commet le plus souvent à cet égard, est de viser trop haut et de demander à la vie tout ou rien ; puis la tendance à se décourager aussitôt, dès que tout ne marche pas à souhait et ne s'accomplit pas aussi facilement que les mirages de notre imagination nous le représentaient. Alors l'homme faible — la majorité — trouvant tout à coup, grâce à sa paresse et à son manque de persévérance et d'énergie, que la vie terrestre ne vaut pas la peine d'être vécue, retombe, lentement ou rapidement selon les tempéraments, dans un pessimisme lâche et sceptique, dans les excès de la jouissance égoïste, ou il se jette au contraire dans les mirages du mysticisme religieux ou spirite qui le consolent, en l'illusionnant. Je ne parle ici, cela va sans dire, que de ceux dont le cerveau est capable de s'élever au-dessus de la banalité indifférente et inconsciente ou subconsciente de la vie animale de tous les jours.

Au chapitre XI, nous avons vu que, pour développer sainement, justement et heureusement notre cerveau, il faut un travail corporel et intellectuel continu et varié dans ses objets, combiné à l'approfondissement dans une ou plusieurs spécialités. Nous y ajoutons donc encore ici un but idéal donné à la vie, but qui peut consister soit en recherches scientifiques, soit en créations artistiques, soit en tâches d'améliorations sociales et morales, soit dans une activité éducatrice vouée à l'enfance, etc. Le travail au service de l'idéal se distingue en principe du travail voué au gain par son caractère désintéressé. J'ai dit, ailleurs, que la science est une belle qui veut être aimée pour elle-même, et que, lorsqu'on la cultive dans un but de gain, ou simplement dans un but pratique et industriel, on la conduit à une stérilité relative qui rappelle celle de la prostitution. Or c'est là le cas de tout but originairement idéal en lui-même de la vie, dès qu'un arrivisme intéressé, dont on ne s'avoue pas les motifs, vient s'y associer, ou qu'il finit même par devenir le principe directeur des actions. Donc la lutte sociale contre le capitalisme, contre le « mammonisme » en général, est une des conditions les plus importantes, tout indirecte qu'elle soit, de l'amélioration de l'hygiène de notre système nerveux.

Tout en choisissant un idéal sain et vrai, et en le donnant comme but à notre vie, nous ne devons pas oublier les deux premières conditions du bonheur, qui sont notre santé et l'accomplissement de l'évolution naturelle de notre individu. Or, l'amour sexuel et la fondation d'une famille constituent une grande partie de cette dernière. Les mariages entre caractères qui ne sont pas faits l'un pour l'autre sont mauvais. Il faudrait se connaître à fond avant de se marier. Ce qui entrave le plus le bonheur futur d'un mariage, ce sont les calculs égoïstes et sournois que font préalablement les futurs époux, chacun de son côté. Deux égoïsmes tombent l'un sur l'autre, se trompent mutuellement, et la lutte est engagée, à moins que tous deux ne s'entendent, dans un égoïsme à deux bien calculé, à exploiter le reste de la société, auquel cas c'est la guerre entre eux et la société qui éclate. Lorsqu'un homme et une femme à peu près normaux se marient, ils devraient se pénétrer des principes suivants. Je veux parler de gens qui ne sont pas rendus incapables de mener une vie utile par un caractère héréditaire irritable, capricieux, intrigant, paresseux, avare ou prodigue, ou encore par l'alcoolisme ou par la passion de la jouissance.

Le mariage exige un travail redoublé; mais il nous en donne aussi la force. Tout individu qui se marie doit le faire avec les principes suivants : donner et ne pas prendre, tout supporter dans l'intérêt du bonheur conjugal, ne jamais exploiter son conjoint, mais au contraire s'habituer à voir en lui un trésor pour lequel on sacrifie et l'on fait beaucoup, qu'on soigne et cultive par pur amour, comme une belle plante à l'épanouissement de laquelle on s'est attaché. Cela ne peut se faire que par un amour et un dévouement réciproques de tous les jours. Lorsque les deux époux sont loyaux l'un envers l'autre et fidèles tous deux à ce principe, ils ne sont jamais longtemps fâchés l'un envers l'autre, mais se pardonneront promptement leurs fautes. Le bonheur conjugal s'affermira chez eux, et ils trouveront sur la terre le paradis qu'ils avaient rêvé. On se plaint aujourd'hui beaucoup du mariage, parce qu'on le voit si souvent prostitué et parce que tant de natures égoïstes ou pathologiques de diverses sortes le transforment si souvent en un enfer. Il n'est cependant pas si difficile aux deux époux de se colorer réciproquement de nuances idéales, lorsque la bonne volonté existe des deux parts et lorsque chacun possède un bon fonds, quel qu'il soit. Ce que nous demandons n'exclut nullement l'éducation mutuelle dans le mariage; au contraire. L'amour réciproque durable, celui qui élève vraiment l'homme et la femme, ne dégénère pas en faiblesse ni en mensonge, ce qui serait indigne d'eux. La bonne éducation des enfants, dictée par un véritable amour, ne consiste pas non plus en faiblesses et gâteries, et nous avons vu à propos des Landerziehungsheime qu'elle aussi doit être réciproque. Pour augmenter toujours le bonheur conjugal et le rendre plus pur, il faut s'exciter par une émulation mutuelle au travail et aux actions sociales et morales, faire ensemble son éducation altruiste, au lieu de se confiner dans un amour étroit et exclusif. Dès qu'un couple se sent devenir de plus en plus une paire de travailleurs sociaux, la mort de l'un des époux cesse d'annihiler la joie au travail de l'autre. Le soin donné aux enfants contribue donc à épurer et à élever de plus en plus le bonheur conjugal. Mais pour cela il faut que l'enfant soit élevé à devenir un membre utile et actif de la société humaine. Lorsque des défauts profonds de caractère ou des divergences irréductibles règnent dans le mariage, le divorce seul peut mettre un terme à l'enfer qui en résulte, et pour cela il faut le faciliter. Pour certaines natures, dont l'indépendance est intraitable, qui ne supportent pas le mariage, et qui pourtant ne peuvent renoncer aux rapports sexuels, le concubinat combiné à des lois qui assurent les droits de toute femme et surtout de toute mère, vaut en tout cas mieux que la prostitution, excroissance abominable d'une corruption sociale basée sur le règne de l'argent. Il faut avant tout que les lois futures viennent supprimer l'inégalité qui existe actuellement entre l'enfant illégitime et l'enfant légitime, entre la fille-mère et la femme mariée. Cette inégalité constitue une injustice criante et contre nature, due à de vieux préjugés barbares qui se sont développés eux-mêmes sous l'influence d'une demi-civilisation, née de la raison du plus fort. Je renvoie ici, pour plus de détails sur ces sujets, à mon livre sur *la Question sexuelle* (Paris, 2ᵉ édition, G. Steinheil, 1906).

Les soucis de l'existence de tous les jours, l'accomplissement des nombreux devoirs que le mariage et tout ce qui s'y rapporte imposent à l'homme, enfin l'aspiration à un idéal de la vie tel que nous avons tâché de le faire comprendre (nous entendons ici le travail pratique à l'avènement de ce qui constitue notre idéal social, et non pas les rêves creux d'idéal qui sont si fréquents), sont autant de choses qui douent la vie cérébrale d'un homme d'un contenu utile et qui peuvent, dans des circonstances normales, lui fournir le bonheur auquel il aspire dans son existence. Il peut alors mourir tranquille et satisfait.

Reste la santé nerveuse proprement dite. En réalisant les deux conditions dont nous venons de parler, nous faisons ce qu'il y a de mieux pour préparer un terrain propice au développement sain de notre activité nerveuse, mais c'est là malheureusement ce que la plupart des hommes ne peuvent pas arriver à comprendre. Nous accordons, il va sans dire, que même en évitant tout excès et toute intoxication, en s'efforçant de vivre d'après les règles d'une saine hygiène cérébrale, on ne pourra éviter tous les conflits, toutes les plaies du sentiment, tous les découragements, tous les malheurs, ni toutes les tentations si diverses que l'homme rencontre dans sa vie, et qui viennent si souvent entraver un heureux développement de son cerveau et de son activité nerveuse. Nous devons donc ajouter ici quelques règles spéciales de l'hygiène nerveuse aux règles générales que nous avons données.

Il faut, dans la vie, se forcer pour ainsi dire par l'habitude à devenir optimiste. Nous n'entendons pas par là cet optimisme aveugle et stupide qui passe à côté de tout ce qui est faux et mauvais sans le voir, et qui, faute de capacité de jugement, fait perpétuellement des calculs erronés sur l'avenir. Nous voulons parler d'un optimisme sain et joyeux de vivre, tel qu'il est esquissé dans les mots suivants d'une opérette-bouffe bien connue de Strauss, *la Chauve-Souris* : « Heureux est celui qui oublie ce à quoi l'on ne peut plus rien changer. » Le passé est un cristal dont nous ne pouvons plus modifier un atome. L'avenir seul est plastique et peut être plus ou moins calculé et préparé. Le passé ne doit sans doute pas être oublié de telle façon que nous n'en tirions aucun enseignement. Au contraire. Il doit être l'instructeur de l'avenir. Mais malheur aux hommes qui perdent leur temps à se lamenter et à se désespérer sur leurs fautes et leurs malheurs passés, en s'y appesantissant et en supputant tout ce qu'ils auraient pu ou dû faire pour ne pas gâcher leur existence. Il faut passer une large éponge sur cette « vie stérile pour ce qui est mort », sur ce deuil et cette amertume sempiternels, à propos de ce qui est passé et ne peut plus être changé.

Qu'on observe plus attentivement, et l'on trouvera bientôt que si l'on fait abstraction des dispositions pathologiques qui sont la cause si fréquente de pareils états, le deuil et le désespoir inactifs, relatifs à un bonheur perdu, prennent leurs racines dans l'étroitesse et dans l'égoïsme exclusif de notre amour, concentré si souvent sur certains objets spécialement choisis. Si par exemple la vie, le bonheur, le cerveau d'une mère, ou d'une épouse, se consument à la perte d'un fils ou d'un époux chéri, c'est parce que l'amour exclusif de cette mère, pour son fils, de cette épouse pour son mari, n'avait plus laissé dans son cerveau la moindre place pour une autre affection ou pour un autre idéal humain de la vie. Chez une seconde personne, l'objet aimé est un sac d'écus ; chez une troisième encore, l'éclat d'une position extérieure plus ou moins brillante, et ainsi de suite ! Que la boussole continue de l'optimisme inébranlable de notre vie soit donc : « Marchons toujours en avant, vers un idéal humain élevé, grand et large ; ne regardons jamais en arrière. »

Il ne faut pas non plus s'amouracher du travail passé qu'on a accompli soi-même. Ce travail ne doit nous servir que de bibliothèque pour celui que nous avons à accomplir dans l'avenir. Je ne puis pas appuyer assez sur l'importance de cette règle, qui est à la fois une règle d'hygiène et de morale, et contre laquelle notre société moderne de jouisseurs pèche perpétuellement et en masse. Lorsqu'on a commis une faute ou une sottise, on doit se hâter de la corriger, de réparer tout ce qui peut l'être, de prendre des mesures préventives pour éviter sa répétition dans l'avenir, et puis de mettre le tout « au panier ». Nous devrions faire de même en ce qui concerne les fautes des autres. Sans doute, la chose n'est pas facile pour celles qui sont si intimement associées au caractère de l'homme qu'il ne peut arriver à s'en débarrasser. Ici il faut un travail constant; il faut parfois même élever une véritable digue pour se protéger soi-même et ses semblables contre des récidives perpétuelles. On voit donc que l'optimisme recommandé par nous est un optimisme par entraînement graduel, un optimisme calculé. On peut même dire que, souvent, c'est par un pessimisme initial, dû aux expériences de la vie et des hommes, qu'on en arrive petit à petit à l'optimisme le plus sain et le plus inébranlable.

Un point important à observer dans l'hygiène cérébrale est de faire aussi peu attention que possible aux troubles nerveux fonctionnels de quelque nature qu'ils soient, afin de ne pas les grossir par l'habitude, ce qui en revient à les exercer. Quiconque a une malheureuse disposition à vouer constamment une attention auxieuse à sa santé et à toute sensation pénible ou désagréable, à se sentir toujours malade, à se tâter le pouls et à se droguer de cent façons, est un hypocondre, et l'hypocondrie est une boule de neige qui croît en roulant sur la neige. Lorsque l'hypocondrie est une affection profondément héréditaire, elle est incurable, et le malade devient pieds et poings liés la proie de l'exploitation de tous les charlatans. Des hommes oisifs et vivant dans l'aisance se rendent souvent artificiellement hypocondres par des précautions exagérées, des cures de bains inutiles, répétées et finalement nuisibles, la terreur des microbes, etc., alors qu'une vie saine et active, selon les principes des Landerziehungsheime, les en eût préservés. Nous avons vu que même les infirmités douloureuses organiques peuvent être fortement atténuées lorsqu'on en détourne son attention par le travail, si bien qu'on peut parfois même arriver à n'en plus souffrir du tout. Il faut donc s'efforcer d'ignorer les maux nerveux fonctionnels, afin de faire rentrer l'activité neurocymique autant que possible dans ses voies normales.

Le temps libre dont dispose tout homme, même très occupé dans sa branche, doit être employé à équilibrer sa mentalité d'une façon harmonique, en la faisant travailler autant que possible dans d'autres domaines. Beaucoup de gens nous objectent sans doute ici que la chose leur est impossible, faute de temps. Cela vient fort souvent de ce qu'ils veulent à toute force devenir rapidement riches et de ce qu'ils préfèrent la fièvre du gain à leur vrai bonheur et à leur santé nerveuse. Quel profit ont-ils donc à mourir riches, après avoir élevé leurs enfants à devenir d'inutiles gommeux, qui, méprisant le travail dans l'attente d'un gros héritage, se surferont eux-mêmes et se croiront supérieurs à leurs semblables, tandis qu'ils ne seront en réalité que des parasites nuisibles de la société ? C'est là une banalité que je viens d'exprimer ; tout le monde a la bouche pleine de plaintes à cet égard, ce qui n'empêche qu'on fait perpétuellement le contraire de ce qu'on prêche. On devrait donc s'appliquer constamment à réserver ses soirées, ses dimanches et ses vacances non pas à la flânerie, au jeu ou à la boisson, mais au développement dans d'autres domaines, à voyager, à pédaler, à faire des courses de montagne, etc. Une forte course dans laquelle on observe la nature, un voyage d'étude accompagné de bonnes fatigues corporelles, un grand voyage à bicyclette, à travers divers pays, constituent pour le cerveau et le système nerveux de meilleures cures que les séjours dans les villes d'eaux et dans les sanatoriums, dans lesquels on mène une vie oisive de salon, de godaille ou de flirt.

Je ne veux pas répéter ici ce que j'ai dit au chapitre IX sur le sommeil, sur la somme de repos normal nécessaire au système nerveux, ni sur l'harmonie et le choix dans l'activité de ce dernier. Je le rappelle seulement et j'insiste sur le fait que le sommeil, pendant lequel le cerveau se refait, est indispensable à la santé nerveuse.

2. **Hygiène nerveuse de la femme.** — Ici, nous ajouterons encore plus spécialement qu'en vertu de la prédisposition aux maux nerveux due aux menstrues, à la grossesse, aux couches et à la ménopause, ces époques de l'existence féminine exigent souvent certaines précautions. Néanmoins, lorsque la femme se soumet comme l'homme à une saine hygiène nerveuse du travail, ces périodes de sa vie se passent en général sans encombre, avec peu ou pas de douleurs, et elle les supporte gaillardement. Seules les psychopathes, ou les femmes atteintes de certaines infirmités, auront des précautions spéciales à prendre. Je renvoie ici à ce que j'ai dit au chapitre X sur la procréation des enfants. Il faut ici le temps nécessaire de repos entre chaque grossesse, si l'on veut tenir compte d'une saine hygiène de la femme. L'éducation bien faite et rationnelle des enfants (chapitre XI) sera d'un grand secours à leur mère pour sa propre hygiène nerveuse. Il est très important d'habituer déjà les tout petits enfants, avec énergie et persévérance au sommeil la nuit, à la propreté, etc., et de ne pas les gâter. On évite ainsi, tant au cerveau de la mère qu'à celui de l'enfant, des excitations malsaines et contraires à l'hygiène de tous deux. Il est important ici d'insister sur ce que certains travaux manuels féminins, qui tendent fortement l'attention, ont de fatigant et d'énervant pour le cerveau. Je cite la couture, la broderie et beaucoup d'autres travaux qui se font assis et qui sont à la fois minutieux et fatigants pour les yeux. L'occupation exclusive avec de pareils travaux rend beaucoup de femmes nerveuses et psychopathes, ou empire leurs dispositions pathologiques à cet égard. D'une façon générale, la vie mentale de beaucoup de femmes s'atrophie dans l'esclavage de petits travaux domestiques, esclavage associé à des soucis et à des ennuis de toute espèce, au tapage des enfants, etc. Il serait donc extrêmement nécessaire d'élargir l'horizon de la femme, de lui donner une éducation plus élevée, et de la libérer de l'habitude déplorable qui consiste à attacher une valeur énorme à toute sorte de

détails mesquins, et de négliger ce qui est vraiment important et relevé. Beaucoup de mères deviennent irritables, grondeuses, souvent même mélancoliques et aliénées, à la suite d'une atrophie de leur activité cérébrale ainsi maltraitée ou exclusivement exercée. La méchanceté classique et tant ridiculisée des belles-mères, méchanceté souvent prétendue et parfois réelle, n'a bien souvent pas d'autre cause, car sans cela une compréhension plus élevée et plus large de leur propre intérêt les aiderait à surmonter leurs petites aigreurs et jalousies. Le repos de la femme et ses distractions ne devraient pas consister en clabaudages, ni en plaisirs luxueux et frivoles, mais en exercices corporels, en un développement mental toujours plus élevé et en une action sociale sérieuse et efficace. Nous ne pouvons pas assez insister sur ce dernier point, car il est horriblement difficile d'arracher nos femmes à leur routine, alors que dans bien des cas ce serait le seul moyen de les guérir de leurs anomalies nerveuses. Ajoutons que celles-ci ne sont, hélas ! trop souvent, que les suites de plaies du cœur dues à l'égoïsme de l'homme et à sa mauvaise compréhension de la nature féminine. C'est surtout pour la femme qu'il est important de ne pas se laisser absorber par l exclusivisme d'un amour qui ne devient qu'un égoïsme à deux. Il faut qu'elle apprenne, là où l'amour lui est refusé, ou lorsque la mort ou d'autres circonstances le lui arrachent, à trouver une compensation sérieuse et complète dans le travail pour le bien social, plutôt que dans le dévouement à certains individus qui la paient d'ingratitude et abusent d'elle.

3. **Célibataires, etc.** — L'hygiène nerveuse des hommes qui vivent seuls, des vieilles filles et des vieux garçons, des veufs, des veuves et des couples sans enfants, mérite une mention spéciale. A tous ces gens-là il manque un but dans la vie. A l'un, c'est l'amour qui fait défaut, à l'autre la famille seulement. Tous ont ceci de commun qu'ils s'étiolent dans le culte plus ou moins exclusif de leur propre moi, ce qui fait

qu'ils deviennent facilement des originaux dans le mauvais sens du mot. Chez la femme, le manque d'enfants, ou d'autres objets dignes de son affection et de ses soins, produit souvent cet amour caractéristique pour les chats, les chiens, etc., qui servent de compensation à ses tendresses. Ce phénomène bien connu prouve clairement à quel point le sentiment humain, c'est-à-dire l'activité émotive du cerveau, a besoin d'un objet. L'amour exclusif du moi, si fréquent chez les célibataires des deux sexes, se retourne contre leur propre personne, car l'atrophie consécutive de leur existence les rend malheureux. C'est même avec une certaine raison qu'on a parlé d'une forme spéciale de folie, celle des vieilles filles et des vieux garçons. Mais, en revanche, nous voyons précisément les personnes vivant seules, lorsqu'elles remplacent les manies d'originaux par l'orientation vers un but idéal, accomplir fréquemment de grandes choses dans les œuvres philanthropiques ou sociales, dans la science ou dans l'art, et cela nous prouve que le remède se trouve extrêmement près du mal : *c'est le travail dans un but idéal.* C'est là ce que ne devrait négliger aucun être humain vivant seul, s'il ne veut pas pécher contre l'hygiène de son propre cerveau en péchant contre ses devoirs envers ses semblables. Au lieu de livrer des descendants à la société humaine, il lui livre du travail social, afin de donner un but à son existence.

Chez les peuples sauvages, le célibat est en général considéré comme une honte pour les deux sexes. De tout temps les chefs de familles se sont disputés avec les célibataires et les couples stériles, leur reprochant leur égoïsme et leur amour de leurs aises et du confort. Ces derniers se défendent en disant : « Nous avons renoncé, de gré ou de force, au bonheur du mariage ou au moins à celui d'avoir des enfants ; nous exigeons en revanche qu'on nous laisse jouir de notre repos. C'est votre faute, si vous avez soucis et peines et si vous procréez de malheureux enfants. » Cette réponse de l'égoïsme blessé est aussi malsaine qu'injuste. On ne demande pas aux gens libres ou célibataires de se laisser exploiter bonnement au profit des produits souvent criminels procréés à la légère par de mauvais sujets, ni d'augmenter ainsi leur si fréquent pessimisme et la mauvaise humeur qui en découle. On leur demande simplement de troquer la stérilité de leur existence et l'atrophie de leur vie psychique ou cérébrale qui en résulte, contre un travail social utile ou contre la poursuite d'un idéal raisonnable quelconque, et cela dans leur propre intérêt tout aussi bien que dans celui du reste de la société. La solidarité de la société humaine l'exige, et sans elle aucun bonheur vrai et aucune bonne hygiène du système nerveux ne sont possibles. Au chapitre X, nous avons vu du reste quelles restrictions d'une part et quels devoirs positifs de l'autre, l'hygiène sociale exige de chacun dans la procréation des enfants, tandis qu'au chapitre XI nous avons montré les exigences que formule une éducation rationnelle et bien comprise de l'enfance. Les célibataires et les couples sans enfants devraient travailler tout aussi bien à cette œuvre pour notre descendance que les procréateurs de grandes familles, car seul un égoïsme absurde et myope, reliquat de nos ancêtres fossiles, ne veut travailler exclusivement que pour sa propre couvée. Dès que cette couvée sort des langes, elle entre en rapport avec celles d'autres hommes, plus tard même en rapport sexuel avec elles. Tout se tient dans la société humaine. Ce fait fondamental de la vie sociale humaine doit être considéré comme base et point de départ de toute hygiène nerveuse. Ce n'est qu'en en tenant compte que la vie cérébrale de chaque individu peut se donner un but et par là se procurer le bonheur et la satisfaction auxquels elle aspire.

Je recommande ici tout spécialement le système de Mlle L. von Wolfring, à Vienne (Autriche). Elle constitue des familles artificielles, à l'aide de parents honnêtes et sans enfants qui regrettent de n'en pas avoir. On leur donne en général dix pauvres enfants abandonnés ou maltraités par des parents indignes, filles et garçons mêlés, et de différents âges, sous la surveillance de la Fédération. Ces parents improvisés reçoivent logis et nourriture gratis, et se chargent en revanche des soins et de l'éducation des dix enfants, qui suivent du reste les écoles publiques. Rien n'est touchant comme de voir l'affection réciproque des pauvres petits frères et sœurs artificiels ainsi constitués pour leurs parents adoptifs, et de ces derniers pour « leurs » enfants. On pourrait développer beaucoup ce système en divers sens, pour le plus grand bonheur de l'humanité.

4. **Hygiène nerveuse de la vieillesse.** — Hypnotisé par l'argent, l'homme moderne se surmène pour en gagner, avec l'idée de se reposer dans sa vieillesse. Mais lorsqu'il est devenu vieux, celui qui a toujours travaillé s'aperçoit qu'il ne peut plus exister sans occupation. Seul le paresseux et le jouisseur, qui ont vilipendé leur vie, deviennent avec l'âge si possible encore plus oisifs qu'auparavant, faute d'avoir jamais exercé leurs neurones et de les avoir peuplés d'engrammes appropriés. Si l'on veut arriver autant que possible à une vieillesse heureuse, il faut avant tout ne jamais renier son optimisme, secondement ne jamais perdre son temps à ruminer sur le passé ni à pleurer les morts, troisièmement travailler jusqu'à son dernier soupir, afin de maintenir énergiquement, et autant que faire se peut, l'élasticité de son activité cérébrale. Le mécontentement pessimiste et grognon de tant de vieillards égoïstes repose ordinairement, lorsqu'il n'est pas pathologique, sur leur oisiveté. Ils ont voulu se reposer du peu qu'ils avaient fait dans leur vie, et au lieu de repos ils ne trouvent que le dégoût du monde et d'eux-mêmes. Les grand'mères et belles-mères acariâtres, de même que les vieux tyrans mâles égoïstes, qui exigent pour eux tous les égards et tous les avantages, et ne font rien pour les autres, doivent leur mauvaise humeur, en tant qu'elle est acquise et

non héréditaire, soit à une dégénérescence sénile du cerveau, soit, comme nous venons de le voir, à une atrophie purement dynamique de leur vie mentale ; cette atrophie est due au manque d'idéal et de travail dans leur vie, qui s'est passée à poursuivre des buts mesquins et égocentriques. Leur principale occupation consiste alors à blâmer et à tourmenter leurs enfants, leurs petits-enfants, leurs gendres ou brus et leurs neveux, au lieu d'employer le reste de leurs forces à un travail utile qui les aide à demeurer justes et affectueux. Quiconque possède encore à un âge avancé un cerveau plus ou moins sain et ne se refuse pas à continuer de penser et de travailler, peut se réjouir encore au soir de sa vie à l'aspect du monde et des hommes, se réchauffer au bonheur de la jeunesse, et, qui plus est, on l'aime et on le respecte au lieu de le détester et de se moquer de lui. Sans doute, lorsque la faiblesse sénile (dégénérescence cérébrale) vient s'en mêler, une vanité maladive se produit, et le vieillard risque de nuire à la réputation dont il jouissait par l'infériorité de ses productions (voir dans *Gil Blas*, de Le Sage, l'histoire de l'archevêque de Grenade). S'il est tout à fait malade et inconscient, il faut alors que son entourage agisse à sa place et le protège contre lui-même à l'aide de mesures appropriées à l'état d'un aliéné sénile. Mais si son cerveau est encore suffisamment en état de se rendre compte des ravages de l'âge et n'est pas alcoolisé, il suffira de l'amener par la persuasion à s'occuper d'une façon innocente. S'il est modeste, l'occupation ne lui manquera pas. Tout homme raisonnable et respectueux de lui-même devrait, avant d'être trop vieux, prendre des mesures préventives contre le sénilisme éventuel dont il risque d'être atteint, et donner à ce sujet par écrit les pleins pouvoirs nécessaires à des personnes plus jeunes en qui il a confiance.

Pour les mêmes raisons qu'à l'égard du travail mental, il faut autant que possible recommander expressément aux personnes âgées de maintenir l'activité de leurs muscles.

5. **Hygiène nerveuse des psychopathes ou névropathes** — Par psychopathes ou névropathes, on entend les personnes qui appartiennent du plus au moins au second groupe de notre septième chapitre. Vers la fin du chapitre IX (paragraphe 5), nous avons parlé d'une façon générale de leur hygiène. Nous avons vu du reste qu'il n'y a pas de limite marquée entre les particularités de ce groupe et les fonctions normales et saines du système nerveux central. Il s'agit là en grande partie de faiblesses, d'infériorités, d'excitabilité trop forte ou trop faible, de tendances à perdre courage, à s'épuiser ou à se fatiguer très vite, à ressentir des douleurs ou des paresthésies de toute espèce, ou à avoir des crampes, des accès émotifs (de colère, de désespoir, de gaîté outrée, etc.), des impulsions irréfléchies, des obsessions, des angoisses, etc. Les troubles légers de ce genre sont si fréquents, que presque personne n'y échappe dans le cours de son existence; aussi est-il impossible de délimiter dans ce domaine l'hygiène de la médecine. On pourrait désigner du terme populaire général d'« agacement » nerveux cet état multiforme d'énervement dans toutes les branches de l'activité cérébro-spinale. Il s'agit, il est vrai, souvent au contraire d'un état d'inhibition ou de paralysie neurocymique, c'est-à-dire de paresse nerveuse, d'énervement passif.

D'une part les faits signalés au chapitre VIII sur les causes de dégénérescence des peuples civilisés, et d'une autre les exigences toujours plus considérables qui s'imposent au cerveau humain (voir chapitre V, *Phylogénie*), créent un état social qui devient de plus en plus insupportable, en faisant de plus en plus ressortir chaque infériorité mentale. Nous avons appris à connaître une cause normale et naturelle de cet état de choses dans le fait que notre organisation cérébrale n'a pas pu et peut toujours moins suivre la progression géométrique effrayante de notre civilisation, progression due à l'encyclopédie croissante du savoir et aux progrès techniques. Il ne faut certes pas s'étonner si deux facteurs aussi puissants que la dégénérescence croissante des cerveaux et l'augmentation de ce qu'on exige d'eux, provoquent une insuffisance de plus en plus fréquente et plus criante des forces cérébrales, qui se refusent à ce qu'on exige d'elles! Je crois que nous pouvons ramener l'énervement moderne, avec toutes les psychopathies constitutionnelles, à des combinaisons variées de dégénérescence héréditaire ou blastophthorique avec les exigences trop fortes qu'on impose au cerveau humain. Nous avons déjà vu ce qu'il faut faire pour combattre les dégénérescences. Que devra faire l'hygiène du système nerveux pour enrayer le développement d'un énervement, d'un agacement nerveux plus ou moins généralisé qui existe déjà et tend à augmenter toujours plus?

Pour aborder cette question, qui est certainement l'une des plus importantes, pour ne pas dire la plus importante, de l'hygiène nerveuse immédiate, il nous faut tenir compte de ce qui vient d'être dit, et tout particulièrement de la phylogénie. Représentons-nous dans ce but les conditions primitives d'existence d'un cerveau humain tel qu'il s'est développé phylogéniquement, à l'aide de l'engraphie héréditaire et de la sélection naturelle dans le combat pour la vie, c'est-à-dire d'un cerveau qui n'est pas encore dégénéré, ni surmené, ni surchauffé par la civilisation moderne. Représentons-nous, en un mot, l'homme primitif dans la forêt vierge, luttant avec les animaux féroces et avec d'autres peuplades de sa propre espèce, menacé perpétuellement par les éléments, obligé de défendre journellement sa vie contre les ennemis les plus divers. A cet effet, il ne fallait pas seulement que ses sens et ses muscles fussent extrêmement développés et exercés, comme nous le voyons encore aujourd'hui chez les peuples sauvages, mais il fallait encore que son cerveau fût admirablement adapté aux mouvements rapides et adroits, à l'innervation musculaire la plus parfaite, à une attention toujours tendue de la faculté de perception sensorielle, enfin à une combinaison de ces deux groupes d'activités cérébrales. Or notre ontogénie et notre phylogénie nous prouvent indubitablement que cet homme primitif est encore profondément enraciné et vivant dans nos énergies cérébrales héréditaires. Il n'y a rien là d'étonnant. A nous, c'est-à-dire à chacune de nos courtes vies humaines individuelles, ces états sociaux préhistoriques peuvent sans doute paraître antédiluviens, ou tout au moins perdus dans la nuit des temps passés. Mais, pour le développement phylogénique des êtres, la durée entière de nos civilisations, de ce que nous appelons l'histoire de l'humanité, l'époque qui sépare l'homme moderne de l'homme primitif, même prolongée plus ou moins en arrière, ne représente qu'un temps bien court et bien peu de générations, relativement aux périodes immenses qu'a exigées la transformation par voie évolutive d'une espèce en une autre, d'un cerveau de pithécanthrope en un cerveau d'homme par exemple (même en admettant des variations plus subites par mutations). Donc la psychopathie représente en somme un complexus de réactions cérébrales insuffisantes, en partie normales et en partie pathologiques, aux exigences toujours plus grandes de la vie civilisée. Ces réactions insuffisantes sont dues en partie aux faits phylogéniques que nous venons d'esquisser, et en partie à une hérédité pathologique, blastophthorique ou autre.

Des réflexions qui précèdent découle une exigence péremptoire de l'hygiène des psychopathes, et cette exigence est la suivante : RETOUR A UNE VIE PLUS SIMPLE, AUSSI ANALOGUE QUE POSSIBLE A CELLE DE L'HOMME PRIMITIF.

On pourrait sans doute nous objecter que c'est là une hypothèse théoriquement construite, si plausible qu'elle puisse paraître. Nous répondrons simplement que la pratique vient journellement confirmer notre assertion.

Les asiles d'aliénés constituent un immense champ d'expérimentation, et l'expérience a montré l'action reconstituante admirable, on peut même dire unique, parfois curative, du travail agricole et d'autres occupations corporelles analogues, sur les psychopathes et les aliénés chroniques. Nous avons cité plus haut (chapitre IX) l'asile de M. Grohmann pour occuper les malades nerveux. Nous avons en outre appris à connaître les résultats remarquables des Landerziehungsheime. Tous ces faits viennent confirmer notre thèse.

Il va sans dire qu'il ne nous est aujourd'hui plus possible de reconstituer le combat pour la vie dans la forêt vierge, et nous disions déjà que ce ne serait pas même désirable, car ses inconvénients l'emportent sur ses avantages. C'est du reste inutile pour nos psychopathes modernes. Il suffit de simplifier autant que possible leur vie dans nos conditions actuelles d'existence et de leur fournir des occupations dont le caractère doit être de combiner l'activité de l'attention dirigée sur les sens, avec celle du travail musculaire. On peut même employer dans ce but les moyens les plus modernes, tels qu'avant tout la bicyclette, dont l'usage exige une attention continue et une bonne coordination des mouvements, tout en accélérant la locomotion et en facilitant ainsi diverses occupations. Nous en voyons l'effet ; la bicyclette est un excellent instrument curatif pour les psychopathes. Il en est de même des travaux agricoles, du jardinage, de la menuiserie, de l'équitation, du canotage, de la chasse, de couper du bois, etc. Ces exercices sont extrêmement propres à servir d'antagonistes aux orages pathologiques du neurocyme ou à ses paralysies, aux maux de tête, aux crampes d'estomac, à la constipation, aux attaques hystériques, bref à tous les énervements et agacements de notre activité cérébrale. Ils font dévier l'activité neurocymique sur les voies d'un travail cérébral énergique, sain et normal, tout en appelant l'intérêt par leur utilité et par les résultats que l'on obtient. L'appétit, le sommeil et la gaîté réapparaissent à leur aide.

Sans doute il faut observer ici la loi de l'exercice ou de l'entraînement, avec de doubles précautions. Lorsqu'on a affaire à un épuisement grave ou à de violentes douleurs, il faut commencer par employer d'autres remèdes, avant tout la suggestion (hypnotisme), les cures dites de repos, etc., et il faut procéder d'une façon extrêmement lente, patiente et persévérante, si l'on veut ramener le neurocyme dans ses voies normales et l'y retenir par l'exercice. Il va sans dire qu'on procédera fort différemment selon qu'on aura affaire à un énervement passager et léger ou à une affection chronique et grave. Dans le premier cas, de courtes vacances, employées à des exercices plus ou moins semblables à ceux de l'homme primordial, feront rapidement disparaître les troubles nerveux, et pour éviter le retour de ces derniers dans l'avenir, il suffira de corriger un peu son genre de vie, avant tout de se coucher tôt, de ne plus prendre de boissons alcooliques, et de travailler un peu plus de corps et un peu moins d'esprit. Le plus important sera toujours d'éviter l'alcool et de s'accorder la quantité nécessaire de sommeil (huit heures au minimum en pareil cas). Dans les cas de psychopathie chronique et plus profonde, il s'agira au contraire souvent de transformer entièrement son genre de vie et même parfois de changer pour toujours de carrière ou de métier.

Ce qui est d'une importance capitale, c'est de ne pas transformer ce que nous venons de dire en dogme rigide. Chaque cas particulier exige des procédés spéciaux, et il serait absurde de vouloir ramener tous les psychopathes à une sorte de vie de gorilles. Nous avons même vu qu'en particulier dans l'hystérie on peut, à l'aide de la suggestion, créer et affermir chez le malade la prévision d'une guérison définitive et complète, à l'aide d'un certain travail mental souvent intense, et transformer ainsi des puissances cérébrales remarquables, qui s'épuisaient en efforts stériles dans des voies maladives, en une vie admirablement remplie par l'accomplissement parfois même génial de quelque idéal social. Ce sont là sans doute des cas médicaux; mais ils nous fournissent un indice de la plus haute importance pour l'hygiène cérébrale en général. Or cet indice s'accorde admirablement avec ce que nous disions de la nécessité de remplir d'idéal l'éducation de l'enfance (Landerziehungsheime) et même la vie de l'adulte, surtout de l'adulte isolé.

Les faibles d'esprit sont malheureux à l'école et dans les villes. Rien n'est plus insensé que les efforts que l'on fait pour leur donner une instruction scolaire plus ou moins complète. Placés à la campagne, et habitués dès leur enfance à des travaux rudes et simples, sous une bonne direction, ils deviennent au contraire souvent heureux, surtout si leur force et leur adresse musculaires leur donnent sur les citadins la seule supériorité dont ils soient capables. On devrait donc toujours les occuper, dès leur enfance, à de très simples travaux manuels, surtout agricoles.

Tandis que chez un psychopathe de mentalité inférieure à tous égards, le simple retour à l'homme primitif par le travail agricole ou horticole est ainsi tout indiqué, on traitera donc tout autrement ceux qui ne sont inférieurs ou énervés que dans certains domaines ou à certains égards, et qui peuvent être supérieurs ou même géniaux à d'autres. On sait que le génie est souvent combiné à des phénomènes de psychopathie. En cas pareil, on recommandera par exemple un genre de vie mixte, dans lequel le talent exclusif du malade sera mis avec une certaine prudence, mais avec persévérance, au service d'un but idéal, et ainsi exercé et fortifié, tandis que d'autre part un entraînement plus ou moins intense aux exercices du corps, aux habiletés techniques, aux courses de montagne, à la bicyclette, aux travaux agricoles, sera ordonné comme « médecine ». Il était autrefois de règle générale de traiter les malades nerveux par le repos et les narcotiques, et c'est malheureusement encore trop souvent le cas. Nous avons vu à quel point les narcotiques sont nuisibles et dangereux. Le repos, même un long repos au lit, combiné à la suralimentation (la fameuse cure de repos de

Weir-Mitshell), peut sans doute donner d'excellents résultats dans les cas d'épuisement corporel et nerveux, ainsi que dans les maladies mentales aiguës avec excitation neurocymique. Il s'impose alors. Mais, trop longtemps prolongée ou employée au mauvais endroit, pareille cure n'a que de mauvais effets, ce qu'il est inutile de motiver ici plus en détail après tout ce que nous avons dit sur la loi de l'exercice, etc.

L'hygiène générale dit qu'une âme saine habite les corps sains, ou tout au moins qu'elle devrait leur être associée. L'hygiène de l'âme ou du système nerveux exige quelque chose de plus. Elle trouve souvent notre cerveau humain placé dans l'alternative suivante : « culture » avec « dégénérescence », ou « santé » avec « barbarie ». Elle a donc la haute mission de mettre en harmonie la santé du cerveau avec les aspirations supérieures de l'homme à l'idéal de la connaissance, de la volonté et du sentiment, aspirations dont la marée montante ne peut et ne doit pas être arrêtée. Puisse notre petit livre contribuer à l'accomplissement des réformes si impérieusement nécessaires de notre genre de vie dans ce domaine.

APPENDICE

THÈSES SUR L'HYGIÈNE PUBLIQUE OU SOCIALE DU SYSTÈME NERVEUX

Il ne pouvait être question, dans un petit livre d'hygiène destiné au public cultivé, de fournir des projets détaillés sur la construction des sanatoriums pour maladies nerveuses, des asiles d'aliénés, etc. Je me contenterai donc de poser ici brièvement quelques thèses dont la réalisation me semble très désirable :

1. Il est désirable d'étendre les principes fondamentaux des Landerziehungsheime à toute école publique ou privée.

2. Il faudrait construire des établissements agricoles spéciaux, avec des ateliers et l'obligation du travail, afin d'y interner d'une façon plus ou moins définitive les criminels d'habitude (récidivistes), les vagabonds, les alcooliques incurables et autres cerveaux à la fois anormaux et dangereux, d'une façon appropriée à leur état. De pareils établissements consisteraient en divers pavillons séparés, selon le genre des internés et le but à atteindre. Ils seraient soumis à une direction psychiatrique et à une surveillance juridique. L'usage de toute boisson alcoolique et de tout narcotique en serait banni. Voir Forel : *La Question des asiles pour alcoolisés incurables*, IXe Congrès international contre l'abus des boissons alcooliques, 1894, t. II, p. 92, Paris, 5, rue de Latran ; le même : *Revue médicale de la Suisse romande*, août 1899, Genève, chez Georg; Forel et Mahaim : *Crimes et anomalies mentales constitutionnelles*, Genève, 1902, chez Kündig ; Forel : Congrès pénitentiaire international de Budapest, 1905, seconde section, 4e question : Est-il nécessaire de créer des établissements de détention spécialement affectés : *a*) aux personnes à responsabilité restreinte ; *b*) aux ivrognes invétérés? Si oui, selon quels principes ces établissements devraient-ils être organisés ? (et les autres rapports de divers auteurs audit Congrès sur la même question). Les lois devraient prévoir de pareils établissements, pour y colloquer les individus très dangereux ou très nuisibles dont la responsabilité est limitée par suite d'anomalies ou d'insuffisance cérébrales.

3. L'alcoolisation et la dégénération blastophthorique de notre société, provoquées par les habitudes de boisson, doivent être combattues par un développement progressif et systématique de l'abstinence totale des boissons alcooliques. Les mesures les plus efficaces pour y arriver sont, d'après les expériences faites dans les pays où la lutte a abouti ou presque abouti, les suivantes :

a) L'option locale ou droit de veto des habitants adultes

d'une commune qui obtiennent, par voie de majorité, le droit d'interdire la vente de toute boisson alcoolique sur tout le territoire de la commune ;

b) L'interdiction de la vente publique des boissons alcooliques le dimanche, les jours fériés et aux heures tardives de la soirée ;

c) La diminution du nombre des débits de boisson ;

d) L'instruction anti-alcoolique, faite au point de vue de l'abstinence totale et introduite dans toutes les écoles ;

e) La fondation de restaurants exempts de boissons alcooliques dans toutes les localités ;

f) La suppression de l'usage de toute boisson alcoolique distillée ou fermentée dans tous les établissements de l'État ou des communes, y compris les hôpitaux (à l'exception de l'usage médical) ;

g) L'encouragement et le développement le plus énergique de toutes les sociétés d'abstinence totale et de leur activité. Il faut combattre de la même façon et avec la même énergie l'introduction d'autres substances narcotiques dangereuses à l'individu et à la société, comme moyen de jouissance. Citons ici avant tout l'opium, la morphine, le hachich, l'éther, la cocaïne et tous les nouveaux alcaloïdes inventés par la chimie médicale. On ferait bien aussi de combattre d'une façon générale l'usage du tabac, quoique, comparé aux autres toxiques dont nous venons de parler, le tabac soit relativement fort innocent.

4. Les sanatoriums pour maladies nerveuses doivent être réformés en ce sens que l'usage des boissons alcooliques doit y être supprimé et remplacé par l'occupation systématique, employée comme moyen curatif et combinée à la suggestion. Il en est de même des asiles d'aliénés, là où cette réforme n'a pas encore eu lieu. Partout où elle a eu lieu (dans la moitié des asiles d'aliénés en Suisse, par exemple), les résultats sont excellents.

5. On devrait en outre instituer des colonies d'occupation

agricole à la campagne, pour les personnes atteintes de maux nerveux.

6. Il faut approfondir l'étude de la question des procréations humaines, et s'occuper avec intensité de la meilleure façon de les régler à l'aide d'un néo-malthusianisme rationnel, dont le but ne doit pas être pour le moment de diminuer fortement dans notre race la quantité des procréations, mais bien plutôt d'améliorer leur qualité (voir Forel : *la Question sexuelle*) en empêchant celles des tarés et des malades.

7. La réforme des habitations, de l'alimentation, et d'une façon générale de tous les genres de vie malsains qui tendent à produire et à augmenter un prolétariat physiquement et moralement dégénéré et corrompu, est du domaine de l'hygiène générale, et nous ne faisons ici que la signaler.

8. Accorder dans les Universités, surtout dans les facultés de médecine et de droit, une importance toute spéciale à la psychologie et à l'étude du cerveau, et en faire connaître les principes élémentaires, ainsi que ceux de l'évolution naturelle des êtres, dans les écoles primaires. De toute façon, l'étude de la nature et des objets naturels et tangibles devrait être particulièrement inculquée à l'enfant.

FIN

TABLE DES MATIÈRES

Pages

PREMIÈRE PARTIE

DEUXIÈME PARTIE

TROISIÈME PARTIE

25-5-06. — Tours, Imp. E. Arrault et Cie.

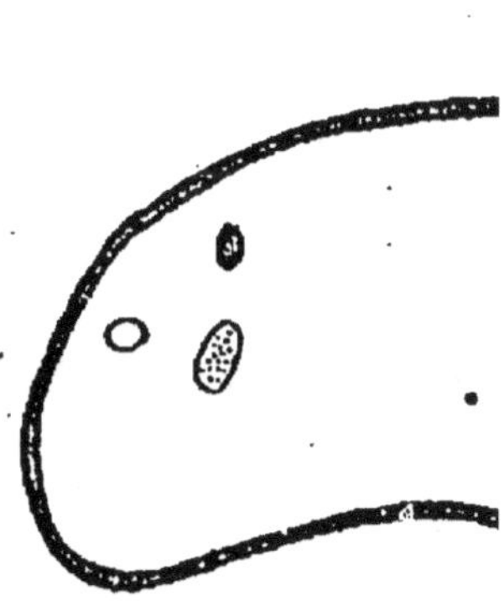

:OULEUR
0-8

www.ingramcontent.com/pod-product-compliance
Lightning Source LLC
Chambersburg PA
CBHW071436050526
44396CB00005BB/780
9782013550369